ガイドラインには載っていない

! point
○ pros
✕ cons

肺がん
Practical Treatment

編集

大江裕一郎
国立がん研究センター東病院呼吸器内科長・副院長

加藤晃史
神奈川県立循環器呼吸器病センター呼吸器内科医長

堀之内秀仁
国立がん研究センター中央病院呼吸器内科医長

MEDICAL VIEW

本書では，厳密な指示・副作用・投薬スケジュール等について記載されていますが，これらは変更される可能性があります。本書で言及されている薬品については，製品に添付されている製造者による情報を十分にご参照ください。

Practical treatment of lung cancer that is not listed in guidelines
（ISBN978-4-7583-0372-9　C3347）

Editors:
Yuichiro Ohe
Terufumi Kato
Hidehito Horinouchi
2014.2.10 1st ed

©MEDICAL VIEW, 2014
Printed and Bound in Japan

Medical View Co., Ltd.
2-30 Ichigaya-hommuracho, Shinjuku-ku, Tokyo, 162-0845, Japan
E-mail　ed@medicalview.co.jp

序　文

　岡山で開催された2012年の日本肺癌学会総会で，私は本書の著者の1人でもある国立病院機構山口宇部医療センターの近森研一先生が担当されたランチョンセミナーの司会をさせていただいた。肺結核を合併した肺がんに対するEGFR-TKIの使い方などに触れられた，非常に実践に即したセミナーであったと記憶している。近森先生の講演のあとに，三沢市立三沢病院の坂田　優院長より，コメントをいただいた。そもそも坂田先生は消化器がんの領域では非常に高名な先生でおられるものの，大変失礼な言い方ではあるが肺癌学会に出席されていること自体に少し驚かずにはいられなかった。先生のご指摘は，日本の診療ガイドラインには合併症のある患者の治療法などが書かれておらず，実地医療の現場とは乖離しておりあまり役に立たない。合併症を有する患者の治療もわかるようなガイドラインが必要だという趣旨であった。まさに的を射たご指摘であると感じた。一般の市中病院で診療している肺がん患者さんは臨床試験に入れるような合併症がなく状態のよい患者さんばかりでないことは誰もが認めることである。しかし，このような患者さんを対象としたガイドラインを作成するのは非常に多くの労力を要することも容易に想像しえた。

　数カ月後，メジカルビュー社の編集部の方より，本書の企画を伺った。この企画を伺った途端に，坂田院長の言葉が頭を過ぎったが，成書として刊行できるか不安も感じずにはいられなかった。私一人では本書の企画は到底無理であったが，「三人寄れば文殊の知恵」ということもあり，神奈川県立循環器呼吸器病センターの加藤晃史先生，国立がん研究センター中央病院の堀之内秀仁先生の協力を得て何とか企画案を作成した。執筆者は肺がん診療の現場で活躍中のがん薬物療法専門医の先生を中心にお願いさせていただいたが，正直なところ，どのような原稿が集まるかはまったく想像できなかった。

　2013年9月末にアムステルダムで開催されたEuropean Cancer Congressに向かう機中で原稿を見させていただいた。各執筆者の先生方が日頃の日常診療でのどのように問題を解決しているかがよくわかる原稿が多く，本書が必ず日々の臨床に役立つ成書になると確信した。実際の肺がん診療を行っている多くの先生方に，肺癌診療ガイドラインとともに本書を活用していただければ，必ず肺がん患者さんの役に立つものと期待している。肺癌診療ガイドラインと本書を車の両輪のごとく活用していただければ幸いである。

2014年新春

国立がん研究センター東病院

大江裕一郎

ガイドラインに載っていない肺がん Practical Treatment

I 個々の症例を考えるうえでの基本的考え方

エビデンスの乏しい肺がん治療の考え方 .... 大江裕一郎　2
- 高いエビデンスはランダム化比較試験により得られている
- 高いエビデンスにもとづいた肺がん診療ができるのは，ランダム化試験の対象となっているある特定の患者集団に限られる
- 専門医がどのような考えに基づき治療法を選択しているのか，その考え方，過程を理解することが重要
- すべての状況に関してランダム化比較試験が実施されて質の高いエビデンスが存在しているわけではなく，得られる情報を最大限活用して判断するのが臨床的には妥当
- EBM の問題を十分に認識したうえで，EBM を診療に応用することが重要

II こんなとき治療をどうするか

1．間質性肺炎合併肺がん

①間質性肺炎合併肺がんの手術 .... 田中文啓　8
- 間質性肺炎合併肺がんに対する手術のキーポイント
- 間質性肺炎の術後 AE 発症のリスク因子
- 間質性肺炎の術後 AE 発症の防止策
- 間質性肺炎の AE の治療

②間質性肺炎合併肺がんの放射線治療 .... 佐貫直子，榎本達治，武田篤也　12
- 間質性肺炎合併肺がんに対する照射後の放射線肺臓炎リスク
- 画像上微細な肺間質性陰影を有する症例における放射線肺臓炎リスク
- 間質性肺炎合併肺がんにおける急性増悪（または放射線肺臓炎）のリスク因子

③間質性肺炎合併肺がんの化学療法 .... 加藤晃史　17
- 間質性肺炎合併肺がんに対する化学療法のキーポイント
- 化学療法に用いるレジメン
- 治療開始前のスクリーニング検査
- 気腫合併肺線維症（CPFE）
- 化学療法による間質性肺炎急性増悪の予防

④間質性肺炎合併肺がんに対する分子標的治療 .... 鈴木秀和，平島智徳　21
- ゲフィチニブ，エルロチニブ
- クリゾチニブ
- ベバシズマブ
- その他の薬剤

2．肺気腫・重症呼吸不全合併肺がん

①慢性閉塞性肺疾患（COPD）合併肺がんの手術 .... 田中　亨，柳原一広　25
- 呼吸機能評価を十分に行い正確にリスクを把握することが手術適応決定のポイント
- 術式選択
- 周術期管理

②慢性閉塞性肺疾患（COPD）合併肺がんの放射線治療 .... 荒平聡子　29
- Ⅰ期非小細胞肺がん
- Ⅱ～Ⅲ期非小細胞肺がん

限局期小細胞肺がん
緩和照射

③慢性閉塞性肺疾患（COPD）合併肺がんの薬物療法 ･････････ 関　好孝　32
COPD 合併肺がんの薬物療法
リスクが高くベネフィットが乏しいことを考慮して

3．呼吸器疾患合併肺がん
①呼吸器感染症（結核，NTM）合併肺がんの治療 ･････････ 近森研一　34
抗酸菌感染症と肺がん
治療の順序
肺抗酸菌症合併肺がんのがん化学療法
EGFR 遺伝子変異陽性進行期肺がんの場合

4．肝障害合併肺がん
①肝障害（肝機能低下）合併肺がんの薬物療法 ･････････ 柴田和彦　37
肝障害（肝機能低下）合併肺がんの薬物療法のキーポイント
肝障害（肝機能低下）合併肺がん患者への推奨レジメン

②肝炎合併肺がんの薬物療法 ･････････ 宮本信吾　41
B 型肝炎ウイルス（HBV）感染患者
C 型肝炎ウイルス（HCV）感染患者

③閉塞性黄疸合併肺がんに対する減黄後の薬物療法 ･････････ 水柿秀紀　45
全身状態が安定している場合は積極的に減黄を試みる
減黄後に化学療法を開始する条件
どのようなレジメンを選択するか？
使用を避けるべき抗がん剤
全身状態低下例

5．腎障害合併肺がん
①透析患者に対する肺がんの薬物療法 ･････････ 堺田恵美子，滝口裕一　48
透析肺がん患者に対する透析治療のキーポイント
透析肺がん患者に対する化学療法
今後の展望

② CKD 合併肺がんの薬物療法 ･････････ 下方智也，安藤雄一　53
腎機能障害時の肺がんに対する薬物療法のポイント
腎機能測定法について
減量を要する抗がん剤
減量を要さない抗がん剤
骨修飾薬
代表的なレジメン

6．循環器疾患合併肺がん
①心機能低下患者・冠不全患者に対する
　　　肺がんの薬物療法 ･････････ 山岸智子，瀧川奈義夫　58
抗がん剤治療における心毒性の定義

心毒性増悪の危険因子
　　薬剤選択
　　輸液との関係
　　分子標的薬と心毒性
　　心毒性の管理

　②不整脈合併，不整脈治療中の肺がんの薬物療法 ………………………… 梅村茂樹　64
　　不整脈合併，不整脈治療中の肺がんの薬物療法のキーポイント
　　薬物療法施行の際に注意が必要な不整脈
　　まとめ

7．生活習慣病合併肺がん
　①糖尿病合併肺がんの薬物療法 ………………………………………………… 棚井千春　68
　　糖尿病合併肺がんの治療中には，しばしば高血糖に遭遇する
　　末梢神経障害をきたしやすい抗がん剤の選択に注意する
　　見かけ上，腎機能が正常でも糖尿病性腎症に注意する

　②重症高血圧合併肺がんの薬物療法 ……………………………… 河野美保，岩本康男　72
　　重症高血圧合併肺がんに対する治療のキーポイント
　　重症高血圧合併肺がんに使用する薬物の注意点

8．血液疾患合併肺がん
　①血液疾患合併肺がんの薬物療法 ……………………………………………… 堀田勝幸　75
　　併存する血液疾患の病態把握
　　肺がんに対する抗がん剤治療の適否
　　抗がん剤治療を行う際の留意点
　　血液製剤の使用

9．重複がん・多発がん患者の肺がん治療
　①重複がん患者の薬物療法 ……………………………………………………… 引野幸司　79
　　肺がんの転移巣なのか，重複がんなのか
　　優先の判断材料

　②多発肺がん患者の薬物療法 …………………………………………………… 北園　聡　81
　　多発肺がんの診断には，画像および病理学的評価が重要
　　多発肺がんにおける薬物療法のキーポイント

10．上大静脈（SVC）症候群合併肺がん
　①上大静脈（SVC）症候群合併肺がんの薬物療法 …………………………… 朝比奈　肇　84
　　治療のキーポイントは「重症度の把握」と「組織型の確定」
　　治療のアルゴリズム
　　治療手段の各論
　　とにかく「あきらめない」こと

　②気道狭窄のある患者に対する肺がん薬物療法 ……………………………… 古屋直樹　89
　　呼吸器インターベンションの一般的適応と治療アルゴリズム
　　気道狭窄合併の肺がんに対するインターベンションの優先順位と適応
　　気道狭窄合併肺がんに対する化学療法レジメン選択

CONTENTS

11. PS不良の肺がん

① PSの改善が可能な場合の肺がん薬物療法 ......酒谷俊雄, 後藤 悌　93
PS不良な症例と化学療法
肺がんによる症状に対する実際の支持療法

②治療効果が高いPS不良患者の肺がん薬物療法 ......井上　彰　97
小細胞肺がんではPS不良患者でも薬物療法が薦められる
非小細胞肺がん患者ではPS不良患者であってもまずはバイオマーカー検索を
PS不良患者に対する薬物療法に際して注意すべきこと

12. 超高齢者の肺がん

①80歳以上の高齢者の肺がん薬物療法 ......駄賀晴子　102
80歳以上の高齢者肺がんの薬物療法のキーポイント
化学療法の実際

13. 腫瘍随伴症候群合併肺がん

①電解質異常を伴う肺がんに対する治療 ......大柳文義　105
低Na血症
高Ca血症
PTHrP産生過剰による高Ca血症の治療

14. 胸水・心嚢水がある場合の肺がん治療

①胸水がある場合の肺がん薬物療法・癒着術 ......山本将一朗, 上月稔幸　110
胸水貯留がある場合の，非小細胞肺がん治療のキーポイント
胸水貯留を有する小細胞肺がん治療のキーポイント
胸膜癒着術を優先する際の注意点
胸水貯留例に対し全身化学療法を行う際の注意点

②心嚢水がある場合の肺がん薬物療法・癒着術 ......湊　浩一　114
自覚症状のない心嚢水貯留
自覚症状のある心嚢水貯留

15. 喀血がある場合の肺がん治療

①喀血がある場合の肺がん薬物療法 ......浦田佳子　117
大量喀血を起こす可能性のある症例を見分けるには
喀血のコントロールを先行する場合の治療方針
化学療法を先行する場合の治療方針
血管新生阻害薬

III evidenceの乏しい肺がん治療

①多発脳転移に対する定位放射線治療 ......原田英幸　122
さまざまな定位照射装置
定期的な画像診断を含む経過観察が重要
定位照射を勧める場合
定位照射のリスク
全脳照射を勧める場合

定位照射は何個の転移まで適応になるか？
　　　肺がんの多発脳転移に対する治療選択

②脳転移に対する局所治療 …………………………………………… 大江裕一郎　127
　　　非小細胞肺がんの脳転移に対する治療
　　　小細胞肺がんの脳転移に対する治療

③化学療法が奏効した脳転移に対する
　放射線治療（小細胞肺がん・非小細胞肺がん） ………………… 釼持広知　130
　　　化学療法が奏効した脳転移に対する放射線治療のキーポイント
　　　化学療法が奏効した脳転移のある非小細胞肺がんに対する治療戦略
　　　化学療法が奏効した脳転移のある小細胞肺がんに対する治療戦略
　　　脳の放射線治療による毒性

④照射野が広く根治照射不能なⅢ期非小細胞肺がんの治療 ……… 堀之内秀仁　135
　　　切除不能Ⅲ期非小細胞肺がんに対する治療のキーポイント
　　　Ⅲ期非小細胞肺がん治療のリスク
　　　リスク評価因子の中心は「照射容積の大きさ」
　　　放射線肺傷害のDVH指標以外の予測因子

⑤照射野が広く根治照射不能なLD小細胞肺がんの治療 …………… 武田晃司　140
　　　LD小細胞肺がんの治療戦略
　　　照射野が広く根治照射不能なLD小細胞肺がんとは
　　　現在の小細胞肺がんの治療成績
　　　化学療法途中から，あるいは逐次的な放射線治療

⑥胸水・心嚢水のあるLD小細胞肺がんに対する
　放射線治療 ……………………………………………………… 吉田達哉，葉　清隆　145
　　　胸水・心嚢水のある小細胞肺がんの病期と予後
　　　LD-SCLCに対する初回標準治療
　　　導入化学療法時の化学療法レジメン

⑦骨転移の治療 …………………………………………………… 髙木雄亮，細見幸生　150
　　　骨転移に対する治療選択のキーポイント
　　　放射線治療（外照射）の適応と問題点
　　　全身化学療法を優先すべき場合
　　　他の骨転移治療

⑧EGFR-TKI，ALK阻害薬治療中に出現・増悪した
　脳転移・骨転移の治療 ……………………………………………… 宿谷威仁　155
　　　EGFR-TKI，ALK阻害薬投与中の初発増悪部位
　　　EGFR-TKI耐性の定義と髄液移行率
　　　局所治療後，TKI継続の治療成績
　　　放射線治療中のTKI併用の安全性

⑨EGFR-TKI，ALK阻害薬による肝障害 ………………………………… 吉岡弘鎮　159
　　　EGFR-TKIを使用中に生じた肝障害
　　　ALK阻害薬を使用中に生じた肝障害

CONTENTS

⑩ EGFR-TKI，ALK 阻害薬をいつまで使うか？ ……………… 豊川剛二，瀬戸貴司　164
　EGFR，ALK 遺伝子変異を有する非小細胞肺がん
　EGFR-TKI や ALK 阻害薬に対する耐性獲得
　EGFR-TKI と ALK 阻害薬の beyond PD
　おわりに

⑪ EGFR-TKI，ALK 阻害薬の再投与 ………………………… 北島寛元，野上尚之　170
　初回投与で奏効したゲフィチニブの再投与
　ゲフィチニブ投与後のエルロチニブ投与への変更
　肝機能障害出現時の EGFR-TKI の継続
　初回投与で奏効したクリゾチニブの再投与

⑫ 単発脳転移・副腎転移（オリゴメタスターシス）
　を有する症例に対する治療戦略 ………………………………………… 海老規之　175
　単発脳転移
　副腎転移

⑬ がん性髄膜炎に対する治療戦略 ……………………………………… 佐々木信一　181
　がん性髄膜炎の頻度
　がん性髄膜炎の診断
　がん性髄膜炎の治療
　driver 遺伝子変異の発見とチロシンキナーゼ阻害薬の有効性

⑭ LCNEC の治療方針 ……………………………………… 岩澤俊一郎，関根郁夫　186
　LCNEC の疾患概念
　Ⅰ/Ⅱ期 LCNEC の治療方針
　根治的胸部放射線照射可能な切除不能Ⅲ期 LCNEC の治療方針
　根治的胸部放射線照射不能なⅢ期またはⅣ期 LCNEC の治療方針
　LCNEC の二次化学療法

⑮ 再発後に腫瘍の性質が変わったと疑われる場合は
　どう考えるか？ ……………………………………………………………… 秦　明登　191
　re-biopsy を考慮する場合

⑯ "EGFR 野生型" 肺がんに対する EGFR-TKI 治療 ……………………… 前門戸　任　196
　EGFR 遺伝子診断の問題
　EGFR 遺伝子野生型患者に対するエルロチニブの効果

⑰ IHC 法で ALK 陽性，FISH 法で陰性の場合の
　ALK 阻害薬による治療 …………………………………………………… 堀池　篤　201
　ALK 阻害薬による治療が ALK 陽性肺がんに対する治療のキーポイント
　ALK 遺伝子検査における FISH 法と高感度 IHC 法の不一致
　IHC 法で ALK 陽性，FISH 法で陰性の症例への対応

索引 ……………………………………………………………………………………………… 205

執筆者一覧(敬称略)

◆編　集

大江 裕一郎	国立がん研究センター東病院呼吸器内科長・副院長
加藤 晃史	神奈川県立循環器呼吸器病センター呼吸器内科医長
堀之内 秀仁	国立がん研究センター中央病院呼吸器内科医長

◆執筆者（掲載順）

大江 裕一郎	国立がん研究センター東病院呼吸器内科長・副院長
田中 文啓	産業医科大学第二外科学教授
佐貫 直子	大船中央病院放射線治療センター
榎本 達治	大船中央病院呼吸器内科科長
武田 篤也	大船中央病院放射線治療センター長
加藤 晃史	神奈川県立循環器呼吸器病センター呼吸器内科医長
鈴木 秀和	大阪府立呼吸器・アレルギー医療センター外来化学療法科部長
平島 智徳	大阪府立呼吸器・アレルギー医療センター肺腫瘍内科主任部長
田中 亨	関西電力病院呼吸器外科部長
柳原 一広	関西電力病院腫瘍内科部長
荒平 聡子	国立がん研究センター東病院放射線治療科
関 好孝	国立がん研究センター中央病院計画治療病棟支援施設
近森 研一	国立病院機構山口宇部医療センター腫瘍内科医長
柴田 和彦	厚生連高岡病院腫瘍内科診療部長
宮本 信吾	日本赤十字社医療センター化学療法科
水柿 秀紀	国立がん研究センター中央病院呼吸器内科
堺田 恵美子	千葉大学大学院医学研究院細胞治療内科学
滝口 裕一	千葉大学大学院医学研究院先端化学療法学教授
下方 智也	名古屋大学医学部附属病院化学療法部
安藤 雄一	名古屋大学医学部附属病院化学療法部教授
山岸 智子	川崎医科大学総合内科学4
瀧川 奈義夫	川崎医科大学総合内科学4教授
梅村 茂樹	国立がん研究センター東病院呼吸器内科
棚井 千春	NTT東日本関東病院呼吸器内科
河野 美保	広島市立広島市民病院腫瘍内科
岩本 康男	広島市立広島市民病院腫瘍内科部長
堀田 勝幸	岡山大学病院血液・腫瘍内科
引野 幸司	横浜労災病院腫瘍内科・緩和支持療法科副部長

北園　聡	国立がん研究センター中央病院呼吸器内科
朝比奈　肇	北海道大学病院内科Ⅰ
古屋直樹	聖マリアンナ医科大学呼吸器・感染症内科
酒谷俊雄	東京大学大学院医学系研究科呼吸器内科学
後藤　悌	東京大学大学院医学系研究科呼吸器内科学
井上　彰	東北大学病院臨床研究推進センター特任准教授
駄賀晴子	大阪市立総合医療センター臨床腫瘍科副部長
大柳文義	がん研究会有明病院呼吸器内科医長
山本将一朗	国立病院機構四国がんセンター呼吸器内科
上月稔幸	国立病院機構四国がんセンター臨床試験支援室長
湊　浩一	群馬県立がんセンター呼吸器科部長
浦田佳子	兵庫県立がんセンター呼吸器内科医長
原田英幸	静岡県立静岡がんセンター放射線治療科医長
釼持広知	静岡県立静岡がんセンター呼吸器内科医長
堀之内秀仁	国立がん研究センター中央病院呼吸器内科医長
武田晃司	大阪市立総合医療センター臨床腫瘍科部長
吉田達哉	国立がん研究センター東病院呼吸器内科
葉　清隆	国立がん研究センター東病院呼吸器内科
髙木雄亮	がん・感染症センター都立駒込病院呼吸器内科
細見幸生	がん・感染症センター都立駒込病院呼吸器内科医長
宿谷威仁	順天堂大学大学院医学研究科呼吸器内科学
吉岡弘鎮	公益財団法人大原記念倉敷中央医療機構倉敷中央病院呼吸器内科医長
豊川剛二	国立病院機構九州がんセンター呼吸器腫瘍科
瀬戸貴司	国立病院機構九州がんセンター呼吸器腫瘍科
北島寛元	国立病院機構四国がんセンター呼吸器内科
野上尚之	国立病院機構四国がんセンター呼吸器内科医長
海老規之	飯塚病院呼吸器腫瘍内科部長
佐々木信一	順天堂大学医学部附属浦安病院呼吸器内科准教授
岩澤俊一郎	千葉大学大学院医学研究院先端化学療法学
関根郁夫	千葉大学大学院医学研究院先端化学療法学准教授
秦　明登	先端医療センター病院総合腫瘍科副医長
前門戸　任	宮城県立がんセンター呼吸器内科診療科長
堀池　篤	がん研究会有明病院呼吸器内科医長

略語一覧

略語	フルスペル	日本語
3DCRT	three-dimensional conformal radiotherapy	三次元放射線療法
ADH	antidiuretic hormone	抗利尿ホルモン
ADL	activities of daily living	日常生活動作
AE	acute exacerbation	急性増悪
AHCPR	Agency for Health Care Policy and Research	
ALK	anaplastic lymphoma kinase	
ASCO	American Society of Clinical Oncology	米国臨床腫瘍学会
ATS	American Thoracic Society	米国胸部学会
AUC	area under the blood concentration time curve	薬物血中濃度—時間曲線下面積
BBB	blood-brain barrier	血液脳関門
BMA	bone modifying agents	骨修飾薬
BP	bisphosphonate	ビスホスホネート
BSC	best supportive care	
CKD	chronic kidney disease	慢性腎臓病
CNS	central nervous system	中枢神経系
COPD	chronicobstructive pulmonary disease	慢性閉塞性肺疾患
CPET	cardiopulmonary exercise test	
CPFE	combined pulmonary fibrosis and emphysema	気腫合併肺線維症，気腫合併間質性肺炎
CPM	central pontine myelinosis	橋中心髄鞘崩壊症
CR	complete responce	完全奏効
CrCl	creatinine clearance	クレアチニンクリアランス
CRT	chemoradiotherapy	化学放射線療法
CTV	clinical target volume	臨床標的体積
CYP	cytochrome P-450	チトクローム P-450
DIC	disseminated intravascular coagulation	播種性血管内凝固症候群
DTX	docetaxel	ドセタキセル
DVH	dose volume histogram	線量体積ヒストグラム
EBM	evidence-based medicine	
EBUS-TBNA	endobronchial ultrasonography guided transbronchial needle aspiration	超音波気管支鏡ガイド下針生検
ECOGPS	Eastern Cooperative Oncology Group Performance Status	
ED	extensive disease	進展型
ED-SCLC	extensive disease small-cell lung cancer	進展型小細胞肺がん
eGFR	estimated glomerular filtration rate	推定糸球体濾過量
EGFR	epidermal growth factor receptor	上皮成長因子受容体
EGFR-TKI	epidermal growth factor receptor-tyrosine kinase inhibitor	上皮成長因子受容体（EGFR）チロシンキナーゼ阻害薬
EML-4	echmoderm microtubule-associated protein-like 4	
EMT	epithelial mesenchymal transition	上皮間葉転換
ERS	European Respiratory Society	欧州呼吸器学会
FDA	Food and Drug Administration	米国食品医薬品局
FEV1.0	forced expiratory volume in one second	1秒量
G-CSF	granulocyte-colony stimulating factor	顆粒球コロニー刺激因子
GFR	glomerular filtration rate	糸球体濾過値，糸球体濾過量
GPA	graded prognostic assessment	
GTV	gross tumor volume	肉眼的腫瘍体積
HBV	hepatitis B virus	B型肝炎ウイルス
HCV	hepatitis C virus	C型肝炎ウイルス
HGF	hepatocyte growth factor	
HHM	humoral hypercalcemia of malignancy	
IASLC	International Association for the Study of Lung Cancer	
IFRT	involved field radiation therapy	浸潤領域への放射線療法
IIPs	idiopathic interstitial pneumonias	特発性間質性肺炎
ILD	interstitial lung disease	間質性肺障害
IMRT	intensity modulated radiation therapy	強度変調放射線治療

略語	フルスペル	日本語
IP	interstitial pneumonia	間質性肺炎
IPF	idiopathic pulmonary fibrosis	特発性肺線維症
IPSS	international prognostic scoring system	国際予後スコアリングシステム
KPS	Karnofsky performance status	
LABA	long-acting beta 2 agonist	長時間作用型β2刺激薬
LAMA	long-acting muscarinic antagonist	長時間作用型抗コリン薬
LCNEC	large cell neuroendocrine carcinoma	大細胞神経内分泌がん
LD	limited disease	限局型
LD-SCLC	limited disease small-cell lung cancer	限局型小細胞肺がん
LOH	local osteolytic hypercalcemia	
LVEF	left ventricular ejection fraction	左室駆出率
LVRS	lung volume reduction surgery	
MAC	Mycobacterium avium complex	
MDS	myelodysplastic syndrome	骨髄異形成症候群
MLD	mean lung dose	平均肺線量
MST	median survival time	生存期間中央値
MTD	maximum tolerated dose	最大耐容量
NCI	National Cancer Institute	米国国立がん研究所
NSAIDs	non-streroidal anti-inflammatory drugs	非ステロイド性抗炎症薬
NSCLC	non-small-cell lung cancer	非小細胞肺がん
NTM	nontuberculous mycobacterial infection	非結核性抗酸菌症
ONJ	osteonecrosis of the jaw	顎骨壊死
OS	overall survival	全生存期間
PCI	prophylactic cranial irradiation	予防的全脳照射
PD	progressive disease	
PFS	progression-free survival	無増悪生存期間
PMX	polymyxin-B immobilized column	ポリミキシンB固定化カラム
PS	performance status	
PTCD	percutaneous transhepatic cholangiole drainage	経皮経肝胆管ドレナージ
PTHrP	parathyroid hormone-related protein	PTH関連蛋白
PTV	planning targeted volume	計画標的体積
QOL	quality of life	生活の質
RECIST	responce evaluation criteria in solid tumors	
SBRT	stereotactic body radiation therapy	体幹部定位放射線治療
SCLC	small-cell lung cancer	小細胞肺がん
SD	stable disease	
SIADH	syndrome of inappropriate secretion of antidiuretic hormone	抗利尿ホルモン不適合分泌症候群
SRE	skeletal related events	骨関連事象
SRS	stereotactic radiosurgery	定位手術的照射
SRT	stereotactic radiotherapy	定位放射線治療
STI	stereotactic irradiation	定位放射線照射
SVC	superior vena cava	上大静脈
T-bil	total bilirubin	総ビリルビン
TKI	tyrosine kinase inhibitor	チロシンキナーゼ阻害薬
TTF	time to treatment failure	
UIP	usual interstitial pneumonia	通常型間質性肺炎
ULN	upper limit of normal	基準値上限
VEGF	vascular endothelial growth factor	血管内皮増殖因子
VT	ventricular tachycardia	心室頻拍
WBRT	whole brain radiotherapy	全脳照射
WHO	World Health Organization	世界保健機関

I

個々の症例を考えるうえでの基本的考え方

I 個々の症例を考えるうえでの基本的考え方

エビデンスの乏しい肺がん治療の考え方

> **! point** 現時点で得られる情報を最大限活用して判断する
> - EBMを実践するための高いエビデンスはランダム化比較試験により得られている。つまりエビデンスに基づいた肺がん診療ができるのは，ランダム化試験の対象となっているある特定の患者集団に限られる。
> - 一般臨床ではガイドラインに記載されているエビデンスにもとづいた治療に加え，担当医の臨床経験や医学知識に基づくより高度な判断が求められるケースが多い。
> - 専門医がどのような治療法を選択しているかとともに，どのような考えに基づき治療法を選択しているのか，その考え方，過程を理解することが重要である。
> - 現時点で得られる情報を最大限活用して判断するのが臨床的には妥当である。

高いエビデンスは ランダム化比較試験 により得られている

　肺がんの診療においても，個人的な経験や権威者の意見に基づくのではなく，科学的なエビデンスに基づいて診療を行うevidence-based medicine（EBM）の考え方が広く受け入れられている[1,2]。近年ではがん診療に関する国内外のガイドラインが整備され，容易にエビデンスに基づいた肺がん診療が行えるようになった。エビデンスレベルに関しては，いくつかの分類が提唱されているが，日本肺癌学会が公表している肺癌診療ガイドラインでは表1に示したエビデンス分類が用いられている[3]。このエビデンス分類などに基づきガイドラインでの推奨グレード（表2）が決められている[3]。日本肺癌学会，Agency for Health Care Policy and Research（表3）のエビデンスレベルの分類ともに，若干の相違はあるもののランダム化比較試験，meta-analysisによるエビデンスのレベルが高く，当然ではあるが権威者の意見・経験などのエビデンスレベルは低くなっている[2,3]。つまり，EBMを実践するための高いエビデンスはランダム化比較試験により得られていることになる。

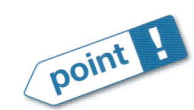

表1 肺癌診療ガイドラインでのエビデンスレベル(文献3より引用)

I	システマティックレビュー/ランダム化比較試験のメタアナリシス
II	1つ以上のランダム化比較試験
III	非ランダム化比較試験
IV	コホートや症例対照研究，横断研究
V	症例報告
V	専門委員会や個人的な意見

表2 肺癌診療ガイドラインでの推奨グレード(文献3より引用)

A	強い科学的根拠があり，行うよう強く勧められる
B	科学的根拠があり，行うよう勧められる
C1	科学的根拠は十分ではないが，行うことを考慮してもよい
C2	行うよう勧められるだけの科学的根拠が明確でない
D	無効性あるいは害を示す科学的根拠があり，行わないよう勧められる

表3 Agency for Health Care Policy and Research (AHCPR)によるエビデンスレベル(文献2, 3より引用)

レベル	エビデンスのタイプ
I	複数のランダム化比較試験のメタ分析による
Ib	少なくとも1つのランダム化比較試験による
IIa	少なくとも1つのよくデザインされた非ランダム化比較研究による
IIb	少なくとも1つのほかのタイプのよくデザインされた準実験的研究による
III	比較研究や相関研究，症例対照研究など，よくデザインされた非実験的記述的研究による
IV	専門家委員会の報告や意見，あるいは権威者の臨床経験

高いエビデンスにもとづいた肺がん診療ができるのは，ランダム化試験の対象となっている **ある特定の患者集団** に限られる

このことは言い換えると，エビデンスにもとづいた診療ができるのは，ランダム化試験の対象となっているある特定の患者集団に限られることになる。通常のランダム化試験などの臨床試験では，対象となる患者の疾患，病期に加えPS，年齢，主要臓器機能，合併症などにより適格基準，除外基準が厳格に規定されている。一部に，高齢者やPS不良患者など通常の臨床試験では対象とならない患者集団を対象とした試験も実施されているが，多くの臨床試験では合併症のない全身状態良好な若年者を対象として実施されている。一般臨床，特に市中病院で治療を行っている肺がん患者の多くは，高齢であったり合併症を有していたりと，一般的な臨床試験の対象とならない患者が少なくない。従って，このような肺がん患者の治療法を決定する場合には，ガイドラインに記載されているエビデンスにもとづいた治療に加え，担当医の臨床経験や医学知識にもとづくより高度な判断が求められる。

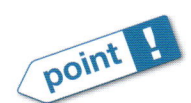

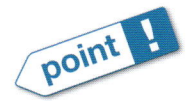

専門医がどのような考えに基づき治療法を選択しているのか，その 考え方，過程を理解する ことが重要

　市中病院で肺がん診療に携わっている医師は必ずしも肺がん診療のみを行っているわけではなく，このような高度の判断が常時適切に下せるとは限らない。また，ガイドラインにもこのような患者に対する治療法は記載されていない。EBMが肺がん診療の現場に浸透はしているものの，EBMに加えて経験や医学的知識にもとづいた判断も臨床現場ではきわめて重要である。本書では，このような一般的な臨床試験の対象とならない肺がん患者の治療をそれぞれの肺がん専門医がどのような考えにもとづき実施しているかを明らかにして，肺がん診療の一助となることを期待している。経験やさまざまな考えにもとづく判断に関しては臨床試験によるエビデンスがない，すなわち正解が存在しない。当然，同じ状況の患者に対しても選択する治療法が専門医間で異なることも十分に想定される。専門医がどのような治療法を選択しているかとともに，どのような考えにもとづき治療法を選択しているのか，その考え方，過程を理解することが重要である。

すべての状況に関してランダム化比較試験が実施されて質の高いエビデンスが存在しているわけではなく，得られる情報を最大限活用して判断する のが臨床的には妥当

　肺がん診療に限らず，すべての状況に関してランダム化比較試験が実施されて質の高いエビデンスが存在しているわけではない。ランダム化試験が実施されていなくとも標準治療として確立している治療は少なくない。代表例は肺がんなど各種のがんに対する外科治療である。肺がん，特に非小細胞肺がんに対する外科治療の有用性を検証したランダム化試験は皆無であるにもかかわらず，臨床病期I期およびII期の非小細胞肺がんに対しては外科治療が標準治療として確立している。多くのがんに対する外科手術がランダム化試験の結果なしに標準治療として確立しているのは，死に至る疾患に治癒をもたらすこととともに，EBMの概念が提唱される以前に，すでに標準治療として認識されていたことが理由であろう。同じ外科手術でも単発脳転移や単発副腎転移に対する手術は，長期生存例の報告にもとづき標準治療の1つとして考えられているが，ランダム化試験による高いエビデンスが存在するものではない。このように症例数が少ない対象に対する治療では，高いエビデンスがなくとも標準治療として確立しているものがある。

　肺がん診療において治療実施に関する判断が必要になる状況はまさに千差万別でありさまざまな状況が想定されるが，それらの状況すべてにランダム化試験が実施できるわけではない。例えば，脳転移を有する小細胞肺がんが初回化学療法に奏効し，脳転移を含め完全奏効（CR）となった場合に，そのまま経過観察するのか，全脳照射を追加するのかに関しては判断に迷うところである。脳転移がない小細胞肺がんがCR

となった場合には，予防的全脳照射（PCI）を追加すべきとのランダム化試験によるエビデンスが存在する．逆に脳転移病変に抗がん剤が奏効しなかった場合には，症状がなくとも近い将来症状が出現する可能性が高く全脳照射を追加するのが一般的である．このような類似する状況の標準治療を参考に考えると，脳転移を有する小細胞肺がんが初回化学療法に奏効し，脳転移を含めCRとなった場合に全脳照射を追加すべきと判断する医師が多いのではないかと思われる．厳密にはこのような症例を対象としたランダム化試験を実施しない限り正解は得られない．しかし，現時点で得られる情報を最大限活用して判断するのが臨床的には妥当であり，正解により近いのではないかと考えられる．

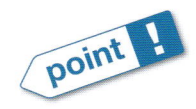

EBMの問題を十分に認識したうえで，EBMを診療に応用することが重要

　EBMの手法が一般臨床で重要であることに異論はないが，一部に行き過ぎたEBM信仰があるのも事実である．すべての疾患，病態にあてはまるランダム化試験の結果が存在するわけはなく，一般臨床ではあまり高くないエビデンスに基づき診療を実施せざるをえない場合も少なくない．また，臨床試験の対象は合併症などのないごく限られた症例を対象としており，同じ疾患であっても一般臨床で遭遇する症例と乖離している場合もある．これらの問題を十分に認識したうえで，EBMを診療に応用することが重要と考える．

文献

1) 福井次矢．日本内科学会雑誌 2004; 93: 142-6.
2) 小山　弘, 福井次矢．日本内科学会雑誌 2004; 93: 178-85.
3) http://www.haigan.gr.jp/modules/guideline/index.php?content_id=3

（大江裕一郎）

II

こんなとき治療をどうするか

Ⅱ　こんなとき治療をどうするか　　　1．間質性肺炎合併肺がん

① 間質性肺炎合併肺がんの手術

! point　根治を目指すためにはリスクはあっても手術が望ましい
- 他の治療（放射線や化学療法）は手術と同等以上にハイリスク
- 術後の間質性肺炎急性増悪（AE）発生率は10〜20％で，一旦発症すると約半数は死亡。病理病期Ⅰ期の術後5年生存率は50〜60％
- 術後AE発症の確実な予防法はないが，麻酔中の高濃度酸素投与回避・手術時間短縮・消極的縮小手術の考慮，などに留意。術前に患者と家族へ，手術のリスクに関する十分な説明が重要

◉ pros　手術のよい適応となる条件
- 手術を行う大前提として，間質性肺炎合併肺がんに対する手術のリスクを十分に説明し，これを理解したうえで手術を希望する患者
- 間質性肺炎以外のリスク因子が少ない患者。喫煙者の場合，術前1カ月の禁煙を実行できる患者
- 臨床病期Ⅰ期の患者が望ましい

✕ cons　手術回避が望ましい条件
- 間質性肺炎合併肺がんに対する手術のリスクを理解したうえで手術を希望する患者以外には手術を行ってはならない。術前の禁煙を守れない患者も手術回避が望ましい
- 間質性肺炎以外の制御困難な合併症（特に呼吸器合併症）を有する患者

間質性肺炎合併肺がんに対する手術の**キーポイント**

手術はハイリスクではあるが根治が期待しうる

　呼吸器外科医にとって間質性肺炎合併の肺がんの手術ほど憂うつなものはなく，それは術後の間質性肺炎の急性増悪（AE）は予測も予防も治療も困難だからである。日本胸部外科学会による全国集計によると，2010年にわが国で行われた32,801例の原発性肺がんに対する手術例の手術関連死亡率は0.8％であった。手術関連死亡の原因の約1/4は間質性肺炎の術後AEによるものであり，最近の5年間以上にわたって肺がん手術関連死亡の最大の原因である[1]。つまり間質性肺炎を合併した肺がん症例の手術はきわめてハイリスクであり，10〜20％の症例に術後AEが生じ，一旦AEが生じると，致死率は40％以上ときわめて高率である[2-4]（表1）。

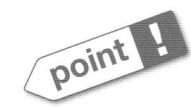

point !

　手術はハイリスクではあるが，他の治療法（放射線治療や化学療法）も手術と同等あるいはそれ以上に危険であり，かつ手術ほどの根治性は期待しづらい。間質性肺炎合併肺がんは，間質性肺炎を合併しない肺がんと比較して予後不良ではあるけれども，それでもⅠ期であれば5年生存率は50％以上であり，手術により根治が期待しうる[5-9]（表2）。一方ⅢA期症例では術後5年生存率は20〜30％と予後不良ではあるが[7, 10]，他の治療法も有用性に乏しいので手術も考慮する。

表1　間質性肺炎合併肺がん術後の急性増悪（多施設共同研究）

	期間	全肺がん手術例数	間質性肺炎合併例数（カッコ内は全手術数に対する割合）	急性増悪（AE）例数（カッコ内は合併数に対する割合）	急性増悪（AE）による死亡数（カッコ内はAE例数に対する割合）
宮本ら[2]	2003-2007		744	62（8.3％）	26（41.9％）
吉村ら[3]			205	41（20.0％）	29（70.7％）
佐藤ら[4]	2000-2009	40,048（60施設）	1,898（4.7％）	178（9.4％）	82（46.1％）

表2　間質性肺炎合併肺がんの予後

	期間	病理病期	5年生存率 間質性肺炎（+）	5年生存率 間質性肺炎（-）
Kawasakiら[5]	1992-1997	Ⅰ-Ⅳ期	43％（n=53）	64.2％（n=658）
Chiyoら[6]	1990-2000	Ⅰ-Ⅳ期	35.6％（n=36）	62.5％（n=895）
Watanabeら[7]	1994-2006	Ⅰ-Ⅳ期	ND（n=56）	ND（n=802）
		Ⅰ期	61.6％（n=28）	83.0％（n=526）
		Ⅱ期	40.0％（n=5）	72.4％（n=90）
		Ⅲ期	31.8％（n=14）	38.2％（n=140）
		Ⅳ期	0.0％（n=3）	15.4％（n=13）
Saitoら[8]	1994-2011	ⅠA期のみ	54.2％（n=28）	88.3％（n=322）
Yanoら[9]	2004-2009	Ⅰ-Ⅳ期	55.7％（n=62）	81.3％（n=418）

手術にあたっては，患者と家族への十分な説明が必要である

point !　**cons ✗**　**pros ○**

　手術にあたってきわめて重要なことは，間質性肺炎合併肺がんに対する手術のリスクや術後の予後が比較的不良であること，について十分に患者と家族に説明することが最も重要である。手術のリスクを十分に受け入れたうえで手術を希望されない限り，決して手術を行ってはならない。禁煙の重要性についても十分に説明を行い，術前1カ月間は原則として禁煙を厳守する。一方で，どうしても禁煙を行えない患者もいることは事実であり，このような場合には本人と家族に手術がきわめてハイリスクとなることを十分に説明し，それも承知のうえで手術を希望された場合は粛々と手術を行う以外にない。

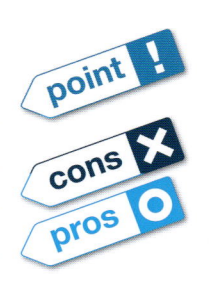

間質性肺炎の術後 AE 発症のリスク因子

手術前に術後AE発症を予測することはできない

　術後AEの予測因子は確立していないので，個々の症例について術後にAE発症が起こるか否かを予測することは困難である。これまでに，術前CT画像上での強い線維化，術前血液検査でのCRP・LDHやKL-6高値，術前呼吸機能検査上での拘束性障害や拡散能力低下，などが術後AE発症のリスク因子として報告されていたが，いずれも小規模な報告で臨床的有用性は確立していなかった。

大規模コホート研究により術後AE発症のリスク因子が明らかになってきた

　しかしながら日本呼吸器外科学会学術委員会による多施設共同大規模後ろ向きコホート研究が行われ，40,048例の肺がん手術例のなかで間質性肺炎を合併した症例1,898例（4.7％）についての詳細な検討が行われた。その結果，男性，術前ステロイド投与，KL-6高値（＞1000），%VC低下（＜80％），UIP，肺切除量（区域切除以上），が術後AE発症のリスク因子として同定された[4, 10]。この報告を参照に，手術適応や切除範囲の縮小（部分切除）などの術式の検討を行うことが望ましい。

間質性肺炎の術後 AE 発症の防止策

術後AE発症の予防策は確立していない

　術後AE発症を確実に予防する方法は確立していない。産業医科大学（以下，当院）では予防目的でのステロイド投与はむしろ有害との報告もあるので行わず，術後AE発症予防の有効性に関するエビデンスはないが特段の呼吸器毒性もないので，間質性肺炎を合併した肺切除の際にはシベレスタットを全身麻酔導入時から術後7日まで持続投与のみを行っている。術前に明らかな呼吸器感染症が存在する場合は感受性のある抗菌薬で感染を制御し，慢性下気道感染例ではマクロライド投与（クラリスロマイシン400mg/日）を行う。術中は麻酔科医に必要以上に酸素濃度を高くしないように依頼することも重要である（表3）。

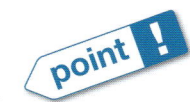

表3　間質性肺炎合併肺がんのAE予防策

1. 周術期管理
   - シベレスタット：全身麻酔導入時から術後7日目まで持続静脈内投与（0.2mg/kg/h）
   - クラリスロマイシン：慢性下気道感染症例のみ，術前より400mg/日内服
2. 術中麻酔管理
   - 高濃度酸素投与の回避（吸入酸素濃度40％以下）
   - 分離肺換気時間の短縮
3. 手術手技
   - 手術時間の短縮
   - 消極的縮小手術，特に部分切除，にとどめる
   - リンパ節郭清の省略や選択的郭清

手術術式については十分に検討を行う

前述の通り区域切除以上の肺切除は術後AE発症のリスク因子なので，ハイリスク症例では可能なら部分切除に留める．開胸手術よりも胸腔鏡下手術の方が手術侵襲は低いが，術中の分離換気時間を短縮するためには開胸手術の方が有利な場合も多い．当院施設では間質性肺炎合併肺がん症例に区域切除以上を行う場合には，前側方小切開による開胸手術を原則としている．

間質性肺炎のAEの治療

術後AEに対する有効な治療法は確立していない

術後AEを一旦発症すると，その治療はきわめて困難であり，致死率は40％以上に達する．術後のAE発症時の対処は通常のAE発症時と同じであり，多くの場合はステロイドパルス（メチルプレドニゾロン500〜1,000mg/日，3日連続投与）が必要となる．その反応をみてプレドニゾロン（0.5mg/kg/日）投与に切り替えるが，一旦ステロイドに反応しても減量時などに再増悪をきたすことが多く，この場合はステロイド抵抗性のことが多い．気管内挿管人工呼吸管理は，それ自身がAEを悪化させるので慎重であるべき，との意見もあるが，実際には酸素化不良となって人工呼吸管理にならざるをえない．

ポリミキシンによる血液浄化療法（PMX療法）が有効かもしれない

ステロイド無効例には免疫抑制薬なども用いられるが効果は限定的である．最近，AEに対してポリミキシンB固定化カラム（PMX）による血液浄化療法が試みられ，われわれも術後AEに対してPMX療法で救命しえた一例を経験した．PMX療法の適応や施行のタイミングも含め，術後AE発症時には可及的早期に間質性肺炎に造詣の深い呼吸器内科医に相談することがきわめて重要である．

文献

1) Kuwano H, et al. Gen Thorac Cardiovasc Surg 2012; 60: 680-708. PMID: 22956281
2) 宮本 篤，ほか．日呼吸会誌 2011; 49: 148-50.
3) 吉村邦彦，ほか．厚生労働科学研究費補助金難治性疾患克服事業びまん性肺疾患に関する調査研究総合研究報告書平成20年度〜平成22年度．2011; 149-153.
4) 佐藤寿彦，ほか．肺癌 2012; 52: 517.
5) Kawasaki H, et al. J Surg Oncol 2002; 81: 33-7. PMID: 12210025
6) Chiyo M, et al. J Thorac Cardiovasc Surg 2003; 126: 1141-6. PMID: 14566260
7) Watanabe A, et al. J Thorac Cardiovasc Surg 2008; 136: 1357-63. PMID: 19026828
8) Saito Y, et al. Ann Thorac Surg 2011; 92: 1812-7. PMID: 21944440
9) Yano M, et al. Interact Cardiovasc Thorac Surg 2012; 14: 146-50. PMID: 22159236
10) 佐藤寿彦，ほか．厚生労働科学研究費補助金難治性疾患克服事業びまん性肺疾患に関する調査研究平成24年度研究報告書．2013; 79-85.

（田中文啓）

Ⅱ こんなとき治療をどうするか？　　1．間質性肺炎合併肺がん

② 間質性肺炎合併肺がんの放射線治療

! point　間質性肺炎を有する症例では急性増悪または重篤な放射線肺臓炎のリスクが高い

- 間質性陰影を有する症例は約2～3割に重篤な放射線肺臓炎の可能性
- 間質性肺炎と診断されていなくても肺がん症例の約2～4割に治療前CTにて微細な肺間質性陰影を有する「IPF予備軍」が存在し，同様に放射線肺臓炎リスクが高い
- 無症状でも画像上早期（1～2カ月以内）に肺臓炎陰影が出現した場合は重篤となる可能性が高い

◎ pros　リスクを上回るメリットがある場合に放射線治療を選択

- 局所進行例で，局所制御が症状改善・維持に有益と予想される場合
- 早期症例で，急速に進行し無治療では予後が短いことが予想される場合

✕ cons　高いリスクを念頭に置き，年齢やPSによっては無治療経過観察も考慮

- 線量体積ヒストグラム（DVH）解析により常に肺線量を減少させる努力は必要だが，低線量でもリスクは高い可能性がある
- 画像所見に加えて，肺臓炎予測マーカーも用いてリスクを評価

間質性肺炎合併肺がんに対する照射後の放射線肺臓炎リスク

間質性肺炎合併肺がんにおける放射線治療後急性増悪のリスクは約2～3割

　間質性肺炎（IP）には高率に肺がんの合併が認められ，また肺がん治療に関連して急性増悪をきたす症例の存在が報告されている。IPの急性増悪は重篤な病態でその予後はきわめて不良であり，治療抵抗性で不幸な転帰をたどる症例が多い。IP合併肺がんにおける急性増悪のトリガーとして，手術，化学療法や放射線が指摘されており，日常臨床においてもそのリスクはある程度認識されているが，発症のメカニズム，リスク予測，対処方法などいまだに明らかになっていないことが多い。

　特発性間質性肺炎（IIPs）合併肺がん症例における放射線治療後の急性増悪の頻度は，24～31%と報告されている[1,2]。しかし，これらの報告はいずれも少数例の検討であり，詳細は不明である。

　また，通常分割照射より肺線量を低減できる体幹部定位放射線治療（SBRT）*後の場合にもIP例で肺臓炎のリスクが高く，その適応には特別な注意が必要との報告があ

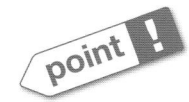

point!

る。わが国の8施設でSBRTを受けた1,789例のうち，治療後にGrade 5の肺臓炎をきたした24症例中14例（58%）で画像上通常型間質性肺炎（UIP）パターンを認めていた[3]。図1にSBRT後にIPの急性増悪をきたした症例を提示する。

このように，IP合併肺がんにおける放射線治療後の肺臓炎リスクは高く，局所進行例で局所制御が症状改善・維持に有益と予想される場合や，早期症例で急速に進行し無治療では予後が短いことが予想される場合など，リスクを上回るメリットがある場合に放射線治療を行うべきと考える。

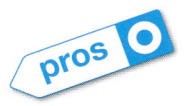

図1 間質性肺炎の急性増悪と診断した症例

70歳，男性。右S6非小細胞肺がんcT2N0M0（a）。喫煙歴10本×50年。治療前にKL-6が545と軽度上昇（基準値500未満）。治療前CTにて両側下肺野背側優位の間質性陰影を認めていた（b，矢印）。
間質性肺炎急性増悪のリスクを説明しSBRT 50Gy/5回を施行（c，内側の黒太線が50Gyに相当）。20Gy以上照射される正常肺の体積割合（V_{20}）は4.6%。
1カ月後定期経過観察のため来院。CTで両肺に広がる異常影を認め（d），採血検査にてLDH：451，CRP：5.75，KL-6：1,372，WBC：8,450の上昇を認めたため即日入院し気管支鏡検査を施行。
気管支肺胞洗浄液は，細胞数：$1.8×10^5$/mL（正常），マクロファージ：31.6%↓，リンパ球：42.2%↑，好中球：24.6%↑，好酸球：1.6%，CD4/8：4.33↑となっていた。SBRTを契機とする間質性肺炎の急性増悪と診断し，プレドニゾロン30mg投与開始した。
その後徐々にプレドニゾロンを減量し，陰影は収縮，線維化した（e，3カ月後）。

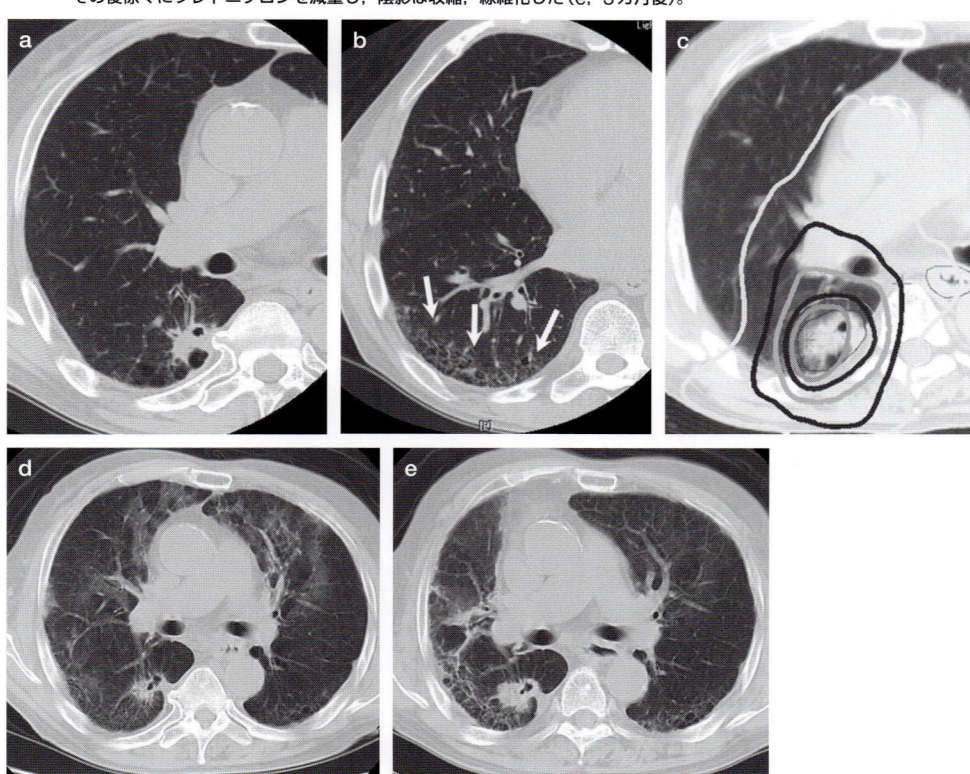

---

* 用語解説

体幹部定位放射線治療（stereotactic body radiation therapy；SBRT）
高精度に病巣位置を設定し，多方向から腫瘍形状に合わせて照射する方法である。標的となる体積に高線量を集中させると同時に，周囲正常組織の線量を急峻に下げることが可能となった。このため，抗腫瘍効果の高い1回大線量を安全に照射することが可能となっている。

間質性肺炎の急性増悪と重篤な放射線肺臓炎

　肺がんに対する放射線治療後に発症する肺臓炎には，照射野に一致した陰影を認める場合（classical radiation pneumonitis）(図2)と，照射野外にも陰影が広がる場合（sporadic radiation pneumonitis）がある[4]（図1d）。前者は放射線によって照射野内でサイトカインが誘発され，長期的には線維化に至る炎症プロセスが指摘されている（放射線肺線維症）が，後者は免疫学的な反応で引き起こされるリンパ球性肺胞炎（lymphocytic alveolitis）様の所見を示す。IP合併肺がんにおける放射線治療後に早期に発症したsporadicタイプの肺臓炎の場合には，臨床経過はIPの急性増悪に類似する。

図2　照射野に一致した陰影を示す放射線肺臓炎
81歳，男性。右肺腺がんcT1N1M0。根治照射60Gy/30回後1カ月で発熱，咳嗽，呼吸苦，SpO₂低下をきたした。CTで照射野に一致した網状・すりガラス濃度上昇を認め(a)，放射線肺臓炎と診断し入院のうえステロイド治療開始。照射後8カ月で照射野に一致した放射線肺線維症を認めた(b)。

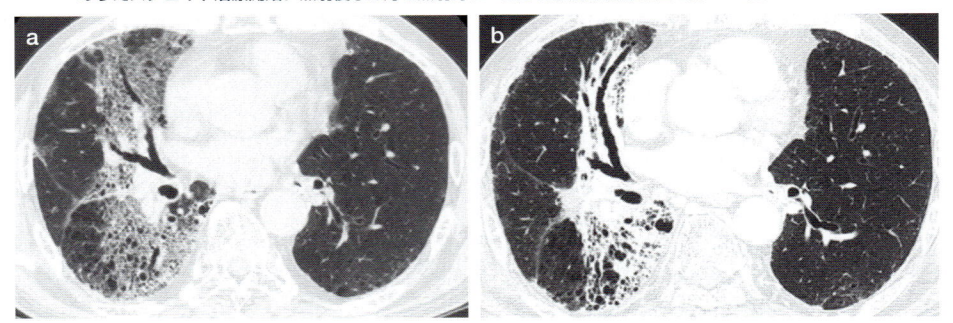

治療後早期に発症する重篤な肺臓炎と間質性陰影の関連性

point!

　放射線治療後に肺臓炎をきたした症例では，重症例ほど早期（1〜2カ月）に画像上の肺臓炎所見が出現していたという複数の報告がある[5-7]。また，早期かつ重篤な肺臓炎を発症した症例の多くで，間質性陰影，特発性肺線維症（IPF）や慢性閉塞性肺疾患（COPD）を有していたとの報告もある[6,7]。

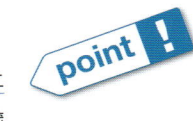

　このように，報告の数は少ないが，治療後早期に起こる重篤な肺臓炎とIPFなどの背景肺の病態には何らかの関連性が示唆され，これらが放射線に対する感受性の高さの原因の1つとなっている可能性がある。

画像上微細な肺間質性陰影を有する症例における放射線肺臓炎リスク

重篤な肺臓炎のリスクは「IPF予備軍」にも及ぶ

point!

　IIPsのなかでもIPFは最も頻度が高く，予後不良な疾患である。また，肺がんにおいてはIPFと診断されていなくとも，画像上，微細な間質性陰影を有する症例に遭遇することが多く，これらのなかに潜在的「IPF予備軍」が存在している可能性がある（図3）。

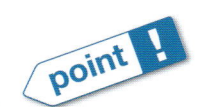

　992例の肺がん手術標本を用いて，CT上の蜂窩肺の程度と背景肺の間質性肺炎の組織学的診断を比較した報告では，249例（25.1%）が組織学的にUIPありと診断され，このうちの21%は典型的蜂窩肺所見を有していた一方，38%では局所的かつ微

細な蜂窩肺のみ認めていた[8]。逆に，41%で組織学的にUIPと診断されながらCTでは特徴的所見を認めなかったことは，subclinicalなIPF予備軍の存在を支持している。

同様に，放射線治療を受けた肺がん106例のCT上のIPと肺臓炎との関連性を調べた報告では，27例（25%）に治療前CTで何らかの間質性陰影（胸膜直下網状影，蜂窩肺，または牽引性気管支拡張）を認めていた[6]。そして，間質性陰影を有する症例では，所見のない症例よりもGrade 3以上の肺臓炎を有意に多く発症していた（26% vs. 3%，$p < 0.001$）。

以上より，治療前にIPと診断されていなくとも，肺がん症例には約2～4割に微細な間質性陰影を有する症例が存在し，このような症例では急性増悪または重篤な肺臓炎をきたすリスクが高い可能性がある。

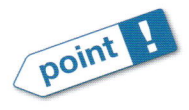

図3　微細な肺間質性陰影を有する症例
胸膜直下網状影，蜂窩肺，および牽引性気管支拡張（a）と，中下肺野優位の分布（b）を示す。

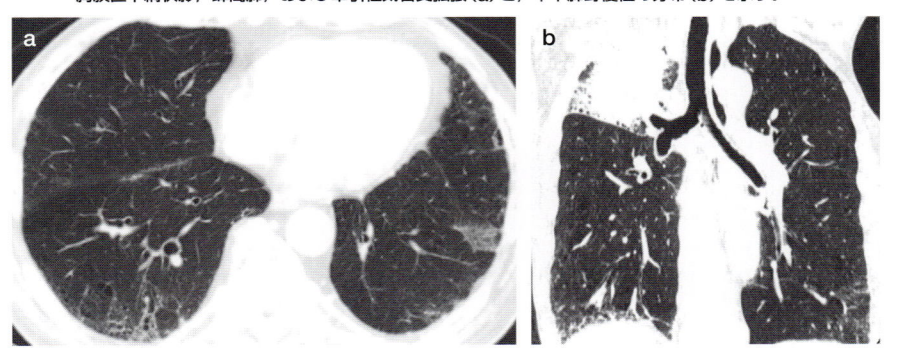

間質性肺炎合併肺がんにおける急性増悪（または放射線肺臓炎）のリスク因子

重篤で早期に発症する肺臓炎は肺線量が予測因子にならない可能性がある

肺への線量が放射線肺臓炎のリスク因子であることは，平均肺線量やV_{20}（20Gy以上照射される正常肺体積の割合）などのDVH*パラメータと肺臓炎の頻度を解析したさまざまな報告でよく知られている。しかし，SBRT後の放射線肺臓炎と肺線量の関係を解析した報告において，Grade 1～2の軽度肺臓炎は線量依存性に発症したのに対し，Grade 3は少ない線量でも発生していた[9]。肺線量に依存しない重篤な肺臓炎には通常の放射線肺臓炎と異なるメカニズムで発症している群が存在している可能性がある。

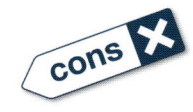

＊用語解説
DVH（dose volume histogram，線量体積ヒストグラム）
放射線治療計画では，CT上で標的やリスク臓器の体積を定義して線量計算（シミュレーション）を行う。それらの体積と線量を解析してグラフにした線量体積ヒストグラムを用いて，異なるビーム角度や比重から作られた複数の線量分布を比較し，治療法の最適化を行う。標的となる体積の95%以上が処方線量を受けつつ，脊髄や肺への線量が一定値以下になるように計画する。

放射線肺臓炎と間質性肺炎に共通するマーカー

　一方，その他の放射線肺臓炎のリスク因子として，喫煙，KL-6，SP-D，TGF-β，IL-6，CRP，LDH，白血球数，化学療法併用などが知られているが，臨床的に有用なマーカーはいまだに明らかになっていない[1, 2, 6, 10]。このうち肺胞壁を構成する肺胞II型上皮細胞に特異的に発現するKL-6，SP-Dなどは間質性肺炎のマーカーとしても知られているため，大船中央病院でも治療前にルーチンで測定し診療の参考にしている。

　IPFの診断確定後の予後は不良で，平均生存期間は2.5～5年間と報告されている。さらに，肺がんを併発した症例に対し，他のIIPsとの鑑別を目的として，組織診を含めた確定診断を行うことの臨床的意義は少ない。IPFに矛盾しない画像所見を有し，間質性肺炎マーカーが高値，高齢，PS不良など，重篤な肺臓炎（または急性増悪）の可能性が高い場合は，無治療経過観察も考慮しうることを患者に説明し，慎重に治療を行っている。

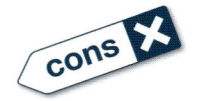

文献

1) Minegishi Y, et al. Intern Med 2009; 48: 665-72. PMID: 19420811
2) 埴淵昌毅，ほか．肺癌 2001; 41: 281-6.
3) Onishi H, et al. Int J Radiat Oncol Biol Phys 2009; 75: S62.
4) Morgan GW, et al. Int J Radiat Oncol Biol Phys 1995; 31:361-9. PMID: 7836090
5) Sekine I, et al. Radiother Oncol 2006; 80: 93-7. PMID: 16820236
6) Sanuki N, et al. J Radiat Res 2012; 53:110-6. PMID: 22302051
7) Takeda A, et al. Int J Radiation Oncology Biol Phys 2010; 77: 685-90. PMID: 20510193
8) Sugiura H, et al. Ann Thorac Surg 2012; 93: 937-43. PMID: 22305054
9) Takeda A, et al. Br J Radiol 2012; 85: 636-42. PMID: 22253343
10) Fleckenstein K, et al. Sem Rad Oncol 2007; 17: 89-98. PMID: 17395039

（佐貫直子，榎本達治，武田篤也）

Ⅱ　こんなとき治療をどうするか　　1．間質性肺炎合併肺がん

③ 間質性肺炎合併肺がんの化学療法

! point　高いリスクと期待されるベネフィットの正確な評価が必須

- 化学療法による間質性肺炎急性増悪のリスクは5～20%，その30～50%が致死的。一方ベネフィットは一般患者と同等またはそれ以下
- 化学療法が患者にメリットがあるか検証されていない
- 化学療法に生存期間延長効果があるかどうかわかっていないこと，早期死亡と呼吸障害による長期のADL低下のリスクが増加すること，を十分に説明する

○ pros　増悪した際に迅速対応が可能な施設で治療する

- 非小細胞肺がんに比較的広く用いられているレジメンはカルボプラチン＋パクリタキセル併用療法，シスプラチン＋ビノレルビン併用療法
- 他に併存疾患がなく，PS，呼吸状態が良好の患者では増悪時に呼吸不全死するリスクが少ないと考えられる
- 小細胞肺がんに対してはベネフィットが大きい

× cons　間質性肺炎が不安定な場合は化学療法を行うべきでない

- ステロイドや抗免疫治療が必要な活動性が高い状態では化学療法により急性増悪する
- UIPパターンでは致死的急性増悪のリスクがより高い
- 呼吸不全によりADLが制限されている，PS 2以上など，間質性肺炎が機能障害も併発している場合には，化学療法のリスクが大きく，治療を避けるべきである

間質性肺炎合併肺がんに対する化学療法の**キーポイント**

急性増悪のリスクが高い

　進行肺がんでは診断時にその5～10%に間質性肺炎を合併し，間質性肺炎を合併しない肺がん患者に比べて予後は悪いことが知られている。Ⅳ期非小細胞肺がんの生存期間中央値は約12カ月であるが，間質性肺炎を合併している患者群では，2～5カ月短い。化学療法による急性増悪のリスクは5～20%程度であり，いったん急性増悪を発症すると致死率は30～50%程度と高い。一方，初回化学療法による急性増悪が起こらなかった場合にも，二次化学療法や経過観察中にも間質性肺炎の急性増悪が起こるリスクがあり，生涯を通じての急性増悪は30%程度と推測される。

point !

腫瘍縮小効果は非合併患者と大差なし

一方，化学療法による腫瘍縮小効果は間質性肺炎を合併しない肺がん患者と大きな差はみられないが，予後の改善は検証されておらず，実施にあたっては，可能な限りリスクとベネフィットを患者に伝え治療選択を行う必要がある。

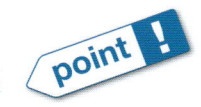

今後，抗腫瘍効果の高い化学療法レジメンの開発により，リスクベネフィットバランスの改善が期待される。

化学療法に用いるレジメン

非小細胞肺がんに対する治療レジメン

非小細胞肺がんの初回治療ではカルボプラチン+パクリタキセル併用療法を用いることが比較的多いが，パクリタキセルをday1，8，15に分割した投与法の報告が多い。前向き研究はいずれも小さい研究であるが，奏効率は間質性肺炎を合併しない患者とほぼ同等であるが，生存期間はいずれも短い[1,2]。間質性肺炎合併患者で心肺機能の低下がみられる場合は，シスプラチンレジメンはあまり用いられないが，ビノレルビンは比較的肺障害が少なく，心肺機能が保たれている患者にはシスプラチン+ビノレルビンも使用されている。パクリタキセルによる末梢神経障害などの懸念などがある場合のオプションとして，カルボプラチン+S1がある[3] (表1)。

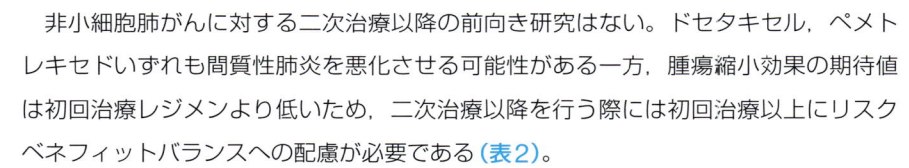

非小細胞肺がんに対する二次治療以降の前向き研究はない。ドセタキセル，ペメトレキセドいずれも間質性肺炎を悪化させる可能性がある一方，腫瘍縮小効果の期待値は初回治療レジメンより低いため，二次治療以降を行う際には初回治療以上にリスクベネフィットバランスへの配慮が必要である(表2)。

小細胞肺がんに対する治療レジメン

わが国で小細胞肺がん治療に頻用されるイリノテカンとアムルビシンは開発段階で間質性肺炎あるいは肺線維症の急性増悪がみられたことから，いずれも添付文書の使用上の注意に禁忌と記載されている。エトポシドは，急性増悪のリスクは比較的低い

表1 間質性肺炎合併肺がんに対する前向き臨床試験

対象	レジメン	症例数	奏効率	無増悪生存期間	全生存期間	初回治療中		全経過中	著者
						有害事象	有害事象による死亡	有害事象	
非小細胞肺がん	カルボプラチン+weeklyパクリタキセル	18	61%	5.3カ月	10.6カ月	8.7カ月	5.6%	28%	Minegishi[1]
	カルボプラチン/weeklyカルボプラチン+weeklyパクリタキセル	15	33%	2.5カ月	7.0カ月	27%	13%	N.R.	Shukuya[2]
	カルボプラチン+S-1	21	33%	4.0カ月	10.4カ月	9.5%	0%	29%	Kato[3]
小細胞肺がん	カルボプラチン+エトポシド	17	88%	5.5カ月	8.7カ月	5.9%	5.9%	29%	Minegishi[4]

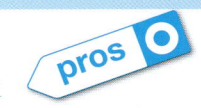

表2 UIPとnon-UIPパターンによる間質性肺炎急性増悪の比較 (文献5より引用)

投与薬剤	UIPパターン		Non-UIPパターン	
	投与患者数	急性増悪患者数	投与患者数	急性増悪患者数
シスプラチン	21	2 (10%)	21	1 (5%)
カルボプラチン	40	5 (13%)	19	0
パクリタキセル	31	1 (3%)	14	0
ドセタキセル	25	7 (28%)	12	1 (8%)
エトポシド	21	5 (24%)	10	0
ビノレルビン	13	0	6	0
ゲムシタビン	7	3 (43%)	10	1 (10%)
S-1	7	2 (29%)	7	1 (14%)
イリノテカン	6	2 (33%)	6	0
アムルビシン	4	0	6	0
ペメトレキセド	2	1 (50%)	1	0

とする報告[4]とそうでない報告[5]があるが,他に有効な薬剤の選択肢がないことから,初回治療では通常カルボプラチン＋エトポシド併用療法を用いる(表1)。

　二次治療以降はさらに選択肢が乏しい。小細胞肺がんの適応を有する薬剤のうち,禁忌でないものはノギテカンのみであるが,間質性肺炎の急性増悪の報告は少なくなく,添付文書上も慎重投与となっている。よって,実際には初回投与である程度の有効性があればカルボプラチン＋エトポシドの再投与を行うことが多い。エトポシドに抵抗性となった際には,適応外であるが,やむをえずカルボプラチン＋パクリタキセル併用療法を行うことがある。

治療開始前のスクリーニング検査

UIPパターンはリスクが高く,高解像度CT(HRCT)の評価が重要

　肺がん診断時に発見された間質性肺炎をATS/ERSなどの基準に基づいて正確に分類することは現実的にはほとんどできない。しかし,CT画像診断のみでも,UIPパターンではnon-UIPパターンと比べて急性増悪のリスクが高いことから[5](表2),高解像度CTでの評価は最低限行うべきである。

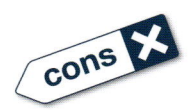

膠原病のスクリーニングを行うことで,ステロイド治療などの可能性が広がる

　また膠原病合併間質性肺炎など,抗免疫療法の適応となる疾患が潜在する可能性もあることから,基礎疾患のスクリーニングは必要である。粉塵曝露や全身疾患の病歴聴取,血清抗体の検査をお勧めする。また間質性肺炎増悪時の指標とするため,少なくともスパイログラムはしておくべきである。

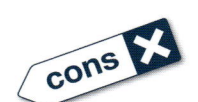

気腫合併肺線維症(CPFE)

CPFEの病態解明はこれからだが,リスク分類に有用かもしれない

　2005年にCottinらにより提唱された間質性肺炎の一群としての新しい捉え方として提唱され,肺がん合併が多いことが特徴の1つとされる[6]。さまざまな検討が現在もなされており,蜂巣肺を有する典型的な肺線維症(IPF)と気腫合併間質性肺炎(CPFE)を比較すると,いずれも急性増悪は起こすものの,IPFと比較して死亡リスクは低いとする報告が散見される。今後,治療戦略を考えるうえで重要な分類の指標となる可能性がある。

化学療法による**間質性肺炎急性増悪の予防**

有効な予防法は確立していない

　化学療法を行う際に間質性肺炎の急性増悪を予防する有効な手だてはみつかっていない。制吐薬として用いるデキサメサゾンによる予防効果があるかどうか明確でなく,制吐療法ガイドラインに沿った投与が望ましい。

　肺線維症の急性増悪を抑制する効果が期待されるピルフェニドンであるが,化学療法と併用した場合の効果は不明である。ピルフェニドン自体に催吐作用があり,化学療法との併用は難しいが,現在手術による急性増悪予防の臨床試験が行われており,その結果次第で検討の余地があるかもしれない。

文献

1) Minegishi Y, et al. Lung Cancer 2011; 71: 70-4. PMID: 20493578
2) Shukuya T, et al. Anticancer Res 2010; 30: 4357-61. PMID: 21036764
3) Kato T, et al. Ann Oncol 2012; 23: ix400-ix446.
4) Minegishi Y, et al. J Thorac Oncol 2011; 6: 801-7. PMID: 21336161
5) Kenmotsu H, et al. J Thorac Oncol 2011; 6: 1242-6. PMID: 21623239
6) Cottin V, et al. Eur Respir J 2005; 26: 586-93. PMID: 16204587
7) Richeldi L, et al. N Eng J Med 2011; 365: 1079-87. PMID: 21992121

(加藤晃史)

Ⅱ　こんなとき治療をどうするか　　　　　1．間質性肺炎合併肺がん

④ 間質性肺炎合併肺がんに対する分子標的治療

！ point　十分な説明を行うことが重要
- 間質性肺炎合併肺がんの分子標的治療に関してはインフォームドコンセントが重要である
- 状況が悪ければ抗がん剤治療そのものを控える勇気も必要である

○ pros　分子標的治療薬で考慮してもよいと思われるもの
- ベバシズマブについては条件が合えば投与を考慮することもありうる
- ベバシズマブはカルボプラチン＋パクリタキセルと併用する．その他の薬剤との組み合わせについては，まったく未知である
- 今後の新薬に期待される

✕ cons　分子標的治療薬で考慮すべきでないと思われるもの
- チロシンキナーゼ阻害薬（TKI），ALK阻害薬は原則として勧められない
- EGFR遺伝子変異，ALK融合遺伝子の測定も十分な検討したうえで行う

　現在保険収載されている分子標的治療薬で小細胞肺がんに対する薬はないため，以下本稿では，非小細胞肺がんについて話を進める．非小細胞肺がんに対して現在入手可能な分子標的治療薬は，ゲフィチニブ，エルロチニブ，クリゾチニブ，ベバシズマブの4種類である（表1）．現時点で間質性肺炎合併肺がんにおいて，分子標的治療薬を含めた抗がん剤治療が利益をもたらすと証明されているわけではない．臨床試験の結果もないため，これらの薬剤使用が許容される範囲すら明確ではないのが現状である．

ゲフィチニブ，エルロチニブ

実際は「禁忌」と考えている医師がほとんど

　添付文書上は間質性肺炎合併例に対しては「慎重投与」であるものの，実際は「禁忌」と考えている医師がほとんどである．ゲフィチニブは2002年，世界に先駆けて日本で使用可能となった．その後EGFR遺伝子変異が効果と強く関連することが知られた．投与が簡便であることから初期に多用され，間質性肺炎による死亡が相次いだのは記憶に新しいところである．この教訓から多くの調査がなされた．それまで背景肺に間質性肺炎があると，通常の抗がん剤での薬剤性肺炎のリスク因子であることは強く認

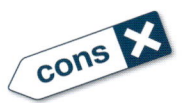

識されていなかった。ゲフィチニブをはじめとする抗がん剤関連の薬剤性肺炎に関する日本でのコホートスタディ[1]では，CT画像上の正常肺占有率が低いこと，既存の間質性肺炎はリスク因子と同定されている。

表1　添付文書上の間質性肺炎への投与と発症頻度

分子標的治療薬	間質性肺炎への投与	間質性肺炎の発症頻度*
ゲフィチニブ（イレッサ®）	慎重投与	1〜10%
エルロチニブ（タルセバ®）	慎重投与	4.6%
クリゾチニブ（ザーコリ®）	慎重投与	1.6%
ベバシズマブ（アバスチン®）	−	0.4%

＊：間質性肺炎の合併例への投与データではないことに注意

EGFR遺伝子変異がある場合に，ゲフィチニブの投与は許容されるか

　間質性肺炎合併肺がんでEGFR遺伝子変異陰性もしくは不明例へのTKI投与は許容されないと考えられる。では間質性肺炎合併肺がんでEGFR遺伝子変異がある場合に，ゲフィチニブの投与は許容されるであろうか。著者らはゲフィチニブ投与で間質性肺炎を起こし亡くなった経験あるいはその後の検討から，間質性肺炎合併例についてはEGFR遺伝子変異があってもゲフィチニブは原則投与すべきでないと考え，原則としてEGFR遺伝子変異の測定も症例ごとに検討したうえで行っている。

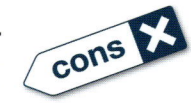

　EGFR遺伝子変異が陽性であった場合，まず投与時期に苦慮することになる。間質性肺炎非合併例であれば，初回もしくは二次治療までに使用することが多い。劇的な効果の反面，仮に間質性肺炎の増悪をきたした場合，致命率は半分以上と想定される。この場合，半年以上見込まれた予後が数日から数週間になってしまうリスクは計り知れない。では少し進行した時点ではどうか。それも余計に間質性肺炎増悪のリスクを高めた状態で投与することになり，適切とはいえないと考えられる。結局，最適な投与時期について不明であるし，見当もつかないというのがEGFR遺伝子変異を測定も全例には行っていない理由である。インフォームドコンセントは当然としても，EGFR遺伝子変異陽性の場合，TKIを投与するかしないかは，非常に悩ましいことである。大阪府立呼吸器・アレルギー医療センター（以下，当院）では少なくとも，強いリスク因子として「既存の間質性肺炎」が明らかになってから，このような症例にゲフィチニブを投与した経験はない。間質性肺炎合併例への投与として，77歳の男性の腺がんにゲフィチニブが投与され奏効した例[2]もあるが，例外的と考えるべきであろう。

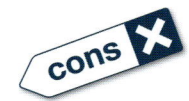

間質性肺炎の種類によって対応が異なるか

　間質性肺炎の種類によってリスクは違うとの意見もある。非喫煙者で背景肺が非IPFパターンの場合はどうであろうか。この場合，抗がん剤の薬剤性肺炎のリスクとして，正常肺部分が少ないことがリスクとなることを意識し，総合的に判断すべきと考えている。ただし間質性肺炎なのか，がん性リンパ管症かの鑑別は丁寧に行うべきである。

クリゾチニブ

原則として症例ごとに検討を

　クリゾチニブ単剤での間質性肺炎の発症は，1.6%（添付文書）である．薬剤性肺障害はこれまで何例も報告されており，今のところはゲフィチニブと同様に考えておくべきである．そのためわれわれはALK融合遺伝子変異についても間質性肺炎合併例では，原則として症例ごとに検討してから行っている．原則として入院管理下で導入し，X線，CTを充分に行うことが必要である．

ベバシズマブ

間質性肺炎の増悪

　添付文書では0.4%の間質性肺炎の発症率とされている．特に薬剤性肺炎の発症が多いという報告は検索した限りなく，ゲフィチニブなどと違って使用を考慮してもよい薬ではないかと考えている．当院での使用経験では，間質性肺炎の悪化は認められなかったが，若干効果が低い印象である[3)]．市販後調査では，ベバシズマブでの間質性肺疾患の頻度が0.19%と報告されているが，単剤のデータではないため併用薬の可能性もある．今のところ大腸がん領域で，わずかに薬剤性肺炎の報告がある．Usuiらはベバシズマブを含む治療中の104例中4例（3.85%）に間質性肺疾患が発生したと報告している[4)]．レジメンはFOLFOXまたはFOLFIRI＋ベバシズマブであり全例男性，4人中3人が喫煙者であり，残りの1例はベースに間質性肺炎があったと報告されている．

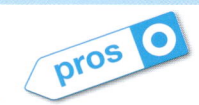

ベバシズマブとの併用レジメン

　明確な根拠は少ないが，間質性肺炎合併の非小細胞肺がんに対するカルボプラチン＋パクリタキセル併用療法が比較的リスクが少ないと認識されており，なおかつECOG4599試験でこれにベバシズマブを上乗せすることの延命効果が証明されているため，現在のところ当院ではカルボプラチン＋パクリタキセル＋ベバシズマブというレジメンで行ってはいる．しかしこれが本当に間質性肺炎合併肺がんの生存延長につながっているかは未知である．従ってよく説明しインフォームドコンセントを十分に行ったうえで施行している．

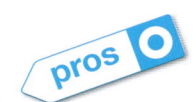

　これ以外のレジメン（シスプラチン＋ペメトレキセド＋ベバシズマブあるいはドセタキセル＋ベバシズマブ）の間質性肺炎への使用については，ベバシズマブ抜きのデータも乏しく，現時点では許容されるとは思われない．

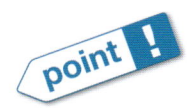

その他の薬剤

afatinib

afatinibはEGFR-TKIであるが，日本人対象の臨床試験でも薬剤性肺炎が確認されており[5]，作用機序からも間質性肺炎合併例に対してはゲフィチニブと同じように考えておくべきであろう。

nintedanib

BIBF1120（nintedanib）はVEGF，PDGF，FGFRレセプターを阻害するマルチターゲットTKIである。1日2回150mgを投与したところ，プラセボに比べて，肺線維症における呼吸機能低下と急性増悪を抑制した[6]。またセカンドラインの非小細胞肺がんに対して，ドセタキセルにnintedanibを加えるかどうかの比較試験では，有意にPFSを延長することが報告されている[7]。ふたつの試験の結果のみで，安易な推測は避けるべきであるが，現在もなお，画期的な治療法の開発が進んでいない。間質性肺炎合併肺がん患者にとって，革新的な治療となる可能性を秘めている。

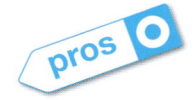

文献

1) Kudoh S, et al. Am J Respir Crit Care Med 2008; 177:1348-57. PMID: 18337594
2) Kishi K, et al. J Thorac Oncol 2006; 1:733-4. PMID: 17409949
3) Suzuki H, et al. Mol Clin Oncol 2013; 1: 480-2.
4) Usui K, et al. Jpn J Clin Oncol 2011; 41: 498-502. PMID: 21303791
5) Katakami N, et al. J Clin Oncol 2013; [Epub ahed of print]. PMID: 23816963
6) Richeldi L, et al. N Engl J Med 2011; 365: 1079-87. PMID: 21992121
7) Reck M, et al. ASCO 2013; abstract #8011.

（鈴木秀和，平島智徳）

Ⅱ　こんなとき治療をどうするか　　　2. 肺気腫・重症呼吸不全合併肺がん

① 慢性閉塞性肺疾患（COPD）合併肺がんの手術

! point
- 肺気腫合併肺がんであっても早期肺がんであれば外科治療を考慮すべきである
- 手術による呼吸機能低下，術後合併症リスクを，呼吸機能検査だけでなく，肺拡散能測定，運動負荷テストなど行い機能的評価をすることによって正確に把握することで，通常の肺がん治療と同様に手術適応を決定する

◎ pros　外科治療を行う価値がある条件
- 肺機能評価を行い低リスク，中等度リスクと判断できる症例
- 肺がんが上中葉にあり，気腫性変化が上葉優位である症例
- 術前術後の呼吸器リハビリテーション，禁煙指導，内科的治療などの周術期管理が行いうる症例

✕ cons　外科治療にこだわらないほうがよい条件
- 肺機能評価で高リスクと判断される症例
- 肺線維症合併症例

呼吸機能評価を十分に行い**正確にリスクを把握する**ことが手術適応決定のポイント

換気機能上手術非適応となる症例中にも手術適応患者がいる

　早期肺がんに対して第一に外科治療を検討することは肺気腫合併がんにおいても同様であるが，低肺機能であることが多く，術後合併症発生頻度も高いことから縮小手術を選択したり，外科治療を断念する場合がある。しかしながら，適応基準を見きわめ，術式を選択し，術後合併症発生を予防する周術期管理を行うことで，外科治療の恩恵を受けうるべき症例が，外科治療を断念されることがないようにしなければならない。

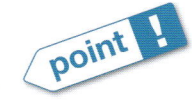

　肺気腫合併の有無にかかわらず肺葉切除術を考慮する場合，従来以下のような適応基準が考えられてきた[1-3]。

　　①術前1秒量（FEV1.0）＞1.5 L or 1秒率（%FEV1.0）＞80%
　　②術前肺拡散能（DLco）＞80%
　　③VO_2max＞15mL/kg/分
　　④術後予測1秒率（ppo %FEV1.0）＞40%

⑤術後予測肺拡散能（ppo DLco）＞40％

⑥術後予測1秒量（ppoFEV1.0）＞0.7L

術後予測呼吸機能の算出は肺血流シンチにより求めた肺血流分画から計算される。

ppoFEV1.0＝FEV1.0×残存肺血流分画（％）

血流シンチが行えない場合，切除亜区域数から計算する簡便な方法もある。

ppoFEV1.0＝FEV1.0×残存肺（亜）区域数／術前肺（亜）区域数

しかしながら，肺気腫合併肺がんでは局所肺血流に偏りが出るので，肺血流分画を用いたほうが術後肺機能をより正確に予測できる。

このような予測値から手術リスクを予測するが，ACCP guideline（Diagnosis and Management of Lung Cancer, 3rd edition）[4]では図1に示すようなアルゴリズムによって，手術リスクを予測している。呼吸機能検査のみではなく，肺拡散能，6分間歩行テスト，シャトルウォークテスト，階段昇りテスト，test CPETなど多くの情報から肺機能評価を行う必要がある。

低リスクグループは手術関連死亡1％以下で，安全に肺葉切除が可能なグループである。中等度リスクグループでは，術前管理による呼吸機能の改善度や，切除範囲などを勘案し慎重に手術適応を考慮する必要があり，高リスクではグループ手術関連死亡が10％以上で，術後に重度の心肺合併症が予測されている。

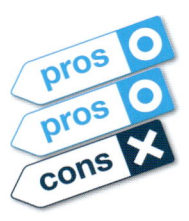

図1　肺機能評価による肺切除リスク決定のアルゴリズム（文献4より引用）

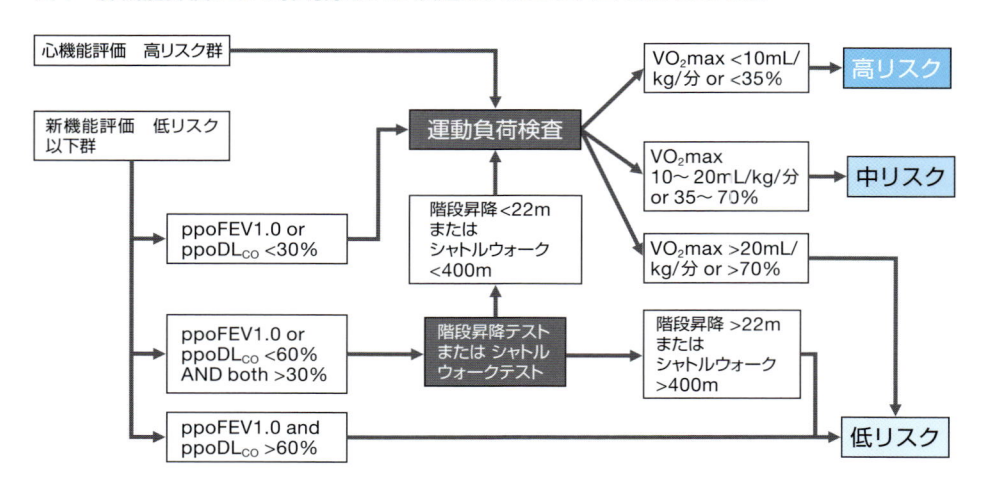

術式選択

肺葉切除 vs. 縮小手術

肺がんの標準的外科根治術は肺葉切除術である。

しかしながら，肺気腫合併肺がんの場合，低肺機能から縮小手術を選択せざるをえない場合もある。縮小手術の妥当性については近年議論されているところである。

Ｔ１Ｎ０（≦3cm）非小細胞肺がん（NSCLC）に対するランダム化試験では，縮小手

術は局所再発率が高かったことが報告されている[5]。また、径1cm未満のNSCLCに対する切除術別の術後5年生存率の検討では肺葉切除が最も成績がよく、以下区域切除、部分切除の順であったとの報告がある[6]。しかし、その一方で後ろ向き非ランダム試験ではあるが、Ⅰ期NSCLCの肺葉切除と積極的縮小手術の比較で5年生存率に差がないとの報告や、径2cm以下のNSCLCに対する縮小手術は、肺葉切除術と予後に差がないとの報告がある[7-9]。

肺気腫合併肺がんにおいても標準術式は肺葉切除であるが、腫瘍の大きさや局在、肺気腫の局在、肺機能評価によるリスク予測などから、術式を検討するべきである。

肺気腫合併肺がんでは肺葉切除後に術前よりも肺機能が改善することがある[10]。気腫の局在から肺葉切除によってLVRSと同様の効果が生じるものと思われる。

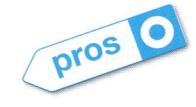

術後肺瘻の予防・治療のための工夫

肺気腫合併肺がんでは、自動縫合器を使用しても肺実質が疎なため術後肺瘻が遷延することがある。フィブリン糊、組織補強人工補強材の使用、自動縫合器を比較的肺実質のあるしっかりした組織で使用する、術後胸腔陰圧を最低限とどめる、などの術後肺瘻の遷延予防の工夫が必要である。術後遷延する肺瘻に対しても、関西電力病院(以下、当院)では、呼吸機能を低下させる胸膜癒着術を避け、胸腔ドレーンバッグを挙上し排液は行わず排気のみ行い、胸水貯留にて肺表面のフィブリン化を促進し肺瘻閉鎖を促す方法を行うことがある。

周術期管理

禁煙指導

喫煙者は慢性気道炎症を背景にした喀痰量の増加があり、術後喀痰喀出障害から気道トラブルを起こしやすい。喫煙と術後呼吸器合併症の関連はよく知られており、禁煙は周術期リスクを軽減するために推奨されている[11,12]。禁煙は気道分泌を減少させるだけでなく、栄養状態を改善し、PSを向上させ、QOLを改善する[13]。

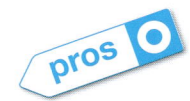

呼吸リハビリテーション

CPETにおける最大酸素摂取量(VO_2max)が根治術適応基準を下回る肺気腫を含むCOPD合併肺がん症例に運動療法を含む包括的プログラムを4週間施行し、VO_2maxの著明な改善を得、そのうえ肺葉切除後の手術関連死亡がなかったという報告[14]や、術前呼吸リハビリテーションが術後酸素吸入期間を短縮し、気管切開の必要性を低下させ、入院期間を短縮したという報告[15]があり、術前術後の呼吸リハビリテーションが術後合併症予防に重要である。

内科的治療

中等症以上の肺気腫は内科的治療の適応である．ガイドラインに従い，長時間作用型抗コリン薬（LAMA），β2刺激薬（LABA），テオフィリン，吸入ステロイドを使用する[16]．LAMAの術前1カ月の吸入がFEV1.0を改善し根治術が可能となった重症肺気腫合併肺がんの報告もある[17]．

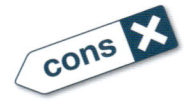

疼痛コントロール

手術に起因する疼痛により術後の喀痰喀出が制限され，呼吸器合併症の原因となることがある．現在，硬膜外麻酔が併用されることが多くなり，術後早期の疼痛コントロールが良好に行われている．当院では硬膜外麻酔が行えない場合，術野より傍胸椎壁側胸膜を剥離して壁側外に胸膜ポケットを作成し，ここに硬膜外麻酔用チューブを留置して傍胸椎神経ブロックを行っている．抗凝固薬や抗血小板薬を使用している症例でも使用でき，消化器症状や低血圧が出現しにくく，硬膜外麻酔と同等の疼痛抑制効果が期待できる．

また，胸腔鏡下手術の普及も術後疼痛の軽減に寄与している．

文献

1) Bolliger CT, et al. Eur Respir J 1998; 11: 198-212. PMID: 9543294
2) Kearney DJ, et al. Chest 1994; 105: 753-9. PMID: 8131537
3) Burke JR, et al. Ann Thorac Surg 2003; 76: 1767-73. PMID: 14602342
4) Brunelli A, et al. Chest 2013; 143: e166S-90S. PMID: 23649437
5) Ginsberg RJ, et al. Ann Thorac Surg 1995; 60: 615-22. PMID: 7677489
6) Miller DL, et al. Ann Thorac Surg 2002; 73: 1545-50. PMID: 12022547
7) Kodama K, et al. J Thorac Cardiovasc Surg 1997; 114: 347-53. PMID: 9305186
8) Mery CM, et al. Chest 2005; 128: 237-45. PMID: 16002941
9) Okada M, et al. J Thorac Cardiovasc Surg 2006; 132: 769-75. PMID: 17000286
10) Korst RJ, et al. Ann Thorac Surg 1998; 66: 898-902. PMID: 9768948
11) Bluman LG, et al. Chest 1998; 113: 883-9. PMID: 9554620
12) Arozullah AM, et al. Ann Intern Med 2001; 135: 847-57. PMID: 11712875
13) Garcess YI, et al. Chest 2004; 126: 1733-41. PMID: 15596667
14) Bobbio A, et al. Eur J Cardiothoracic Surg 2008; 33: 95-8. PMID: 18006327
15) Sekine Y, et al. Jpn J Thorac Cardiovasc Surg 2005; 53: 237-43. PMID: 15952314
16) 日本呼吸器学会COPDガイドライン第4版作成委員会，編．COPD診断と治療のためのガイドライン第4版．メディカルレビュー社．2013．
17) 鈴木　聡，ほか．内科 2008; 101: 189-91．

（田中　亨，柳原一広）

Ⅱ こんなとき治療をどうするか　　2. 肺気腫・重症呼吸不全合併肺がん

② 慢性閉塞性肺疾患（COPD）合併肺がんの放射線治療

!point　組織型・病期で戦略は異なる
- Ⅰ期非小細胞肺がん：体幹部定位放射線治療，粒子線治療など
- Ⅱ～Ⅲ期非小細胞肺がん・小細胞肺がん：IFRT
- 緩和照射：病状や患者背景に応じた対応

pros　積極的に根治照射が可能な条件
- Ⅰ期非小細胞肺がん，特に合併症や肺機能で手術非適応症例では第一選択
- 腫瘍の広がりが比較的限られたⅡ～Ⅲ期非小細胞肺がん・小細胞肺がん

cons　積極的な根治照射の適応となりづらい症例
- 下葉原発で高度リンパ節転移を伴う（照射野が広くなるため）
- 照射後の肺機能低下による影響が大きいと予想される
- 在宅酸素療法が既に導入されている
- 間質性肺炎の合併

Ⅰ期非小細胞肺がん

　合併症や低肺機能などの医学的な理由で手術のできない末梢型Ⅰ期非小細胞肺がんについては，体幹部定位放射線治療や画像誘導放射線治療，陽子線・炭素線照射（粒子線治療）などの線量を局所に集中し，従来より高い線量が照射可能な高精度放射線治療がガイドラインでは推奨されている[1]。体幹部定位放射線治療では，治療前の肺機能と重症放射線肺臓炎のリスクは関連しないという報告があり[2]，国立がん研究センター東病院（以下，当院）で行った陽子線治療でも，FEV1.0≧700mLの症例においては重症放射線肺臓炎を起こした症例は認められていない[3]。また，定位放射線治療後の呼吸機能低下の程度と治療前のCOPDの重症度とは相関しないとの報告もあるが，Gold分類（表1）Ⅲ～Ⅳ期症例で定位放射線治療後の呼吸機能低下が著しい症例もあり，注意を要する[4]。当院ではFEV1.0≧700mLかつPS 0～1の症例においては体幹部定位放射線治療もしくは陽子線治療を原則としているが，FEV1.0＜700mL，PS 2，間質性肺炎合併例または治療前に在宅酸素療法が導入されている症例に対しては，根治的放射線治療を積極的な適応とはしていない。

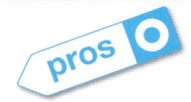

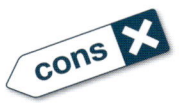

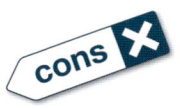

表1　COPDの病期分類（Gold分類）

病期	特徴
0期：COPDリスク群	スパイロメトリーは正常 慢性症状（咳嗽，喀痰）
I期：軽症COPD （Mild COPD）	FEV1.0/FVC＜70% FEV1.0≧80%predicted 慢性症状（咳嗽，喀痰）の有無を問わない
II期：中等症COPD （Moderate COPD）	FEV1.0/FVC＜70% 50%≦FEV1.0＜80%predicted 慢性症状（咳嗽，喀痰）の有無を問わない
III期：重症症COPD （Severe COPD）	FEV1.0/FVC＜70% 30%≦FEV1.0＜50%predicted 慢性症状（咳嗽，喀痰）の有無を問わない
IV期：最重症COPD （Very Sever COPD）	FEV1.0/FVC＜70% FEV1.0＜30%predictedあるいは FEV1.0＜50%predicted かつ慢性呼吸不全あるいは 右心不全合併

補足：FEV1.0値は原則として気管支拡張薬投与後の値を用いること。

II～III期非小細胞肺がん

　局所進行肺がんに対する放射線治療後では，COPDと重症放射線肺臓炎の頻度は相関しないという報告もある[5]が，放射線療法後の肺機能低下は総線量や照射野の大きさ，治療前の肺機能と相関するという報告もあり[6]明確な結論は出ておらず，その予測は困難である。III期については予防照射を行うことが標準とされている[1]が，II期では予防照射の意義について確立されたデータはなく，ガイドライン上も臨床的判断により行ってもよいとなっている[1]。III期非小細胞肺がんにおける予防照射例とIFRT*例とで領域内リンパ節の再発頻度は大きく変わらないというデータもあることから[7]，高度のCOPD症例でかつ臨床的に照射野を縮小することが可能と判断される症例では，標準的な根治線量を限局した照射野で行うことがある。

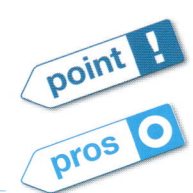

point !
pros ○

限局期小細胞肺がん

　限局期小細胞肺がんにおいては，化学療法先行後の遺残病変のみへのIFRTと化学療法前の病巣を含めたIFRTとの比較で，局所制御率ならびに生存率に有意な差がないとの報告がある[8]。また，IFRTによる化学放射線療法でも局所領域再発は予防照射例と比較しても有意に増加しないとの報告もあることから，COPD合併症例にはIFRTを適応する妥当性はあると思われる。

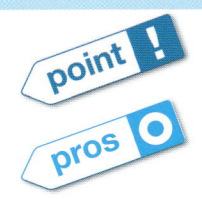

point !
pros ○

＊用語解説

IFRT（involved-field radiation therapy）
予防的リンパ節領域照射を行わず，生検または画像診断基準によって転移ありと判断されたリンパ節領域のみを臨床標的体積（clinical target volume；CTV）に含める照射法。

緩和照射

症状改善を主目的に行うため，責任病巣を中心とした照射が適切であり，状態により短期照射も適応となる。間質性肺炎合併例など急性増悪のリスクが高い症例には，照射は避けることも必要である。

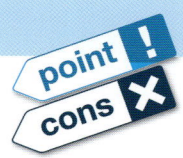

point !
cons ✗

文献

1) 肺癌診療ガイドライン2012年版．
2) Takeda A, et al. Chest 2012; 141: 858-66. PMID: 21885726
3) Nihei K, et al. Int J Radiation Oncology Biol Phys 2006; 65: 107-11. PMID: 16458447
4) Takeda A, et al. Chest 2013; 143:130-7. PMID: 22722234
5) Wang J, et al. Int J Radiat Oncol Biol Phys 2013; 85: 798-804. PMID: 22836048
6) Yirmibesoglu E, et al. Lung Cancer 2012; 76: 350-3. PMID: 22230037
7) Yuan S, et. al. Am J Clin Oncol 2007; 30: 239-44. PMID: 17551299
8) Hu X, et al. Cancer 2012; 118: 278-87. PMID: 21598237

（荒平聡子）

Ⅱ こんなとき治療をどうするか　　2. 肺気腫・重症呼吸不全合併肺がん

③ 慢性閉塞性肺疾患（COPD）合併肺がんの薬物療法

! point
COPDによる心肺機能低下と，COPDに随伴する肺がんの性質を考慮するべき
- 閉塞性換気障害に伴い感染・栄養障害や呼吸不全・心不全のリスクが高い
- 特に重喫煙歴がある場合，EGFR遺伝子変異やEML4-ALK融合遺伝子がみつかる頻度が低い

○ pros
全身状態が良好であれば通常の殺細胞性抗がん剤の使用は可能である
- PS良好で心機能・呼吸機能が保たれている患者
- 比較的若年でその他の喫煙関連合併症が少ない患者

× cons
高度な呼吸機能障害あるいは間質性肺炎合併患者ではリスクが高い
- PS良好でも高度な呼吸機能障害がある場合，大量補液により心不全をきたすリスクが高い
- 喫煙関連肺障害に薬剤性肺障害を合併するとQOLを大きく損なう可能性がある

COPD合併肺がんの薬物療法

まずは禁煙指導から，重症化を防ぐ

　原発性肺がんに合併する慢性閉塞性肺疾患（COPD）の頻度は地域によって異なるが，わが国においては1秒率（1秒量/努力肺活量）70%未満の患者は約24%にも上ったという報告がある[1]。気腫に加え，間質性肺炎（IP）を合併しているケースも少なくない。肺障害の合併はperformance status（PS），臨床病期とともに予後因子であり，また薬剤感受性にも影響するためまず禁煙指導を行うことが重要である[2-4]。

　具体的には，肺炎などの感染症や気胸，不整脈・心不全等の合併症の発生率が，COPD合併肺がん症例では高い傾向にあり（図1），さらにIP合併症例においては薬剤性肺障害に至るリスクが高い。そのため重度のCOPDを合併する場合，感染対策や水分管理等の予防措置や合併症の早期発見の対策を講じ，重症化を防ぐ必要がある。

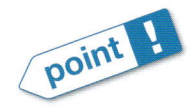

COPD合併肺がんの臨床的特徴と薬物療法

　COPD合併肺がん症例の臨床的特徴として，男性・高齢者・重喫煙者が多く，組織型では扁平上皮がん・小細胞がんが多いことが挙げられる。COPD合併肺がんに有効

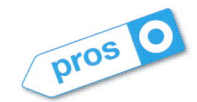

性の高い化学療法のレジメンは示されていないが，非高齢者でPSや心肺を中心とした臓器機能が保たれていれば，通常の化学療法を差別化する必要は特にない。

ただし，シスプラチン併用化学療法は腎障害対策の補液管理が必要であり，肺性心・心不全のリスクがあり適応には慎重な考慮を要する。また，COPD合併肺がんの死因として化学療法関連の感染症が多いという報告[3]もあり，好中球減少が少ないレジメンが好ましい。

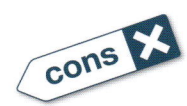

EGFR-TKIはPSが低下した症例にも使用できる薬剤であるが，喫煙者では効果が期待される遺伝子変異の頻度が低い。喫煙歴・IP・PS不良は肺障害の危険因子であるため[5]リスクを勘案したうえで慎重に適応を検討する必要がある。特に低肺機能やPS不良な高齢患者に対してはbest supportive careが治療の主体となると考えられる。

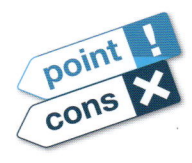

図1　喫煙に関連した合併症（男性）（文献6より引用）

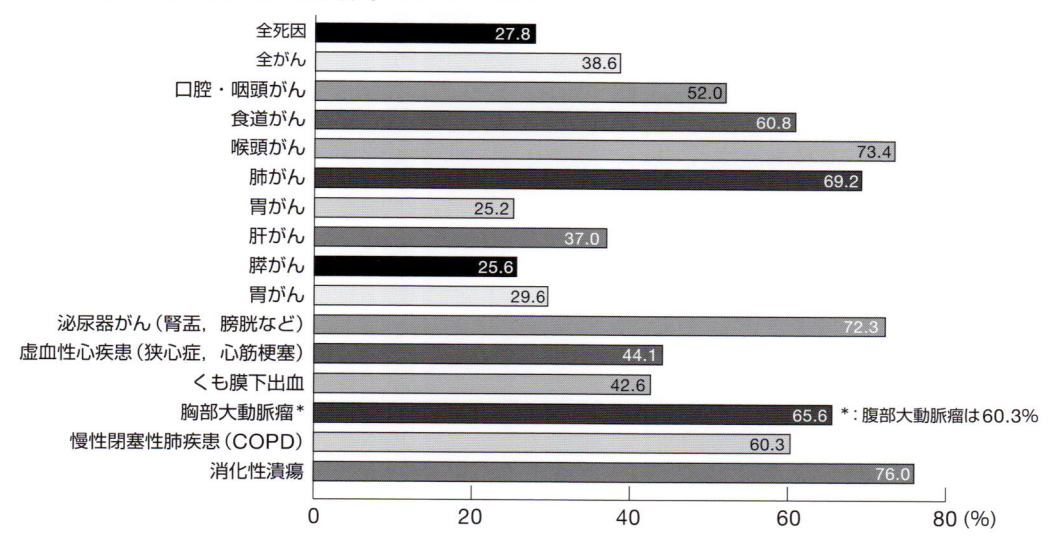

項目	値(%)
全死因	27.8
全がん	38.6
口腔・咽頭がん	52.0
食道がん	60.8
喉頭がん	73.4
肺がん	69.2
胃がん	25.2
肝がん	37.0
膵がん	25.6
胃がん	29.6
泌尿器がん（腎盂，膀胱など）	72.3
虚血性心疾患（狭心症，心筋梗塞）	44.1
くも膜下出血	42.6
胸部大動脈瘤*	65.6
慢性閉塞性肺疾患（COPD）	60.3
消化性潰瘍	76.0

＊：腹部大動脈瘤は60.3%

リスクが高くベネフィットが乏しいことを考慮して

COPD合併肺がんに対する化学療法は副作用・合併症が予後に影響を与えるリスクが高いものの，ベネフィットに影響を与えるとのエビデンスは乏しいことを考慮して，化学療法の適応を検討すべきである。

文献

1) Kurishima K, et al. Oncol Rep 2001; 8: 63-5. PMID: 11115570
2) Kiri V, et al. Prim Care Respir J 2010; 19: 57-61. PMID: 19756330
3) 長尾啓一，ほか．肺癌 1986; 26: 149-56.
4) Samanta D, et al. Neoplasia 2012; 14: 644-55. PMID: 22904681
5) Hotta K, et al. J Thorac Oncol 2010; 5: 179-84. PMID : 20101144
6) Katanoda K, et al. J Epidemiol 2008; 18: 251-64. PMID: 19075498

（関　好孝）

II こんなとき治療をどうするか　3. 呼吸器疾患合併肺がん

① 呼吸器感染症（結核，NTM）合併肺がんの治療

!point
- リファンピシンを併用しがん化学療法を行う場合，薬剤相互作用に注意する

○pros　がん化学療法を抗酸菌治療と併用する条件
- 軽症の抗酸菌感染症
- 肺がんの進行速度が速いかすでに進行して症状がある場合
- EGFR-TKIなど分子標的治療薬が使用可能な場合

✕cons　肺がん治療を抗酸菌治療後に行う条件
- 重症の抗酸菌感染症：全身状態不良など肺がん治療が困難
- 結核菌：排菌停止まで肺がん治療を延期可能と考えられる場合
- 姑息的放射線治療などによりがん化学療法をすぐに行わないとき

抗酸菌感染症と肺がん

肺結核と肺がん

　肺結核はわが国において1年間に2万人以上が新規に発病する注意すべき伝染病である。また，肺結核に対する治療期間は標準治療で6カ月と，市中肺炎などの他の細菌感染症に比べて長い。そのために，活動性肺結核と肺がんを合併した場合にどちらかの治療を優先させるべきかあるいは同時に治療すべきか検討が必要である。

NTMと肺がん

　非結核性抗酸菌症（NTM）は*Mycobacterium avium complex*（MAC）に代表される抗酸菌感染症で，伝染病ではないが難治性であり，排菌が陰性化しても1年間の治療継続が勧められている。つまり，比較的長期間にわたって治療または経過観察することになり，その間に肺がんを発見されることも少なくない。

肺がんと肺抗酸菌症の合併例はまれではない

　肺がんの臨床試験は通常「活動性感染症の合併」を除外基準としているため，抗酸菌感染症合併例に対する明確な指針は存在しない。しかしながら，抗酸菌感染症合併例では，肺がんに対する積極的治療を行わず支持療法のみが推奨されるわけではない。わが国における肺がんと活動性肺抗酸菌症の合併例の報告では，肺結核は肺がん患者

の1〜5%にみられ，NTMは1〜2%に認められており，決してまれではない[1]。本稿では肺抗酸菌感染症合併肺がんの診療における注意点を解説する。

治療の順序

肺結核・NTM治療先行が望ましい

　他の疾患と悪性腫瘍の合併のときと同様に，それぞれの疾患による症状，疾患の重症度，進行度・進行速度，生命予後などを見据えたうえで，どのような治療を行うか利点と欠点とを時間経過も考えて総合的に決めざるをえない。しかしながら，活動性肺結核は伝染病であるため，医療スタッフへの感染も考慮する必要があり，活動性肺結核を治療可能な医療施設も限定される。そのため肺がん治療の遅延が許容される範囲と予測されるなら，肺結核治療を先行させることが望ましいと考える。悪性腫瘍合併肺結核の治療経過は非合併肺結核のそれと大差ないとする報告がある[2]。肺結核の措置入院期間が平均2カ月程度であることなどを考慮すれば，排菌陰性化を待ってからでも，治療機会を逸することなく肺がんの治療が可能となると思われる。その場合，肺がんの専門の病院で専門の医療スタッフにより肺がんが治療できる利点もある。国立病院機構山口宇部医療センターでは肺がんの外科的治療が予定される場合には，肺抗酸菌症に対する薬物療法を開始してから外科手術を行う場合が多い。

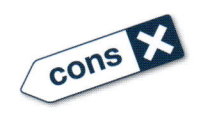

肺抗酸菌症合併肺がんのがん化学療法

抗酸菌症の悪化・再燃と薬物相互作用に注意

　肺抗酸菌治療と平行してがん化学療法を行う場合，抗酸菌症の悪化あるいは再燃に対する注意が必要である。ステロイド使用時や殺細胞性抗がん剤投与後の骨髄抑制時に感染症が悪化しやすい。さらに，治療薬それぞれの薬物相互作用にも注意を払うべきである。表1〜3に抗がん剤の代謝酵素と膜輸送蛋白の関連をまとめているが，特にリファンピシンはCYP3A4などチトクロームP-450（CYP）を強力に誘導することで，さまざまな薬物動態に影響する。肺がんに使用される薬物では，ドセタキセル，イリノテカンなどの殺細胞性抗がん剤，ゲフィチニブやエルロチニブなどのチロシンキナーゼ阻害薬，ステロイドホルモン，オンダンセトロンやパロノセトロンなどの制吐薬などがCYP3A4による代謝を受けており影響を受ける。すなわちリファンピシン投与中にはがん化学療法の効果が減弱する可能性があるので，相互作用の少ない代替薬を選択するなどの対応が必要であり，逆にがん化学療法薬によるリファンピシンなど抗酸菌感染症の治療薬剤への影響にも配慮する必要がある。リファンピシンの代わりにCYP誘導作用の弱いリファブチンを使用することも選択肢となる。

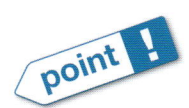

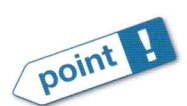

表1　チトクロームP450代謝に影響されない肺がんの抗がん剤
　　　（それぞれの添付文書より引用）

- カルボプラチン
- シスプラチン
- ゲムシタビン
- ペメトレキセド
- ノギテカン
- ベバシズマブ

表2　肺がんに使用される抗がん剤の代謝や膜輸送に関連する蛋白
　　　（それぞれの添付文書と文献4より引用）

	主たる代謝（CYP）	その他の代謝	輸送蛋白
ドセタキセル	CYP3A4		P-glycoprotein
エトポシド	CYP3A4	CYP1A2, CYP2E1	P-glycoprotein
イリノテカン	CYP2B6, CYP3A4	SLCO1B1, UGT1A1	P-glycoprotein
パクリタキセル	CYP2C8, CYP3A4		P-glycoprotein
ビノレルビン	CYP3A4	CYP2D6	

表3　肺がん・分子標的治療薬のリファンピシンによる影響
　　　（それぞれの添付文書と文献4より引用）

	ゲフィチニブ	エルロチニブ	アファチニブ	クリゾチニブ
薬物相互作用に関連する蛋白	CYP3A4 CYP2D6	CYP3A4 CYP1A2	P-glycoprotein	CYP3A4/5
リファンピシンによるAUC低下	83%	67-80%	37%	69-82%

数字が大きいほど影響を受ける。

EGFR遺伝子変異陽性進行期肺がんの場合

AUC低下を考慮する

　軽症のNTM合併例などはEGFR遺伝子変異の有無にかかわらず，健常者と同様の治療が可能と思われる。しかし，進行したNTMは気管支拡張症など他の呼吸器疾患を併発していることも多く[3]，健常者と同様には扱いにくい。肺結核の場合も高齢や糖尿病合併など免疫低下による結核の再燃が多く，殺細胞性抗がん剤よりも分子標的治療薬が第一選択肢になると考えられる。ところがゲフィチニブもエルロチニブもリファンピシンによって薬物血中濃度－時間曲線下面積（AUC）が低下することが知られており，添付文書によるとゲフィチニブは17％（約6分の1）に，エルロチニブは約3分の1になる。そのためAUC低下を考慮した薬剤選択が必要となる。当院における肺結核合併EGFR遺伝子変異陽性肺がんの治療経験では，リファンピシン終了前後で治療効果も有害事象も明らかに変化しており，AUCの変化を示唆するものと思われた。

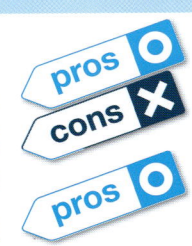

文献

1) 田村厚久，ほか．日本呼吸器学会雑誌 2007; 45: 382-93.
2) 倉澤卓也，ほか．結核 1992; 67: 119-25.
3) 田村厚久，ほか．結核 2004; 79: 363-73.
4) Bragalone DL. Drug information handbook for Oncology (11th ed). Ohio, USA: Lexi-Comp, 2013.

（近森研一）

Ⅱ　こんなとき治療をどうするか　　　　　　　　　　　　　　4．肝障害合併肺がん

① 肝障害（肝機能低下）合併肺がんの薬物療法

! point　肝障害の原因を把握する
- 慢性肝疾患合併例はハイリスク。利益/不利益を十分に評価する
- 肝転移による進行性の肝障害では早急な治療開始を

○ pros　薬剤によっては通常通りの用量での投与が可能
- プラチナ製剤，ペメトレキセド，ベバシズマブは通常用量での投与が可能
- ゲフィチニブも減量の必要なし

× cons　減量や投与回避・中止の必要がある場合がある
- タキサン，イリノテカン，ビノレルビン，エルロチニブは減量あるいは投与中止・回避が必要
- 減量投与の場合，注意深い副作用のモニタリングが重要

肝障害（肝機能低下）合併肺がんの薬物療法のキーポイント

肝障害の原因は何か？

　血液検査上，トランスアミナーゼやビリルビン値の異常が認められる場合，基礎にあるウイルス性慢性肝炎・肝硬変などの慢性肝疾患が存在している場合と，肝転移により異常をきたしている場合，あるいはこれらが混合している場合がありうる。肝硬変や慢性肝疾患を基礎にもつ患者は，潜在的に免疫不全状態にあるほか，汎血球減少やアルブミン値の低下，血液凝固能の低下，食道・胃静脈瘤の存在など，化学療法に伴う合併症をきたしやすい背景を有する。がん薬物療法を行うベネフィットとリスクを十分に評価したうえで治療に臨むべきである。

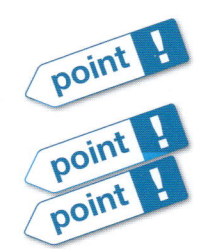

肝転移による進行性の肝障害では早急に治療開始を考慮すべし

　広範な肝転移によって肝障害をきたし，特にビリルビン値が上昇しつつある場合には，早急な治療開始を考慮すべきである。このような状況は，非小細胞がんではまれであるが，小細胞がんの場合にしばしば経験する。初回治療前に肝全体に広がる転移がみられ，むしろ肝実質より転移の方が目立つような状態である。このような状態では，治療の遅れが，治療不可能な肝機能低下，ひいては全身状態の低下に直結する。後述の薬剤用量設定の目安を参考に，ときには投与可能条件を満たしていなくても，治療

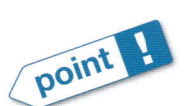

を開始したうえで，注意深い経過観察を行うことも許容されよう．

どのような薬剤選択を行うか？

肝臓は，薬物代謝の中心的役割を担う臓器であり，その機能障害は薬物代謝に多大な影響を与える．しかしながら，個々の薬剤の毒性について肝障害が与える影響を明確にすることはさほど容易ではない．肝障害患者のみに対する第Ⅰ相試験がいくつかの薬剤で行われ，用量設定について一定の示唆を与えてくれる．肝障害時の減量・中止の要否，減量の基準について表1，2に示す[1]．

表1　肺がんに頻用される薬剤と肝障害（肝機能低下）による用量調節の要・不要

用量調節の必要がない薬剤	用量調節すべき薬剤	検査値によっては投与すべきでない薬剤	明確な指針のない薬剤
シスプラチン カルボプラチン ペメトレキセド ノギテカン ベバシズマブ ゲフィチニブ （ゲムシタビン）	パクリタキセル ビノレルビン イリノテカン エトポシド エルロチニブ （ゲムシタビン） （アムルビシン）	ドセタキセル	S-1 クリゾチニブ

（　）は明らかなエビデンスのない薬剤を表す．

表2　用量調節すべき抗がん剤の推奨用量

薬剤	T.Bil (mg/mL)	AST/ALT (×ULN)	用量
パクリタキセル （3時間点滴3週ごと）	1.6～3.0		100mg/m^2
	>3.1		50mg/m^2
ドセタキセル	>ULN		中止
		2.5～5.0かつALP>ULN	80%
		5.0～20かつALP>ULN	60%
ビノレルビン	2.1～3.0 ×ULN		50%
	3.1～5.0 ×ULN		25%
	>5.1 xULN		中止
イリノテカン （毎週投与） ※通常用量を125mg/m^{2}として	1.5～3.0 ×ULN	1～5	60mg/m^2
	3.1～5.0 ×ULN	1～5	50mg/m^2
	<1.5 ×ULN	5.1～20	60mg/m^2
	1.5～5.0 ×ULN	5.1～20	40mg/m^2
エトポシド	>1.5 or ALB<3.5		60～70%
ゲムシタビン	>ULN		800mg/m^{2}で開始
エルロチニブ	normal	>3	50%
	D.Bil 1.0～7.0	any	

ULN：基準値上限（upper limit of normal）

肝障害（肝機能低下）合併肺がん患者への推奨レジメン（図1）

非扁平上皮非小細胞がん：EGFR遺伝子変異およびALK遺伝子再構成陰性の場合

　初回治療として，プラチナ製剤を含む2剤併用療法が推奨されている。プラチナ製剤は肝臓での代謝はほとんど受けないため，通常用量での使用が可能である。プラチナ製剤と併用する薬剤に関しては，ペメトレキセドが肝代謝をほとんど受けずに大部分が尿中に未変化体として排泄されることから，通常用量での使用が可能であり，非扁平上皮がんに対する優れた治療効果と相まって，第一選択の薬剤と考えられる。タキサンについては，減量あるいは投与の回避が望ましいとされている[2, 3]。

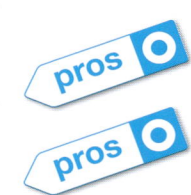

　またベバシズマブは，肝障害の影響を受けないと考えられ，他に投与を回避すべき理由がない場合には，通常用量での併用が可能と考えられる。

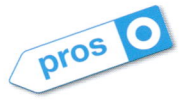

図1　肝機能低下肺がん患者の推奨レジメン

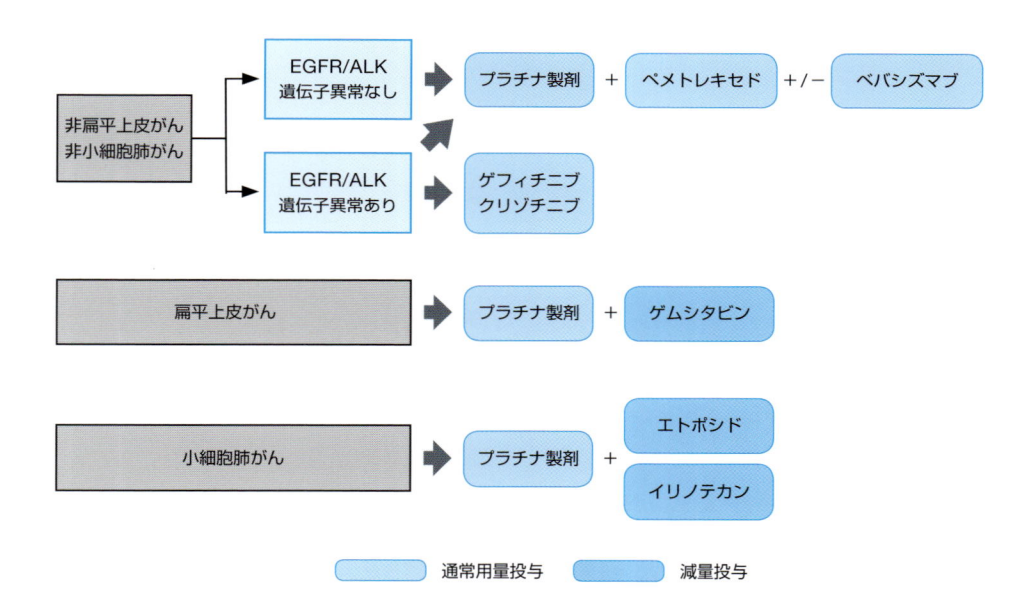

- 非扁平上皮がん非小細胞肺がん
  - EGFR/ALK遺伝子異常なし → プラチナ製剤 ＋ ペメトレキセド ＋/－ ベバシズマブ
  - EGFR/ALK遺伝子異常あり → ゲフィチニブ／クリゾチニブ
- 扁平上皮がん → プラチナ製剤 ＋ ゲムシタビン
- 小細胞肺がん → プラチナ製剤 ＋ エトポシド／イリノテカン

（凡例：通常用量投与／減量投与）

非扁平上皮非小細胞がん：EGFR遺伝子変異またはALK遺伝子再構成陽性の場合

　EGFR遺伝子変異またはALK遺伝子再構成陽性の場合には，初回治療として，それぞれEGFR-TKI，あるいはALK阻害薬の投与が，プラチナ併用化学療法とともに推奨されている。それぞれの薬剤の肝障害合併時の安全性に関しては必ずしも確立していないが，EGFR-TKIのなかでは臨床用量と最大耐容量との間に大きな差があるゲフィチニブが最も安全に使用可能で，減量の必要もないものと考えられる。エルロチニブを使用する際には，正常上限の3倍以上のトランスアミナーゼ上昇例，直接ビリルビン上昇（7mg/dLまで）の肝障害患者においては半量の75mg/日での投与が推奨され

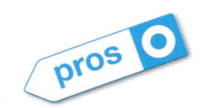

ている[4]。近々保険収載される予定のafatinibに関しては現時点では情報が少なく，他の2薬剤に優先して使用する意義は乏しい。また，ALK遺伝子再構成陽性患者に対するALK阻害薬クリゾチニブの投与に関しても明確なガイドラインは存在しない。

いずれの薬剤を使用した場合も，肝障害合併時には，薬剤による肝障害も生じやすくまた重篤化しやすいと考えられ，<u>投与後のより厳重な肝機能モニタリングが望ましい</u>。

扁平上皮がんの場合

扁平上皮がんにおいては，プラチナ製剤と，ゲムシタビンまたはタキサンとの併用療法が多く用いられている。<u>タキサンについては，前述のとおり，減量または投与の回避が必要であり，プラチナ製剤＋ゲムシタビンの使用が推奨される</u>。ゲムシタビンは肝代謝をほとんど受けず減量は不要と思われるが，ビリルビン値が高値の場合は薬剤性肝障害の頻度が高まることから，初回のみ800mg/m^{2}で投与し，毒性に問題がなければ1,000mg/m^{2}に戻すことを推奨する研究結果がある[5]。

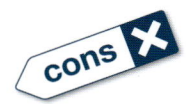

小細胞がんの場合

通常，非高齢者の限局型ではシスプラチン＋エトポシド，進展型ではシスプラチン＋イリノテカン，高齢者ではカルボプラチン＋エトポシドが用いられる。プラチナ製剤に関しては前述のとおり通常用量での投与が可能である。エトポシドに関しては，ビリルビン高値またはアルブミン低値の場合は，蛋白結合率が低下することで蛋白非結合エトポシドのarea under the blood concentration time curve（AUC）が増大するため，30～40％程度の減量が推奨される[6,7]。<u>イリノテカンについては，週1回投与で，肝障害の低下の程度によって52～68％の減量が推奨され</u>[8]，通常シスプラチンとの併用で用いられる60mg/m^{2}を基準とすると，30～20mg/m^{2}の投与が適切と考えられる。ただし，ビリルビン値が5mg/dL以上の場合は投与を回避すべきである。二次治療で頻用されるアムルビシンに関しては明確なデータがないが，母化合物であるドキソルビシンに関しては，3.0mg/dLまでのビリルビン上昇で50％に減量，3.1～5.0mg/dLでは25％に減量，それ以上では投与回避とされており[9]，これに準じるのがよいと考えられる。

文献

1) Field KM, et al. Lancet Oncol 2008; 9: 1181-90. PMID: 19038765
2) Venook AP, et al. J Clin Oncol 1998; 16: 1811-9. PMID: 9586895
3) Minami H, et al. Cancer Sce 2009; 100: 144-9. PMID: 19018756
4) Miller AA, et al. J Clin Oncol 2007; 25: 3055-60. PMID: 17634483
5) Venook AP, et al. J Clin Oncol 2000; 18: 2780-7. PMID: 10894879
6) Stewart CF, et al. J Clin Oncol 1990; 8: 1874-9. PMID: 2230875
7) Joel SP, et al. J Clin Oncol 1996; 14: 257-67. PMID: 8558207
8) Schaaf LJ, et al. Clin Cancer Res 2006; 12: 3782-91. PMID: 16778106
9) Benjamin RS, et al. Cancer 1974; 33: 19-27. PMID: 4810094

〔柴田和彦〕

Ⅱ こんなとき治療をどうするか　　4．肝障害合併肺がん

② 肝炎合併肺がんの薬物療法

!point
- わが国では，HBVキャリアは130〜150万人，HCV感染者は150〜200万人といわれている
- ウイルス性肝炎合併肺がん症例に化学療法を使用する際，まず，肝障害の有無を十分評価し，肝障害を合併している場合は，肝障害時の化学療法としての対応が求められる（他項参照）
- 肝障害を伴わない症例においても，化学療法による免疫抑制により，肝炎ウイルスが再増殖し，肝炎を再燃することが知られている。このため，ウイルス性肝炎合併肺がん症例に対して化学療法を行う際には，適切な対応が必要とされる

B型肝炎ウイルス（HBV）感染患者

　免疫抑制薬の投与や化学療法により，HBVが再増殖することをHBV再活性化と称し，ときに致死的な重症肝炎を惹起することが知られている。以前の報告では，HBs抗原陽性例が大半を占めていたが，リツキシマブをはじめとする分子標的治療薬の導入により，HBs抗原陰性例からの報告も認められるようになった。HBV再活性化は，既知のキャリアが再活性化する場合と，既往感染者から発症する de novo B型肝炎の場合とがある。既往感染者において，HBVは長期にわたり肝臓や末梢血単核球中に残存し[1,2]，化学療法などにより免疫反応が抑制された際に再増殖する。HBV再活性化肝炎により，原疾患への治療が困難になるため，発症を抑えることはきわめて重要である。わが国ではHBV再活性化対策として，厚生労働省研究班によるガイドライン[3]が示されており，参考にすべきである（図1）。

リスク

　化学療法前のHBVの感染状態と化学療法後の免疫抑制の程度に規定される。前者では，慢性活動性肝炎＞非活動性キャリア＞既往感染者の順に高く，後者では，造血幹細胞移植や臓器移植において高リスクであることが知られている（図2）。一方，固形腫瘍に限ったHBV再活性化のエビデンスは乏しいのが現状であり，造血器腫瘍に比べリスクは低いと実際の臨床から推察される。しかし，わが国の前向き研究からの報告[4]もあり，また，今後は強力な免疫抑制作用をもつ新規分子標的薬の登場により，HBV再活性化リスクが変わる可能性もあり，まずはガイドラインに沿った対策を行うべきであろう。2013年4月までに，添付文書にHBV再活性化の注意喚起がなされている

抗がん剤を記すが，現在，肺がんの適用が得られている薬剤はない（表1）。

図1 免疫抑制・化学療法により発症するB型肝炎対策ガイドライン（文献3より引用）

```
                    スクリーニング（全例）
                         HBs抗原
            ┌───────────────┴───────────────┐
       HBs抗原（＋）                    HBs抗原（−）
            │                              │
            │                      HBc抗体，HBs抗体
            │                ┌─────────────┴─────────────┐
   HBe抗原，HBe抗体，    HBc抗体（＋）and/or HBs抗体（＋）  HBc抗体（−）and
   HBV DNA定量                  │                        HBs抗体（−）
                            HBV DNA定量                      │
                                                         通常の対応
         2.1 log copies/mL 以上   2.1 log copies/mL 未満
                                        │
                                   モニタリング
                               HBV DNA定量  1回/月
                               （AST/ALT    1回/月）
                            治療終了後少なくとも12カ月まで継続
                            
            核酸アナログ投与
         2.1 log copies/mL 以上   2.1 log copies/mL 未満
```

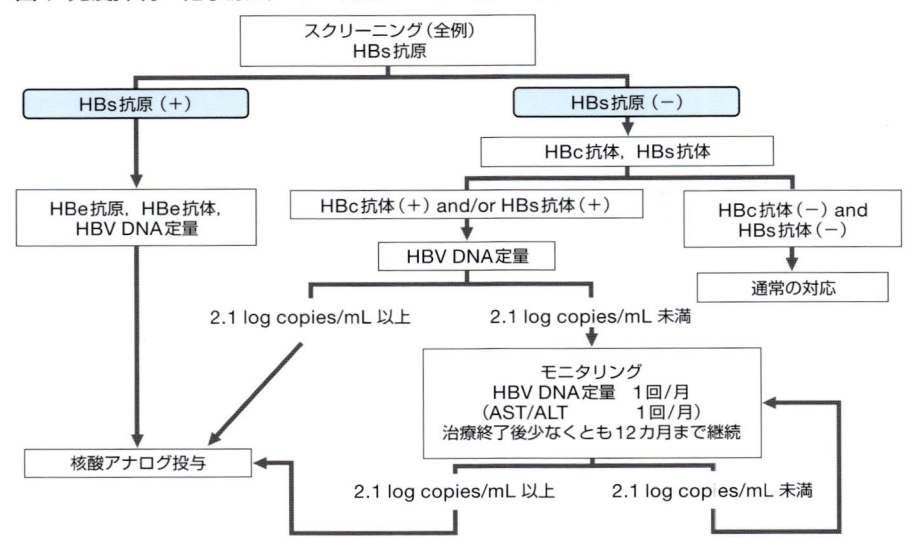

図2 HBV再活性化の頻度とリスク
（Kusumoto S, et al. Int J Hematol 2009 ; 90: 13-23. より改変引用）

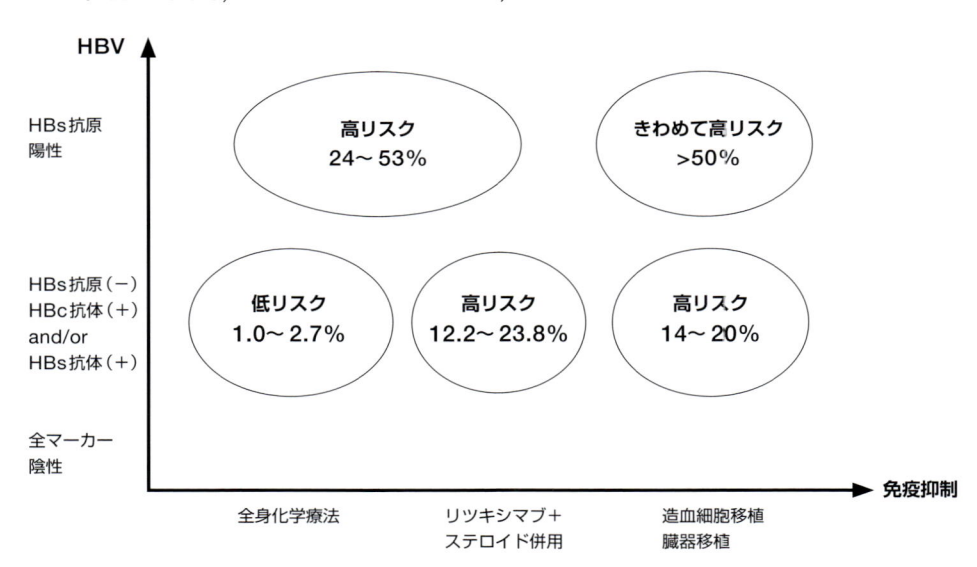

	全身化学療法	リツキシマブ＋ステロイド併用	造血細胞移植 臓器移植
HBs抗原陽性	高リスク 24〜53%		きわめて高リスク >50%
HBs抗原（−）HBc抗体（＋）and/or HBs抗体（＋）	低リスク 1.0〜2.7%	高リスク 12.2〜23.8%	高リスク 14〜20%
全マーカー陰性			

（縦軸：HBV，横軸：免疫抑制）

スクリーニング

図1に従い，化学療法前に全例のHBs感染スクリーニング検査の実施が望まれる。慢性活動性肝炎，非活動性キャリア，既往感染者であれば，リアルタイムPCR法にて血清中HBV DNA量を調べる。HBワクチン接種によるHBs抗体単独陽性例は除外し，HBV感染が明らかであれば，過去の肝炎歴を聴取する。

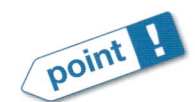

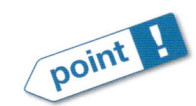

表1　添付文書上B型肝炎ウイルス再燃の注意喚起のある抗悪性腫瘍薬（文献3より改変引用）

	一般名	商品名
抗悪性腫瘍薬	エベロリムス	アフィニトール®錠5mg
	テムシロリムス	トーリセル®点滴静注液25mg
	テモゾロミド	テモダール®カプセル20mg, 100mg
		テモダール®点滴静注用100mg
	フルダラビンリン酸エステル	フルダラ®錠10mg
		フルダラ®静注用50mg
	ベンダムスチン塩酸塩	トレアキシン®点滴静注用100mg
	メトトレキサート	メソトレキセート®錠2.5mg
		メソトレキセート®点滴静注液200mg
		注射用メソトレキセート®5mg, 50mg
	モガムリズマブ	ポテリジオ®点滴静注20mg
	リツキシマブ	リツキサン®注10mg/mL

日本赤十字社医療センター化学療法科（以下，当科）での対策

　HBV感染に関する検討が行われていなければ，初診時，患者に説明・同意のうえ，評価を行っている。HBs抗原陽性例や既往例でHBV DNAが2.1 log copies/mL以上の場合は治療前に肝臓専門医にコンサルトし，核酸アナログ薬であるエンテカビルの予防投与を行っている。HBV DNAが2.1 log copies/mL未満の既往例では，1カ月ごとの定期的なモニタリングを行い，2.1 log copies/mL以上になった時点で肝臓専門医にコンサルトし，エンテカビルの投与を開始している。HBV DNAはALTより先に上昇し，上昇から約3〜5カ月後に肝炎を生じるといわれており[5]，肝障害発症後に核酸アナログ薬を開始しても効果発現までに数週間かかり，手遅れになる可能性があるため，HBV DNAが上昇するこの時期を見逃さず，核酸アナログ薬を開始することが重要である。

　エンテカビルの投与期間に関するエビデンスは乏しいものの，①化学療法終了後12カ月は継続し，この継続期間中にALTの正常化とHBV DNAの持続陰性化がみられる場合は投与終了を検討すること，②核酸アナログ投与終了後も12カ月のHBV DNAのモニタリングを行うこと，がガイドラインでは推奨されており，当科も術後補助療法時や化学放射線療法時には追従している。しかし，悪性リンパ腫に対するリツキシマブを含む化学療法では，治療終了後も6カ月以上にわたり免疫抑制状態が続いているといわれているが，肺がんの化学療法の場合は長期に免疫抑制状態は続かないため，化学療法終了後比較的早期に核酸アナログ薬を中止することも可能かもしれない。また，分子標的薬であるゲフィチニブやエルロチニブなどEGFR-TKIの免疫抑制作用は非常に軽微であり，HBV再活性化の報告も非常に乏しいため，予後が厳しい進行再発肺がん患者に対する核酸アナログ製剤の使用に関して症例ごとに検討する価値があるかもしれない。

C型肝炎ウイルス（HCV）感染患者

　HCV感染患者に対するHCV再活性化対策のガイドラインは存在しておらず，化学療法により再活性化が起きるかどうか，頻度，リスク因子，対処法など一定した見解は得られていない。

　MDアンダーソンがんセンターからの報告では，HCV感染乳がん症例に対して，化学療法を行うことで，25％症例で肝酵素が上昇したとの報告[6]があるが，HCV-RNAの測定を行っておらず，再活性化によるものかどうか不明である。

　わが国からもHCV感染固形腫瘍患者を対象にしたHCV再活性化の検討がいくつかのがん専門施設で行われている[7,8]が，HCV再活性化は非常にまれである。当科でも肺がん患者を含むHCV抗体陽性患者8例を後方的に調査したが，明らかなHCV再活性化を示唆するような肝酵素の上昇は認めなかった。

　従って，肺がんを含む固形腫瘍を担当する当科ではHCV感染患者に対して，現在，通常の対応を行っている。

文献

1) Werle-Lapostolle B, et al. Gastroenterology 2004; 126: 1750-58. PMID: 15188170
2) Rehermann B, et al. Nat Med 1996; 2: 1104-8. PMID: 8837608
3) 坪内博仁，ほか．免疫抑制・化学療法により発症するB型肝炎対策ガイドライン（改訂版）．日本リウマチ学会；2011．
4) 持田　智．免疫抑制薬，抗悪性腫瘍薬によるB型肝炎ウイルス再活性化の実態解明と対策法の確立．厚生労働科学研究費補助金 疾病・障害対策研究分野 肝炎等克服緊急対策研究．2011．
5) Hui CK, et al. Gastroenterology. 2006; 131: 59-68. PMID: 16831590
6) Morrow PK, et al. Ann Oncol 2010; 21: 1233-6. PMID: 19875760
7) 塩澤利博，ほか．第9回日本臨床腫瘍学会学術集会抄録集2011; 291．
8) Miura Y, et al. Eur J Cancer 2011; 47(Suppl 1): S240, abstr. 3059．

（宮本信吾）

Ⅱ こんなとき治療をどうするか　　　4. 肝障害合併肺がん

③ 閉塞性黄疸合併肺がんに対する減黄後の薬物療法

! point　減黄後に化学療法可能となり利益を享受する患者がいる
- 全身状態が安定している患者は積極的に減黄を試みる
- ステントやPTCDチューブの留置による化学療法施行の制限はない

● pros　減黄後に化学療法を開始する条件
- 総ビリルビン（T-bil）3.0mg/dLまでの改善で化学療法は開始可能であり，1.5 mg/dL以下であればベスト
- T-bil 3.0mg/dL以上であっても化学療法の開始を検討すべき患者はいる
- 減量の必要のない抗がん剤を選択する

✕ cons　減黄後でも抗がん剤投与に関する注意点
- 肝代謝の抗がん剤投与は避けるべきである
- 全身状態の低下例では無理をしない

全身状態が安定している場合は**積極的に減黄**を試みる

減黄で予後の改善を見込める症例を逃さない！

　肺がん診療で閉塞性黄疸症例に対するステントやPTCDチューブの留置は，肺がんを専門とする医師には敷居が高い。しかし，積極的に減黄を試みるべきである[1,2]。

　閉塞部位にかかわらず，ステント，PTCDチューブのいずれを用いても，減黄後の化学療法に制限はない。各施設に応じた確実に減黄可能なドレナージ手技を用いる。

減黄後に化学療法を開始する**条件**

　明確な基準は存在しないが，T-bil 3.0mg/dL以下，AST,ALTは100IU/L以下を化学療法開始の目安としている。

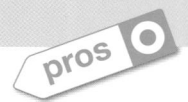

どのような**レジメン**を選択するか？（表1）

EGFR遺伝子変異陽性，ALK遺伝子転座陽性非小細胞肺がん

　ゲフィチニブ，エルロチニブ，クリゾチニブは奏効が期待できるため，T-bil3.0

mg/dLを超えていても投与を検討する場合がある。

表1 減黄後の推奨レジメン

EGFR遺伝子変異陽性非小細胞肺がん
ゲフィチニブ（250mg/日），エルロチニブ（150mg/日）
ALK遺伝子転座陽性非小細胞肺がん
クリゾチニブ（250mg×2回/日）
EGFR遺伝子変異陰性，ALK遺伝子転座陽陰性非小細胞肺がん
・非扁平上皮肺がん
シスプラチン（75mg/m^2, day1）＋ペメトレキセド（500mg/m^2, day1）3週ごと
カルボプラチン（AUC=5, day1）＋ペメトレキセド（500mg/m^2, day1）3週ごと
・扁平上皮肺がん
シスプラチン（80mg/m^2, day1）＋ゲムシタビン（1,000mg/m^2, day1,8）3週ごと
大細胞神経内分泌がん（LCNEC），小細胞肺がん
シスプラチン（80 mg/m^2, day1）＋エトポシド（100 mg/m^2, day1-3）3週ごと
カルボプラチン（AUC=5, day1）＋エトポシド（80 mg/m^2, day1-3）3週ごと

実際の投与については，症例ごとに慎重に検討すること

EGFR遺伝子変異陰性，ALK遺伝子転座陽陰性非小細胞肺がん

・非扁平上皮肺がん

シスプラチンとカルボプラチンは減量が不要である。ペメトレキセドは腎代謝であり減量を必要としない。ベバシズマブ使用による，ステントの穿孔などの報告はなく，肝機能低下時でも減量せず使用可能である。

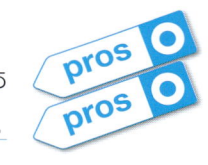

・扁平上皮肺がん

ゲムシタビンはT-bilが上昇している患者の初回投与量は800mg/m^{2}とし，忍容可能ならば増量することを推奨している報告もある[3]。しかし，減黄によりT-bil 3.0mg/dLまで改善し，さらに減黄が期待できる症例に対しては，ゲムシタビンの初回投与での減量は施行していない。

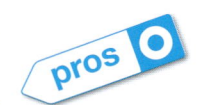

・大細胞神経内分泌がん（LCNEC），小細胞肺がん

エトポシドの約40％は未変化体として尿中に排泄され，一部は肝臓で代謝される。減黄によりT-bil 3.0mg/dLまで改善し，さらに減黄が期待できる症例に対しては，エトポシドの初回投与での減量は施行していない。（減量基準は他項参照）。

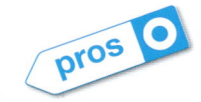

使用を避けるべき抗がん剤

肝代謝であるパクリタキセルとイリノテカンは減黄後であっても，投与しないことが多い。パクリタキセルは米国添付文書には肝機能低下時の減量が示されているため，

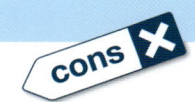

シスプラチンの投与が困難な扁平上皮肺がん症例にはカルボプラチン＋パクリタキセルを検討する（減量基準は他項参照）。また，イリノテカンはわが国では黄疸のある患者への投与は禁忌である。

全身状態低下例

減黄後もPS（ECOG）が2以上の症例には，高い奏効を期待できる場合を除き，毒性を懸念し殺細胞性抗がん剤の投与は行わないことが多い。

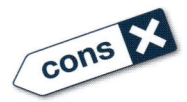

文献
1) Ochi N, et al. Int Med Case Rep J 2010; 3: 9-12. PMID: 23754881
2) Perfetti V, et al. Dig Liver Dis 2008; 40: 230-1. PMID: 18096449
3) Venook AP, et al. J Clin Oncol 2000; 18: 2780-7. PMID: 19556122

（水柿秀紀）

Ⅱ　こんなとき治療をどうするか　　　5. 腎障害合併肺がん

① 透析患者に対する肺がんの薬物療法

! point　**透析療法を行っている進行肺がん患者のなかにも，化学療法可能な患者は存在する**
- 適切な患者選択と，治療計画，支持療法により生存期間の延長を得る可能性がある
- 全身状態良好であり，合併症がコントロールされている症例では，化学療法は考慮すべきである

○ pros
- 化学療法に対する感受性のよい小細胞肺がんにおいては，PK解析などを駆使した透析併用化学療法を施行することで著明な予後改善が期待される
- 非小細胞性肺がんにおいても，症状の改善を見込める可能性がある。放射線照射併用化学療法も施行可能である

✕ cons
- 透析患者はすでに循環器系，内分泌系，代謝系など多くの合併症を有するため，薬物動態が変化しやすく，予測しえない有害事象を惹起するリスクを有する
- 化学療法薬の投与量・投与法，透析性については十分なエビデンスを有するものではない

透析肺がん患者に対する透析治療のキーポイント

慢性透析施行症例でのがん発症

　慢性透析患者は年々増加しており，全世界では100万人以上，わが国においても30万人以上の末期腎不全患者が透析療法を受けている。また，2012年末の統計結果によると，新規透析導入患者の平均年齢は約68歳であり，現在，最も透析を受けている年齢層は男女ともに75〜80歳と高齢化し，生存期間の延長が示されている。このような背景で，透析（末期腎不全）患者で悪性腫瘍の発症頻度が高いことが指摘されており，悪性腫瘍は，全透析患者死亡の約9%を占め，心不全，感染症に次いで死因第3位となるに至っている。透析（末期腎不全）患者に悪性腫瘍が多い要因については，まだ十分に解明されていないが，細胞性免疫能の低下，サイトカインの産生異常，補体成分レベル低下，好中球の遊走能や貪食能などの機能低下による免疫監視機構の異常，発がん物質や尿毒症物質の組織内蓄積，酸化的ストレスによるDNA損傷など，多因子が関与しているものと考えられている。

透析肺がん患者に対する化学療法

　透析患者は，糖尿病，高血圧，虚血性心疾患などの循環器系疾患，慢性炎症などの多数の合併症を有し，さらに前述のように，多くは高齢の患者であるために，概して化学療法の適応は乏しいものと考えられてきた。しかし，疾患の種類，病期，患者performance status（PS），合併症，臓器機能を評価し，薬物動態を考慮したレジメンを選択することで，症例によっては透析患者であっても標準的化学療法に準じた治療が安全に施行でき，長期生存が可能となる症例があることが，主にcase studyにより示されてきた。

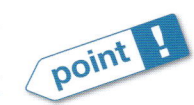

　特に化学療法感受性がよく，治療による疾患制御が期待できる小細胞肺がんは，化学療法の恩恵を受けやすく，また，非小細胞肺がんにおいても，治療による症状改善，生存期間延長効果などの化学療法による有益性が期待できる場合には，積極的に化学療法の施行を検討すべきである。

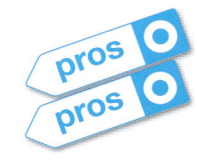

　一方で，透析患者は免疫力低下，易感染性，低栄養，腎性貧血など，一般的な化学療法による毒性増強を予測する因子は多く，予測しえない有害事象発現の可能性は常に念頭に置かねばならない。透析患者は多くの合併症を有し，多くの薬剤を投与されていることはしばしばであり，薬剤による相互作用をも考慮する必要がある。

透析施行症例における薬物代謝と有害事象

　血液透析を施行中の場合は，特に血液透析による薬物の除去や体内動態の変化などを考慮して治療を行う。透析施行症例に対する化学療法薬単剤の使用については，いくつかのグループにより，それぞれの薬剤のrecommend doseが示されており，参考となる[1, 2]。しかし，薬剤の透析性，さらに多剤併用療法については，エビデンスは十分ではない。

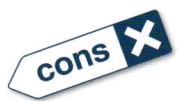

　原発性肺がんに対して適応を有する薬剤の特性と推奨される投与量などを表1に示す。

透析肺がん患者に対する透析併用化学療法

　透析肺がん患者において，比較的安全に使用されている化学療法レジメン，投与方法を表3に示す。

　進行期肺がんの一次治療としてplatinum doubletが標準治療として確立しているが，透析肺がん患者においても，投与量，透析のタイミングを工夫することで，安全にplatinum doubletで治療可能であったとの症例報告が多くなされている。なかでも，カルボプラチン＋エトポシド療法は，最も選択されることが多いレジメンである[3]。

　カルボプラチンの主な排泄経路は腎臓であり，血中蛋白結合能は低く，血液透析による除去を受ける。投与量，投与のタイミングはさまざまな報告があり，カルボプラチン300mg/m^2，day1にて投与終了後30分〜1時間後より血液透析を施行する報告[3, 4]や，

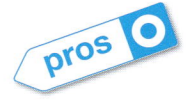

Calvert式（カルボプラチン投与量（mg/body）＝AUC（mg・min/mL）×（GFR（mL/min）＋25））

表1 肺がんに適応を有する薬剤の特徴と透析性,単剤使用時の推奨投与量
（文献1,2,各薬剤インタビューフォームほかより改変引用）

薬剤名	蛋白結合率	尿中排泄率	透析併用時の推奨用量	透析性
シスプラチン	90%以上	90%	50〜70%, 100%* 25〜50mg/m²ほどの報告多い	除去可能
カルボプラチン	ほとんどなし	95%	Calvert式で算出, もしくは300mg/m²	除去可能
エトポシド	約90%	40〜60%	50%, 100%*	除去不能
ドセタキセル	90%以上	5〜7%	100%（減量不要）	除去不能
パクリタキセル	約90%	1〜13%	100%（減量不要）	除去不能
アムルビシン	約95%	18%	100%（減量不要）	除去不能
ゲムシタビン	約10%	<10%	100%（減量不要）	除去不能
ビノレルビン	約90%	21%	100%（減量不要）	除去不能
イリノテカン (SN-38)	約40% 約95%	約20% <1%	100%（減量不要） 初回50%減量推奨報告あり	一部除去可能 除去不能
トポテカン	30〜40%	20〜60%	禁忌	不明
ペメトレキセド	81%	70〜90%	禁忌	不明
ゲフィチニブ	90%	<4%	100%（減量不要）	除去不能
エルロチニブ	93%	<8%	100%（減量不要）	除去不能
クリゾチニブ	91%	2%	100%（減量不要）	除去不能

注：プラチナによる蛋白結合は非可逆的であり,その他は可逆的であるため,遊離プラチナの薬物動態を検討することは,プラチナ製剤の抗腫瘍活性・有害事象を論じるうえで有用性が高い。
*シスプラチン・エトポシドは,100%での投与も可能（文献6,表3を参照）

に従って投与量を決定（GFR＝0mL/minとして算出）し,投与終了後24時間後に4時間の血液透析を行うことで有効なAUCが得られ,有害事象も忍容内であったことを報告[5)]しているものもある。

　エトポシドの主な排泄経路は肝と腎であり,血液透析患者においても,腎機能正常患者と同様の薬物動態を認めるために減量不要との報告もある。しかし,透析患者においては低アルブミン血症を呈することが多く,腎機能正常者よりも血中濃度高値が遷延するために,投与量の減量が必要であるとされる。このため,エトポシド 50mg/m², day 1 および day3 に投与を行う方法が広く用いられている。

　肺がん治療のkey drugであるシスプラチンは,透析患者においては血中蛋白結合率が低下することによる遊離型シスプラチンの比率増加により,毒性が増強することを懸念して投与が避けられる傾向にある。しかし一方で,安全に投与可能とする報告も認め,一定しない。千葉大学医学部附属病院において,エトポシド,シスプラチンを通常投与量の半量で投与を開始し（シスプラチン40mg/m², day1, エトポシド50mg/m², day1, 3, 5）5例の薬物動態（PK）解析とともに忍容性を確認したうえで,さらに1回投与量をそれぞれシスプラチン80mg/m², エトポシド100mg/m²まで増量し検討した[6)]。その結果,全例で毒性も忍容内であり,シスプラチン80mg/m², エトポシド100mg/m²にて投与可能であったことから,当院においてはシスプラチン＋

エトポシド療法（シスプラチン80mg/m^2, day1, エトポシド100mg/m^2, day1, 3, 5）を第一選択レジメンとして治療している(表2)。

二次治療以降についても，患者の合併症の状態，全身状態が許せば化学療法の施行は可能と考えられる。非透析症例同様に単剤療法を考慮する。非小細胞肺がんに対するドセタキセル[7]，EGFR変異陽性症例に対するゲフィチニブ[8]，小細胞肺がんに対するアムルビシン[9]は，いずれも肝代謝が主であり投与量調整を要する必要のない薬剤であり，透析のタイミングを問わず，多くの報告で有効性，安全性が報告されている。このほか，小細胞肺がんであれば，イリノテカンも選択肢の1つとなり，初回は50% doseほどに減量し投与可能であるとの報告が多い。留意すべきは，肝代謝の薬剤であっても透析患者においては蛋白結合率が変化することによる薬物動態が変動する可能性があることであり，予期せぬ有害事象の発現を常に念頭におく必要がある。

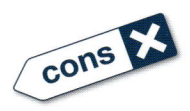

表2　透析肺がん患者に対する主な治療レジメンと投与量，投与タイミング

一次治療

	レジメン	投与量	透析開始タイミング
進行肺がん platinum doublet	シスプラチン[6] エトポシド	80mg/m^2, day1 100mg/m^2, day1, 3, 5 （ハイドレーション不要）	day1, 3, 5ともに投与終了後30分
	カルボプラチン エトポシド	AUC 5, day1 50mg/m^2, day1, 3	day1, 3ともに投与終了後1時間

二次治療以降

	レジメン	投与量	透析開始タイミング
小細胞肺がん	アムルビシン	100%（減量不要）	考慮不要
	イリノテカン	50mg/m^{2}で開始	考慮不要 投与後20時間後を推奨する報告もあり[10]
非小細胞肺がん	ドセタキセル	100%（減量不要）	考慮不要
	ゲムシタビン	100%（減量不要）	考慮不要 投与後6～12時間後を推奨する報告もあり

その他

	レジメン	投与量	透析開始タイミング
EGFR変異陽性 非小細胞肺がん	ゲフィチニブ	100%（減量不要）	考慮不要
	エルロチニブ	100%（減量不要）	考慮不要
EML4-ALK融合遺伝子 陽性非小細胞肺がん	クリゾチニブ	100%（減量不要）	考慮不要
血管新生阻害薬	ベバシズマブ	100%（減量不要）	考慮不要
骨転移治療薬	デノスマブ	100%（減量不要） 低Ca血症に注意	考慮不要

今後の展望

化学療法環境を提供することは可能である。透析肺がん患者においても化学療法を行い長期生存が得られた報告[10]もあり、検討すべき治療法である。併用化学療法や、合併症治療薬などとの薬物相互作用については不明な点が多く、さらなる検討を要する。

文献

1) Janus N, et al. Ann Oncol 2010; 21: 1395-403. PMID: 20118214
2) Lichtman SM, et al. Eur J Cancer 2007; 43: 14-34. PMID: 17222747
3) Inoue A, et al. Ann Oncol 2004; 15: 51-4. PMID: 14679119
4) Yanagawa H, et al. Anticancer Res 1996; 16: 533-5. PMID: 8615666
5) Oguri T, et al. Cancer Chemother Pharmacol 2010; 66: 813-7. PMID: 20563583
6) Watanabe R, et al. Br J Cancer 2003; 88: 25-30. PMID: 12556954
7) Menconboni M, et al. Chemotherapy 2006; 52: 147-50. PMID: 16636537
8) Shinagawa N, et al. Lung Cancer 2007; 58 422-4. PMID: 17643548
9) Ohsawa M, et al. Gan To Kagaku Ryoho 2009; 36: 1311-4. PMID: 19692770
10) Togashi Y, et al. Jpn J Clin Oncol 2011; 41: 582-5. PMID: 21242184
11) 城田祐子, ほか. 臨牀透析 2000; 16: 991-6.

（堺田惠美子，滝口裕一）

Ⅱ　こんなとき治療をどうするか　　　5. 腎障害合併肺がん

② CKD合併肺がんの薬物療法

point 腎機能障害時の各薬剤の薬物動態と薬動力学を理解
- 減量を要する薬剤，要さない薬剤を知る
- 1回目の投与時の毒性をもとに，2回目以降の投与量を調整

pros がん薬物療法にこだわる価値がある条件
- EGFR遺伝子変異，ALK融合遺伝子を有する患者
- 小細胞肺がんの患者

cons がん薬物療法にこだわりすぎない方がよい条件
- 重度の臓器障害や併存症を有する，または全身状態が悪い患者

腎機能障害時の肺がんに対する**薬物療法のポイント**

　薬理活性を有する未変化体もしくは代謝物が主に腎臓から排泄される場合，腎機能低下により活性体の排泄が低下するために毒性が強く発現することがある。その場合，減量や投与の中止を考慮しなければならない[1]。

　そのためには，使用する薬剤が腎機能によりどの程度影響を受けるのか，その薬物動態や薬動力学を理解しておく必要がある。投与量設定は腎機能障害患者における臨床試験の結果を参考とするが，症状緩和や生存期間延長がどの程度見込めるかなどのベネフィットやその他の全身状態を加味して，投与量の最終判断を行う。そして初回に投与した際の毒性を慎重に見きわめ，2回目以降の投与量を調整していく。また，糖尿病や動脈硬化など腎機能障害に至った原因疾患や病態も重要である。たとえ非腎排泄の抗がん薬であり薬物動態の変化はないと予測されても，これら併存疾患や病態に関係するリスクに留意する必要がある。

　日本の添付文書には，「腎障害のある患者には副作用が強くあらわれるおそれがあるため慎重投与」などと記載されているが，具体的な減量基準は記載されていないことがほとんどである。米国では，FDAが腎機能低下患者および肝機能低下患者で薬物動態試験を実施することを推奨しており，その結果に基づいた減量基準が添付文書に具体的に記載されていることが多い。

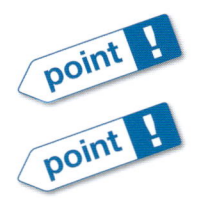

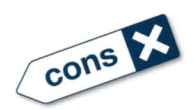

腎機能測定法について（表1）

　腎機能測定法としては、糸球体濾過量（GFR）実測、GFR推算、クレアチニンクリアランス（CrCl）実測、CrCl推算がある。日常臨床で最も用いられているものはCockcroft-Gault式によるCrCl推算（mL/min）であり[2]、一般に添付文書や腎機能障害患者における臨床試験でもこの推算式を指標としている。またCalvertの式などで用いる際は、CrCl実測値をGFRに近似させるために、Crに0.2を加えて算出する補正CrClを用いる[3]。

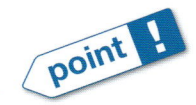

　また近年CKD*の重要性が指摘され、腎臓学領域では腎機能をGFRで評価している。日本においても、日本人におけるGFR推算式が日本腎臓学会により作成され[4]、現在では血清クレアチニン値を測定すると自動的にeGFRとして検査結果に反映される。注意するべき点として、eGFRの単位がmL/min/1.73m^{2}と標準体表面積（身長170cm、体重63kg、体表面積1.73m^2）あたりの値となっている点がある。Calvertの式に用いるなど実測値（mL/min）が必要な際には、標準体表面積の補正を外さなければならない。

表1　腎機能測定法

測定法		式		単位
クレアチニンクリアランス				
補正CrCl実測	補正CrCl=	$\dfrac{尿Cr (mg/dL) \times 尿量 (mL/min)}{血清Cr + 0.2 (mg/dL)}$		mL/min
Cockcroft-Gault式	推算CrCl=	$\dfrac{(140-年齢) \times 体重}{72 \times 血清Cr (mg/dL)}$	×0.85（女性）	mL/min
GFR				
eGFR式	推算GFR=	$194 \times (血清Cr)^{-1.094} \times (年齢)^{-0.287}$	×0.739（女性）	mL/min/1.73m^2
	実測値に変換する場合	推算GFR (mL/min/1.73m^2) ×	$\dfrac{体表面積 (m^2)}{1.73}$	mL/min

一般に添付文書や臨床試験では、Cockcroft-Gault式を腎機能の指標としている。
補正CrClや実測値に変換したeGFRは、特にCalvertの式にて利用する。
CrCl：クレアチニンクリアランス、Cr：クレアチニン、GFR：腎糸球体濾過量

減量を要する抗がん剤（表2）

　肺がん治療に用いる抗がん剤で、腎機能に応じて減量を要するものを表2に示す。

　プラチナ製剤ではシスプラチンとカルボプラチンがあるが、効果の差が小さいこと、およびシスプラチンは腎毒性を有することから、カルボプラチンを使用する。

＊用語解説

CKD（chronic kidney disease，慢性腎臓病）
定義は、以下の①、②のいずれか、または両方が3カ月以上持続する状態である。
① 尿異常、画像診断、血液、病理で腎障害の存在が明らか、特に0.15g/gCr以上の蛋白尿（30mg/gCr以上のアルブミン尿）の存在が重要
② GFR＜60mL/min/1.73m^2

カルボプラチンの投与量設定には腎機能に応じて算出するCalvertの式を用いるが，この式はGFR 33～135 mL/minの患者のデータから作成されており，より腎機能が悪い患者でのエビデンスは乏しいことに留意する。またCrClはGFRよりも高値となるが，GFR低値の場合は特に乖離が大きくなるため，Calvertの式で用いる腎機能としては，イヌリンクリアランスによるGFR実測値，または補正CrCl実測値を用いることが望ましい(表1)。推算式ではCockcroft-Gault式よりもeGFR推算式(体表面積補正を外す)の使用が推奨される[3]。

　ペメトレキセドは腎排泄率が高く，腎機能障害患者ではクリアランスが低下する。CrClが45 mL/min未満では安全性が確立されておらず，投与は推奨されない。

　S-1はテガフール，ギメラシル，オテラシルの配合薬であるが，DPD阻害薬であるギメラシルが腎排泄であり，腎機能障害患者では毒性が強く発現するため減量する。

表2　減量を要する抗がん剤

抗がん剤名	クレアチニンクリアランス	投与量
シスプラチン	30～60 mL/min ＜30 mL/min	50% 中止
カルボプラチン	Calvertの式より計算	
ペメトレキセド	＜45 mL/min	安全性が確立されていない
エトポシド	10～50 mL/min ＜10 mL/min	75% 50%
ノギテカン	20～39 mL/min ＜20 mL/min	50% 中止
S-1	40～60 mL/min 30～39 mL/min ＜30 mL/min	一段階減量 二段階減量 中止
クリゾチニブ	＜30 mL/min	250 mg 1日1回 4週間毒性が問題なければ 200 mg 1日2回に増量可

減量を要さない抗がん剤（表3）

　肺がん治療に用いる抗がん剤で，腎機能に応じた減少を要さないものを表3に示す。尿中未変化体の排泄率が低い抗がん剤では，腎機能による減量の必要性は低い。

　減量を要さない代表的な抗がん剤としては，タキサンとEGFR-TKIがある。アルブミン懸濁型パクリタキセルは，腎障害時での評価がなされていない。

　ベバシズマブは副作用として蛋白尿があるが，腎機能障害患者でのデータは乏しい。少数例の腎細胞がんでのデータではあるが，通常量でも血圧上昇以外の毒性は増加しなかったという報告がある[5]。ゲムシタビンは非活性代謝物であるウラシル体が腎排泄されるため，薬物動態から考えると減量の必要はない。しかし，非小細胞肺がん例の使用成績調査や海外臨床試験によると腎機能障害合併例では副作用発現率が高いという報告があるため，標準量からの減量（800 mg/m^2）を考慮してもよい[6]。

表3 減量を要さない抗がん剤

抗がん剤名	尿中排泄率（％）
パクリタキセル	7
ドセタキセル	3
ゲムシタビン	< 10
イリノテカン	15
ビノレルビン	14
アムルビシン	18
ゲフィチニブ	< 4
エルロチニブ	8
ベバシズマブ	6〜9

骨修飾薬（表4）

　ゾレドロン酸は腎機能障害患者では血中濃度が上昇するため，転移性骨腫瘍に対し使用する際にはCrClにあわせて減量する。
　デノスマブは腎機能障害患者でも薬物動態は影響を受けないが，CrClが30mL/min未満または透析患者では重篤な低カルシウム血症が増加する危険性が報告されており，慎重な対応を要する。

表4 骨修飾薬

薬剤名	クレアチニンクリアランス	投与量
ゾレドロン酸	> 60 mL/min	4 mg
	50〜60 mL/min	3.5 mg
	40〜49 mL/min	3.3 mg
	30〜39 mL/min	3 mg
	< 30 mL/min	中止
デノスマブ	≧ 30 mL/min	120 mg
	< 30 mL/min	慎重な対応を要する

代表的なレジメン（表5）

　以上の情報をもとに，実臨床として用いるレジメンとしては表5にあげたものが考えられる。基本的には腎機能障害患者でも減量を要さない抗がん剤を中心に使用するが，減量を要する薬剤を使用する場合には表2を参考に減量する。
　非小細胞肺がんでは，プラチナ併用療法はカルボプラチンベースとし，パクリタキセルやゲムシタビン，ペメトレキセド（CrClが45mL/min以上）との併用を行う。単剤としては二次治療でエビデンスがあるドセタキセルまたはペメトレキセド（CrClが

45mL/min以上）がある。その他，ゲムシタビン，ビノレルビンも通常量で使用できる。EGFR遺伝子変異を有する場合には，一次治療または二次治療にてEGFR-TKIを減量せずに使用する。ALK融合遺伝子を有する場合には，一次治療または二次治療にてクリゾチニブを，表2を参考にして使用する。ベバシズマブはデータが乏しいことから，併用したレジメンを表5に記載していない。

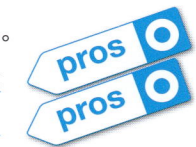

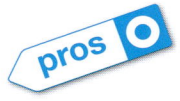

小細胞肺がんでは，プラチナ併用療法としてカルボプラチンとエトポシドの併用療法を行う。単剤としては，アムルビシンやイリノテカンを使用する。

表5 腎機能障害時のレジメン

レジメン	投与量		備考
非小細胞肺がん			
カルボプラチン パクリタキセル	AUC 6　day1 200 mg/m² day1	3週ごと	Calvertの式にて算出
カルボプラチン ゲムシタビン	AUC 5　day1 1,000 mg/m²　day1, 8	3週ごと	Calvertの式にて算出 800 mg/m² を考慮してもよい
カルボプラチン ペメトレキセド	AUC 5-6　day1 500 mg/m²　day1	3週ごと	Calvertの式にて算出 CrCl < 45mL/minでは安全性が確立されていない
ドセタキセル	60 mg/m²	3週ごと	
ペメトレキセド	500 mg/m²	3週ごと	CrCl < 45mL/minでは安全性が確立されていない
ゲムシタビン	1,000 mg/m²　day1, 8, 15	4週ごと	800 mg/m² を考慮してもよい
ビノレルビン	25 mg/m² day1, 8	3週ごと	
S-1	表2を参照し，減量		
ゲフィチニブ	250 mg 1日1回		
エルロチニブ	150 mg 1日1回		
クリゾチニブ	表2を参照し，CrCl < 30 mL/minでは減量		
小細胞肺がん			
カルボプラチン エトポシド	AUC 5　day1 80 mg/m² day1, 2, 3	3〜4週ごと	Calvertの式にて算出 表2を参考に減量
アムルビシン	40 mg/m² day1, 2, 3	3週ごと	
イリノテカン	100 mg/m² day1, 8, 15	4週ごと	

文献

1) Superfin D, et al. Oncologist 2007; 12: 1070-83. PMID: 17914077
2) Cockcroft DW, et al. Nephron 1976; 16: 31-41. PMID: 1244564
3) Shimokata T, et al. Cancer Sci 2010; 101: 2601-5. PMID: 20860621
4) Matsuo S, et al. Am J Kidney Dis 2009; 53: 982-92. PMID: 19339088
5) Gupta S, et al. Anticancer Drugs 2011; 22: 794-800. PMID: 21799472
6) Venook AP, et al. J Clin Oncol 2000; 18: 2780-87. PMID: 10894879

（下方智也，安藤雄一）

Ⅱ こんなとき治療をどうするか　　　6．循環器疾患合併肺がん

① 心機能低下患者・冠不全患者に対する肺がんの薬物療法

! point　心機能低下患者に対する抗がん剤治療で確立したものはない
- 進行肺がんの治療目標は，延命，QOL の向上であり，副作用が抗がん剤治療の有用性を上回ることのないよう努める
- 抗がん剤には心毒性を有するものがあり，循環器合併症を増悪させる可能性がある
- 心毒性は不可逆的で進行性のことがあり，治療前や治療中の定期的な心機能評価により早期発見することが重要である

◉ pros　抗がん剤治療を行うことが推奨される場合
- 心毒性増悪のリスク因子がない，つまり，若年，基礎的な心疾患や代謝性疾患の合併がなく，アントラサイクリン系抗がん剤の併用や放射線治療の既往もない患者
- EGFR-TKI のゲフィチニブやエルロチニブが適応となる患者

✕ cons　抗がん剤治療が推奨されない場合
- 心毒性増悪のリスク因子を有しており，抗がん剤治療の副作用による不利益のほうが上回ると予測される患者
- 循環不全を有している患者

　抗がん剤の副作用としての心毒性は，1970年代にアントラサイクリン系薬剤の代表的薬剤であるドキソルビシンの登場や，制吐薬や顆粒球コロニー刺激因子（G-CSF）などの支持療法の発展により，高用量あるいは多剤併用療法のなかで多くの抗がん剤が使用されはじめてから，広く認識されるようになってきた。心毒性は血液毒性や消化器毒性に比べて頻度は低いが重大な副作用であり，治療継続が困難となり治療方針の変更を余儀なくされることもある。進行あるいは再発肺がんにおける抗がん剤治療の目的は，延命，QOLの向上であり，副作用が抗がん剤治療の有用性を上回ることのないよう常に注意しなければならない。　point !

　臨床現場において，心機能低下・冠不全患者に対する抗がん剤治療はしばしば必要とされ，治療選択に苦慮することがある。本稿では，危険因子，薬剤選択，輸液，分子標的薬との関係などに関して概説する。

抗がん剤治療における心毒性の定義

　アメリカ国立がん研究所（NCI）の用語集には，心毒性について "toxicity that affects the heart" とだけあるが，実際の抗がん剤治療における定義は定まっていない。しかし，トラスツズマブによる心毒性の報告において以下のような定義がなされている[1]。

①広範囲な左室駆出率（LVEF）低下を伴った心筋症
②心不全症状
③心不全徴候（S3ギャロップ，頻脈）
④治療前と比較して心不全症状・徴候を合併したLVEF 5％以上の低下あるいはLVEF 55％未満，心不全徴候を伴わないLVEF 10％以上の低下あるいはLVEF 55％未満

心毒性増悪の危険因子

危険因子を有していないか評価が必要

　抗がん剤による心毒性増悪の危険因子[2]は，表1に挙げるものがいわれている。高齢者では循環器疾患を合併しているリスクが高く，抗がん剤による心毒性により循環器合併症を増悪させる可能性がある。治療選択を行ううえでも，治療前に危険因子の有無を確認する必要がある。

表1　抗がん剤治療による心毒性増悪の危険因子（文献2より引用）

・抗がん剤の投与方法（急速投与，大量投与，多剤併用）
・抗がん剤の累積投与量（特にアントラサイクリン系抗がん剤）
・胸部，縦隔への放射線治療
・高血圧，冠動脈疾患など心疾患の既往
・糖尿病，脂質異常症など代謝性疾患の既往
・高齢者

薬剤選択

心毒性発症のリスクの高い抗がん剤は？

　肺がん領域で使用頻度の高い抗がん剤の副作用項目をみると，心毒性はほとんどに認められる。多くは心電図異常や不整脈で重篤なものは少ないとされるが，いったん発症すると予後不良となる場合がある。心毒性の発症には，心不全，虚血性心疾患，不整脈・伝導障害，高血圧，心膜炎などがある。不可逆性の変化が生じる前に予測さ

れる心毒性の予防，早期発見・治療介入を行うことが必要となり，抗がん剤使用中や使用後に従来と異なる症状や所見がみられるときは，まずは薬剤との関係を疑い(表2)，心機能評価を行うことが必要となる。

表2 心毒性が知られている抗がん剤一覧

	抗がん剤名称	心毒性	想定されている作用機序
アントラサイクリン系抗がん性抗生物質	ドキソルビシン エピルビシン	うっ血性心不全（≧400mg/m²でリスク増大），心筋症，心室性期外収縮	心筋への直接的な障害：心筋細胞のミトコンドリア機能障害，フリーラジカルの産生と酸化ストレスの亢進
	マイトマイシンC	心不全（≧30mg/m²でリスク増大）	酸化ストレスの増加による
トポイソメラーゼⅡ阻害薬	エトポシド	心筋虚血・梗塞	冠攣縮による可能性が示唆されている
アルキル化薬	シクロホスファミド	不整脈，出血性心膜炎（心嚢液貯留，心タンポナーゼ），心筋炎，心不全（>120～170mg/kgでリスク大）	心筋への直接的な障害：代謝産物が血管外へ漏出することによる
	イホスファミド	上室性不整脈，洞徐脈，心不全（≧6.25～10g/m²でリスク増大）	心筋への直接的な障害：代謝産物が血管外へ漏出することによる
	シスプラチン	不整脈，心不全，心筋虚血・梗塞	腎毒性に伴った低Mg血症により不整脈を誘発。冠動脈の線維化も関与しているかもしれない
タキサン系	パクリタキセル ドセタキセル	不整脈，低血圧，心筋虚血	溶媒であるクレモホールELや，ヒスタミン遊離による心血管への作用が関与
ビンカアルカロイド	ビンクリスチン ビノレルビン	心筋虚血・梗塞，高血圧	冠攣縮による可能性が示唆されている
代謝拮抗薬	5-FU	不整脈，心筋虚血・梗塞，心不全	心筋周囲の血管内皮細胞への直接的な毒性により，冠攣縮などを引き起こす
分子標的薬	トラスツズマブ	不整脈，うっ血性心不全，血管浮腫，左室機能障害	HER2シグナル抑制による直接的な心筋細胞毒性
	ベバシズマブ	高血圧，血栓塞栓症，うっ血性心不全	高血圧と代償性心肥大の抑制による
	クリゾチニブ	QT延長	直接的な心筋細胞毒性

心疾患既往のある患者への抗がん剤投与

がん性心嚢炎を合併していても，循環動態が保たれており心嚢ドレナージまで必要のない小細胞がんに対する全身化学療法などが適応と考えられるが，心機能低下者に抗がん剤治療を行う場合は，基本的には心毒性を有する薬剤の投与は避けるべきである。アムルビシンはドキソルビシンの誘導体であるが，心毒性はまれとされている。いずれにしろ，やむをえず投与する場合は，既往症と薬剤の組み合わせに注意し(表3)，投与後も心毒性の増悪がないか常に注意を払う必要がある。

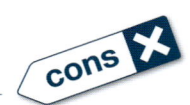

輸液との関係

心機能低下者に輸液を行う場合に注意する理由

　無症候性の心機能低下患者に抗がん剤治療を行う場合に，輸液により前負荷が増加し心不全症状が出現することがある。

表3　注意すべき既往症と抗がん剤の組み合わせ（文献6より引用）

心毒性の種類	薬剤	頻度
うっ血性心不全 左室機能障害	アントラサイクリン	+++
	マイトマイシンC	++
	トラスツズマブ	++
	シスプラチン	++
	パクリタキセル	+
	ベバシズマブ	+
虚血性心疾患	5-FU，UFT，S-1	+
	シスプラチン	+
	ベバシズマブ	+
	パクリタキセル	+
	ビンカアルカロイド	+
低血圧	エトポシド	++
	パクリタキセル	+
	セツキシマブ	+
高血圧	ベバシズマブ	+++
	シスプラチン	++
不整脈 伝導障害	イホスファミド	++
	パクリタキセル	++
QT延長 torsades de pointes	クリゾチニブ	++
血栓塞栓症	ベバシズマブ	++
	シスプラチン	+
心膜炎 心嚢液貯留	シクロホスファミド	+
	ブレオマイシン	+

循環動態の評価には何がある？

　Forrester分類が循環不全全般の評価にも用いられるが，現実的にはNohriaら[3)]により提唱された2分間評価法が簡便である（図1）。coldの場合は末梢循環不全があり血圧低下も起こりうる状態であるため，抗がん剤治療の継続は難しい。wetの場合は，うっ血が存在するので一旦治療は中止して利尿薬と血管拡張薬を使用する必要がある。輸液の開始は1時間あたり40～60mL程度にとどめ，水分出納（総摂取量と総排出量

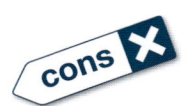

の差）の目標を1日あたり－500〜1,500mL程度とする。設定した輸液量が適切かどうかは体重，尿量などで総合的に評価する。

また，シスプラチンは3L/日以上の大量輸液（short hydration法でも約2L/日）[4]を必要とするため，心機能低下者にはカルボプラチンへ変更することで心毒性増悪のリスクを軽減できる。

図1 血行動態の評価方法（文献3より引用）

a：Forrester分類による血行動態の評価。

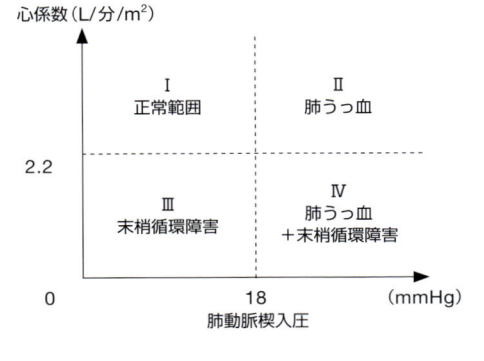

心係数（L/分/m²）

	Ⅰ 正常範囲	Ⅱ 肺うっ血
2.2		
	Ⅲ 末梢循環障害	Ⅳ 肺うっ血＋末梢循環障害
0	18	(mmHg)

肺動脈楔入圧

b：2分間評価表による血行動態の評価（Forrester分類による2分割表に相当）。

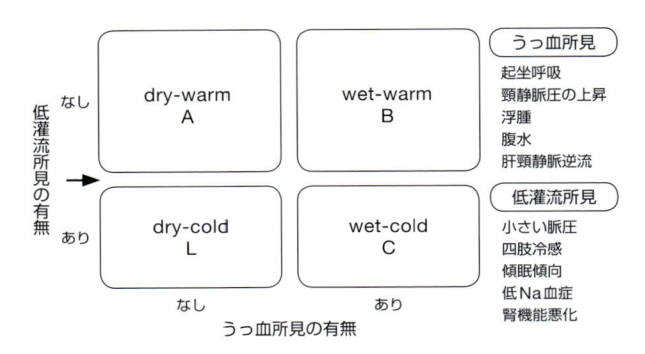

低灌流所見の有無 なし／あり
うっ血所見の有無 なし／あり

- dry-warm A
- wet-warm B
- dry-cold L
- wet-cold C

うっ血所見
- 起坐呼吸
- 頸静脈圧の上昇
- 浮腫
- 腹水
- 肝頸静脈逆流

低灌流所見
- 小さい脈圧
- 四肢冷感
- 傾眠傾向
- 低Na血症
- 腎機能悪化

分子標的薬と心毒性

輸液投与が困難な場合選択しやすいかもしれない

　頻度は低いが，いずれの薬剤においても不整脈・狭心症・心筋梗塞の合併が報告されている。ベバシズマブは血管内皮増殖因子（VEGF）に対するモノクローナル抗体であり，VEGFのシグナル伝達経路を遮断する。圧負荷・虚血時に血管新生を行い，適応現象としての心肥大形成を防ぐことで，心毒性をきたすとされる[5]。高血圧発症は22〜36％，うっ血性心不全は2〜4％，動脈塞栓症は4〜5％と報告されている[6]。EGFR-TKIであるゲフィチニブ，エルロチニブによる心毒性の機序は明らかとなっておらず，報告も少ない。心機能低下患者において輸液投与が困難な場合は，治療薬として選択しやすいかもしれない。

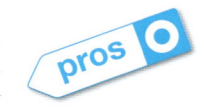

pros ○

心毒性の管理

心機能低下者に輸液を行う場合に注意する理由

　抗がん剤の心毒性の管理については，いまだ確立されたものはない。アントラサイクリンやトラスツズマブを含むレジメンかにより管理が変わることはあるが[7]，肺がん領域ではこれらの薬剤が使用される頻度は少ない。心毒性の発生機序は十分に解明されていないことが多く，現段階では随時心機能評価を行いながら，抗がん剤治療を

実施していくことが実践的となる。

文献

1) Seidman A, et al. J Clin Oncol 2002; 20: 1215-21. PMID: 11870163
2) Yeh ET, et al. Circulation 2004; 109: 3122-31. PMID: 15226229
3) Nohria A, et al. JAMA 2002; 287: 628-40. PMID: 11829703
4) Hotta K, et al. Jpn J Clin Oncol 2013; 43: 1115-23. PMID: 24082005
5) Chen MH, et al. Circulation 2008; 118: 84-95. PMID: 18591451
6) Senkus E, et al. Cancer Treat Rev 2011; 37: 300-11. PMID: 21126826
7) Suter TM, et al. Eur Heart J 2013; 34: 1102-11. PMID: 22789916

（山岸智子，瀧川奈義夫）

Ⅱ こんなとき治療をどうするか　　6. 循環器疾患合併肺がん

② 不整脈合併，不整脈治療中の肺がんの薬物療法

> **! point**
> Ⅳ期非小細胞肺がん，小細胞肺がんにおいて，延命を目指すためには薬物療法が必須
> - 化学療法が best supportive care（BSC）に対して有意に生存に寄与していることが示されている
> - 不整脈による治療関連死を含む毒性のリスクを考慮したうえで，可能であれば薬物療法を行うべきである

不整脈合併，不整脈治療中の肺がんの薬物療法のキーポイント

可能であれば薬物療法を

　ECOG PS 0～2で全身状態良好なⅣ期非小細胞肺がん，PS 0～3の小細胞肺がん患者に対する化学療法は，生存期間を延長しQOLを改善することから行うよう勧められる。そのため不整脈合併例であっても，治療関連死を含むその毒性のリスクを考慮したうえで，可能であれば薬物療法を行う必要がある。 **point !**

　ECOG PS 0～2で全身状態良好なⅣ期非小細胞肺がん，PS 0～3の小細胞肺がん患者に対する化学療法は，生存期間を延長しQOLも改善することから，ガイドライン上行うよう推奨されている。 **point !**

　メタアナリシスによって，化学療法がBSCに対して有意に生存に寄与していることが示されていて[1]，QOLに関しても改善が示されている[2]。 **point !**

　薬物療法の有害事象による不整脈は，①QT延長以外の不整脈，②QT延長の2つに大きく分けられる。QT延長は，ときに致死的となるtorsade de pointesに関与している。

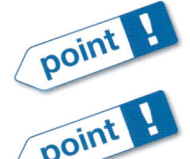

薬物療法施行の際に注意が必要な不整脈

QT延長以外の不整脈

　薬物療法によって，種々の不整脈がしばしば惹起されることはよく知られているが，その種類は洞徐脈，心房性・心室性期外収縮，心房細動など多岐にわたる。
　不整脈の頻度は，心疾患の既往例や，抗がん剤投与前から不整脈を有する患者において高くなるため，これらの患者への投与には特に注意が必要である。

肺がんの治療に使用する薬剤と主な不整脈

・アントラサイクリン系薬剤（ドキソルビシン，アムルビシンなど）：心室性期外収縮
・シスプラチン：心房細動

　原因の1つとして，投与時の大量輸液による電解質異常が挙げられる。そのため，心疾患の既往例や抗がん剤投与前から不整脈を有する患者では，大量補液を必要としないカルボプラチンへの変更も検討する。

・パクリタキセル：洞徐脈，房室ブロック

　心疾患の既往例や不整脈合併例の初回投与時は，心電図モニタリングを行う。症候性の徐脈をきたした場合には，投与を中止する。

・5-HT_3阻害薬（グラニセトロン）：洞徐脈，房室ブロック

　上記の薬剤と併用されるケースも多いため，併用による不整脈の悪化には注意が必要である。

QT延長

　薬物療法により引き起こされる不整脈のなかで，ときに致死的となるものとしてtorsades de pointesが知られている。この不整脈の発症に大きく関与している心電図異常がQT延長である。torsades de pointesは心室頻拍（VT）と同様に重症心室性不整脈であり，緊急な治療を要する。

torsades de points

　多形性心室頻拍で，図1[3)]のように，通常のVTとは異なり軸の方向が上向きと下向きを交互に繰り返す。torsades de pointsに先行して，心電図上QTの延長が認められる。

　血清電解質の異常，特にカリウム，マグネシウム，カルシウム値の低下が原因または誘因となるので，血清電解質は定期的に測定し補正する必要がある。

　QT間隔の評価は，QT間隔を基本心拍数で補正したQTc値を用いて行う。QTc値は，CTCAE v4.0[4)]でその異常の程度がグレード分類されている。QTcが延長すればするほどtorsades de pointesの起こる危険性が高くなる。

図1　亜ヒ酸によるtorsades de points
　　（Naito K, et al. Int J Hematol 2006; 83: 318-23.より転載）

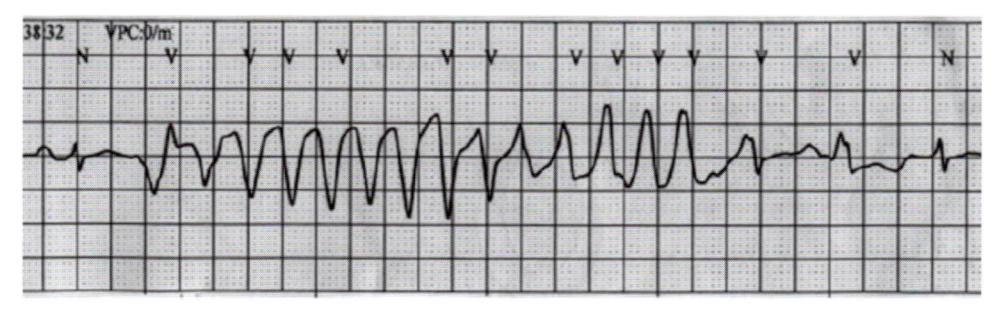

QT延長をきたす抗がん剤

　分子標的治療薬など，抗がん剤のなかには用量依存的にECG上QT間隔を延長するものがある。QT延長が報告されている代表的薬剤としては，亜ヒ酸やスニチニブ，ラパチニブ，ニロチニブ，ダサチニブなどが報告されている[5]。ALK融合遺伝子陽性非小細胞肺がんで使用されるクリゾチニブも，1.6％の頻度でQT延長をきたすとされ，投与には注意が必要である[6]。

QT延長をきたす抗がん剤を使用する際の注意点

　QT延長の既往のある患者，うっ血性心不全や徐脈性不整脈のある患者は，QTが延長しやすいので特に注意が必要である。心電図および電解質の定期的なモニタリングを行う。

　QT延長が悪化する前に，抗がん剤を休薬するのが基本である。低カルシウム血症，低マグネシウム血症，低カリウム血症などの電解質異常もQT延長をきたすため，補正が必要である。

　表1に挙げたように[7]，抗不整脈薬，抗微生物薬，向精神薬，抗アレルギー薬など，QT間隔を延長させる薬剤を併用している場合には，可能であれば他の薬剤に変更する。低カルシウム血症などの電解質異常をきたす薬剤の併用もQT延長を悪化させる可能性がある。骨転移を有する肺がん患者では，骨関連事象の発現率を軽減するためにビスホスホネート製剤やデノスマブの投与が欠かせない。特にデノスマブは低カルシウム血症合併の頻度が高いため，予防のためのカルシウム製剤とビタミンDの投与が必須であり，併用する際には慎重なカルシウム値のモニタリングが必要である。

表1　併用に注意が必要な薬剤

	QT延長をきたしうる薬剤
抗不整脈薬	キニジン，ジソピラミド，プロカインアミド，アミオダロン，ソタロール，ベプリジル，ニフェカラント，ピルメノールなど
抗微生物薬	マクロライド系，ニューキノロン系，ペンタミジンなど
向精神薬	フェノチアジン系，三環系抗うつ薬，四環系抗うつ薬，ブチロフェノン系など
抗アレルギー薬	テルフェナジン，アステミゾールなど
その他	シサプリド，プロブコールなど
	低カルシウム血症をきたしうる薬剤
骨病変治療薬	ビスホスホネート，デノスマブなど

QT延長をきたした際の，クリゾチニブ等分子標的薬剤の投与基準の目安（表2）

　QTc間隔が500msecを超える（＝グレード3の）場合は，投与を一時中断しグレード1以下に回復するまで休薬する。

　グレード4のQTc延長の場合は，投与を中止する。

投与後は心電図を定期的に記録し，QTcを注意深く観察する。

表2　CTCAE v4によるQT延長のグレード分類とクリゾチニブ投与基準（文献4より引用）

CTCAE v4.0 日本語版	Grade 1	Grade 2	Grade 3	Grade 4
心電図QT補正間隔（QTc）延長	QTc 450〜480ms	QTc 481〜500ms	少なくとも2回の心電図でQTc≧501ms	QTc≧501msまたはベースラインから＞60msの変化があり，torsade de pointes，多型性心室頻拍，重篤な不整脈の徴候/症状のいずれかを認める
投与基準	同一投与量を継続		Grade1以下に回復するまで休薬する。回復後は200mg1日2回から投与を開始する	投与を中止する

まとめ

化学療法時は注意深く観察を

　心機能低下例やQT延長を有する患者は，ときに致死的となるため，リスクとベネフィットを天秤にかけ，薬物療法のベネフィットが大きいと判断された場合のみ，投与を考慮すべきである。そのうえで，抗がん剤を用いる際には血圧や心電図モニターで管理し，注意深く観察を行うことが重要である。

　クリゾチニブなど，QT延長をきたす可能性がある薬剤を使用する際には，QT延長をきたす薬剤のみならず，その誘因となる電解質異常をきたす併用薬にも考慮が必要である。

　近年，特に非小細胞肺がんでは，ドライバー遺伝子を標的とした分子標的薬剤の開発が目覚ましい。ALK融合遺伝子のような特定のドライバー遺伝子変異を有する患者では，その遺伝子を標的とした分子標的薬剤の使用が予後を大きく左右するため，不整脈による毒性のリスクをいかに回避して投与できるように工夫できるかどうかが，重要である。

文献

1) Non-Small Cell Lung Cancer Collaborative Group. Cochrane Database Syst Rev. 2010; 12: CD007309. PMID: 20464750
2) Anderson H, et al. Br J Cancer 2000; 83: 447-53. PMID: 10945489
3) Naito K, et al. Int J Hematol 2006; 83: 318-23. PMID: 16757431
4) CTCAE v4.0
   http://ctep.cancer.gov/protocolDevelopment/electronic_applications/ctc.htm#ctc_40
5) Suter TM, et al. Eur Heart J 2013; 34: 1102-11. PMID: 22789916
6) ザーコリ®カプセル添付文書
7) Strevel EL, et al. J Clin Oncol 2007; 25: 3362-71. PMID: 17664484

（梅村茂樹）

Ⅱ こんなとき治療をどうするか　　7. 生活習慣病合併肺がん

① 糖尿病合併肺がんの薬物療法

> **！point　肺がんの治療中に耐糖能が悪化する可能性がある**
> - ステロイドの併用や，輸液製剤に含まれるブドウ糖の負荷により高血糖をきたすことがある
> - 年齢や肺がんの進行度に応じて適切な血糖コントロールの目標を設定する
> 　末梢神経障害をきたしやすい抗がん剤の選択に注意する
> 　見かけ上，腎機能が正常でも糖尿病性腎症に注意する

糖尿病合併肺がんの治療中には，しばしば高血糖に遭遇する

ステロイドによる耐糖能悪化

　ステロイドは，制吐薬や抗アレルギー薬として化学療法時に併用されたり，oncologic emergency時の抗浮腫作用や悪液質に伴う症状緩和を期待して支持療法に用いられるなど，がん診療において汎用されている。ステロイドは，肝臓での糖新生を亢進し骨格筋や脂肪組織でのインスリン感受性を低下させて血糖を上昇させ，耐糖能障害の悪化や新規糖尿病発症をきたす。ステロイド投与量が多いほど耐糖能悪化の頻度は上がる。

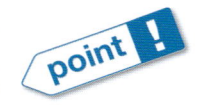

ステロイド糖尿病の診療のポイント

　内因性分泌抑制と外因性効果消失のため，早朝空腹時の血糖は上昇しにくく昼食後から夕食後に血糖を上昇させる。また，短期間で悪化した場合はHbA1cに反映されず診断が遅延する可能性もある。ステロイド治療中の症例では，午前中の空腹時血糖値のみではなくときどき昼食後の血糖値も確認することが望ましい。

ステロイド糖尿病の治療

　外来治療中で耐糖能障害が軽度の症例は経過観察でよい。軽症例の治療では経口血糖降下薬が選択肢に挙がることもあるが，インスリン治療が基本である[1]。食後の血糖上昇が強いため，速効/超速効型インスリンの食前投与が基本となる。糖代謝に及ぼす影響や作用時間はステロイドの種類により異なる(表1)。プレドニゾロンなど短～中時間作用型ステロイドを午前中に単回投与する場合，糖質ステロイドの効果発現は数時間後に最大になるため，昼の速効/超速効型インスリン投与量が多くなることが多い。デキサメサゾンなど長時間作用型ステロイドの場合は，夕食前の速効/超速効型イ

ンスリン投与量が増え，中間/持続型インスリンも必要とすることが多い．実際には血糖値の予測が困難なため，各食前血糖測定値に応じたスライディングスケールを用いることが多い(表2)．また，食欲不振が予測される場合には，超速効型インスリンを食事量にあわせて調整し食後打ちにするスケールも併用する(表3)．

表1 副腎皮質ステロイドの種類と特徴

	血中半減期（時間）	生物学的半減期（時間）	糖質コルチコイド作用
ヒドロコルチゾン	1.2	8〜12	1
プレドニゾロン	2.5	12〜36	4
メチルプロニゾロン	2.8	12〜36	5
デキサメサゾン	3.5	36〜54	25
ベタメサゾン	3.3	36〜54	25

表2 NTT東日本関東病院，(以下，当院)におけるスライディングスケール例

a 定時インスリンなし

血糖値(mg/dL)	超速効型インスリン皮下注射(単位)
181〜220	2
221〜260	3
261〜300	4
301〜400	6
401〜500	8

b 定時インスリンあり

血糖値(mg/dL)	インスリン注射(単位)
181〜220	定時指示量+2
221〜500	定時指示量+3

表3 当院スライディングスケール例(定時インスリンあり)

食事量	インスリン注射 (単位)
7〜10割	定時指示量+表2b追加分
4〜6割	定時指示量2/3+表2b追加分
一口〜3割	定時指示量1/3+表2b追加分
食事なし	表2b追加分

輸液製剤に含まれるブドウ糖にも注意が必要

輸液製剤に含まれるブドウ糖によって血糖上昇をきたす可能性があり，ブドウ糖8〜10gに対し速効型インスリン1U相当の混注を考慮する．

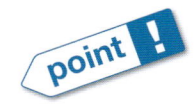

年齢や肺がんの進行度に応じて適切な血糖コントロール目標を設定する

糖尿病治療の目標は，種々の合併症を予防し健常者と変わらないQOLや寿命を確保することである．早期がんや局所進行がんで長期予後が期待される場合には，適切な血糖モニタリングのもと継続的に糖尿病治療を行い，慢性合併症を予防する．進行がんで予後が限られている場合には厳格な血糖コントロールは必ずしも必要でなく，食

餓療法や血糖測定は必要最低限に留めQOLを保持することを優先させる。ただし，高血糖高浸透圧症候群や低血糖は致死的な危険を伴うため，著しい高血糖や低血糖を回避するような血糖コントロールを目標とする。体調不良時には高血糖による合併症の鑑別のため，尿ケトン体が陽転化していないか確認する。

　日常臨床では，糖尿病合併を理由にステロイドの使用を躊躇するケースも見受けられるが，インスリンの調整により血糖コントロールは可能であり，支持療法として必要十分なステロイドを用いることは有益であると考える。

末梢神経障害をきたしやすい抗がん剤の選択に注意する

　非小細胞肺がんの化学療法において，タキサン系抗がん剤はkey drugの1つである。パクリタキセルでは高頻度に末梢神経障害が認められ，用量規定因子となっている。末梢の感覚神経障害が最も多く，糖尿病合併例ではリスクが高いことが知られている[2]。発症頻度はパクリタキセル投与量，投与時間，投与スケジュールに依存するが，特に1回投与量が多い場合に発症しやすい[3]。ドセタキセルはパクリタキセルより低頻度ではあるが，末梢神経障害をきたす。糖尿病合併例，特に糖尿病性末梢神経障害合併例では，他に同等の治療効果が期待できる抗がん剤が選択できる場合にはタキサン系抗がん剤を回避することが望ましい。糖尿病合併例にタキサン系抗がん剤を含む治療を行う場合には，分割投与で神経障害の軽減を図ることが望ましい[4]。

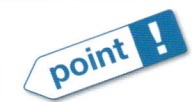

見かけ上，腎機能が正常でも糖尿病性腎症に注意する

　糖尿病性腎症は5つの病期に分類されるが，持続性蛋白尿を認める時期にも腎機能はほぼ正常を保つ(表4)。しかし，蛋白尿が陽性となる時期には腎組織障害が進行していることが多く，抗がん剤投与を契機に腎機能障害が顕在化することがある。特にシスプラチンをはじめとする腎毒性をきたしやすい薬剤を選択する際には注意が必要である。

　腎機能がほぼ正常であっても10年以上の糖尿病罹病期間があれば糖尿病性腎症の可能性を考慮する。また，顕性腎症が発症する時期には網膜症や神経障害がすでに発症していることが多いため，他の合併症の状況も参考に判断する。治療前に尿中アルブミンで評価し，血圧管理などに留意することが望ましい。

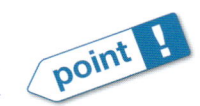

表4 糖尿病性腎症の病期分類

（糖尿病性腎症に関する合同委員会報告．日腎会誌 2002; 44(1): ⅰ．より引用）

病期	臨床的特徴	
	尿蛋白（微量アルブミン尿）	GFR（CCr）
第1期（腎症前期）	正常	正常ときに高値
第2期（早期腎症）	微量アルブミン尿	正常ときに高値
第3期A（顕性腎症前期）	持続的蛋白尿	ほぼ正常
第3期B（顕性腎症後期）	持続的蛋白尿	低下
第4期（腎不全期）	持続的蛋白尿	低下
第5期（透析療法）	透析療法中	

文献

1) Oyer DS, et al. J Support Oncol 2006; 4: 479-83. PMID: 17080737
2) Rowinsky EK, et al. Semin Oncol 1993; 20: 1-15. PMID: 8102012
3) Scripture CD, et al. Curr Neuropharmacol 2006; 4: 165-72. PMID : 18615126
4) Belani CP, et al. J Clin Oncol 2008; 26: 468-73. PMID: 18202422

（棚井千春）

Ⅱ こんなとき治療をどうするか　　7. 生活習慣病合併肺がん

② 重症高血圧合併肺がんの薬物療法

! point
- 重症高血圧を合併していても，降圧薬にて血圧コントロールを行いながら薬物療法は可能である
- 扁平上皮がんを除く非小細胞肺がんでのキードラッグとなるベバシズマブの副作用に高血圧があり，投与時には血圧コントロールが重要となる

◉ pros
- ベバシズマブは扁平上皮がんを除く非小細胞肺がんを対象に実施された国内外の臨床試験で有用性が証明されている薬剤である。副作用である高血圧に対しては必要に応じて降圧薬を使用する。血圧コントロールを十分に行えば重症高血圧患者にも使用可能である

✕ cons
- ベバシズマブは，扁平上皮がんを除く非小細胞肺がんで70歳以上の高齢者では上乗せ効果は認められず，慎重な使用が必要である
- ベバシズマブはGrade4の高血圧が持続する場合は休薬し，再投与しない

重症高血圧合併肺がんに対する治療のキーポイント

　重症高血圧合併肺がんに対する化学療法の実施時期に明確な基準はないが，血圧コントロールを十分に行ったうえで開始する必要がある。化学療法開始後に高血圧が増悪する場合は，化学療法の休薬や中止を検討する。

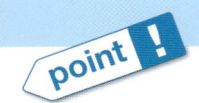

重症高血圧合併肺がんに使用する薬物の注意点

　肺がんの薬物療法で高血圧の副作用に留意する必要がある薬剤の代表的なものにベバシズマブがある。

ベバシズマブとは

　ベバシズマブは腫瘍血管新生における主要な液性因子であるVEGF（血管内皮増殖因子）のヒト化モノクローナル抗体であり，ヒトVEGFと特異的に結合することでVEGFと血管内皮細胞上に発現しているVEGF受容体との結合を阻害し，腫瘍組織での血管新生や腫瘍増殖を抑制する。腫瘍の微小血管が退縮するとともに，腫瘍内血管の異常構造が正常化することで亢進していた腫瘍内間質圧が低下し，併用する化学療法の到

達性を改善する。

　ベバシズマブの有用性は，海外の第Ⅲ相試験であるECOG4599試験とAVAiL試験で，国内においても第Ⅱ相試験であるJO19907試験で証明されている。

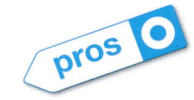

ベバシズマブの有害事象としての高血圧

　ベバシズマブの投与により20～30％に高血圧を生じる。今後ベバシズマブを選択し，維持療法にても使用するケースが増加してくることが考えられるが，その場合，ベバシズマブの有害事象のメンテナンスが重要となる。

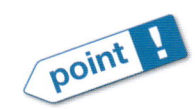

　ベバシズマブに関連した高血圧の発現機序は，末梢血管の細小血管床量を減少させることで末梢血管抵抗を上昇させ，また，VEGFを阻害することで，血管拡張作用を有する一酸化窒素（NO）産生を抑制することにより生じるとされる。

　薬剤誘発性のVEGF低下により高血圧が発現するため，心血管リスク因子を有さなくても急激に血圧が上昇することがある。初回のサイクルに血圧が上昇する傾向があるとされており，定期的な血圧測定が推奨される。血圧上昇時には降圧薬の使用や休薬，投与中止が必要となる。

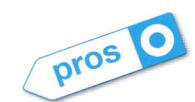

　海外の臨床試験（AVAiL試験，E4599試験）でGrade3以上の高血圧は6～8％，国内臨床試験（JO19907試験）では11.2％であった（Gradeの基準はCTCAEver3.0に準拠）。

高血圧に対するベバシズマブの投与基準

　国内臨床試験（JO19907試験）により，高血圧が出現した場合の休薬，中止基準がある。

　高血圧が認められる場合は血圧コントロールが得られてからベバシズマブ投与を開始する。ベバシズマブ使用後に高血圧が出現した場合は150/100mmHg以下になるまでベバシズマブを休薬する。

Grade1：特に介入は必要としない
　　　症状がなく一過性（24時間未満）で拡張期血圧が20mmHgを超えて上昇する場合。以前正常であった場合は150/100mmHg超えに上昇する場合。

Grade2：降圧薬（単剤）による薬物療法が必要となる場合もある
　　　再発，持続性（24時間以上），または症状を伴う場合で拡張期血圧が20mmHgを超えて上昇する場合。以前正常であった場合は150/100mmHg超えに上昇する場合。

Grade3：血圧コントロールが可能となるまで休薬する
　　　2種類以上の降圧薬または以前より集中的な治療を必要とする場合。

Grade4：投与を中止し，以降再投与はしない
　　　高血圧性クリーゼなど生命を脅かす状態。

ベバシズマブによる高血圧に対する降圧薬の選択

　VEGFがレニン・アンジオテンシン系，特にアンジオテンシンIおよびII受容体を介して血圧に関わっていることが高血圧の発現機序の1つと考えられている。よって，海外のガイドラインではARB，ACE阻害薬を推奨しているが，国内ではCa拮抗薬の使用も多く，高血圧管理に推奨され降圧薬についての明確なエビデンスは示されていない。

　ARBは腎保護作用があり，ベバシズマブの有害事象である蛋白尿の改善も期待できることから使用されることが多い。またCa拮抗薬は，VEGF抑制により生じる血管収縮を弱める作用があるとされており，ARBにても血圧コントロールが不十分であるなど，Ca拮抗薬への変更や併用も選択肢として考慮する。

　　処方例（Grade2の高血圧を認める場合）
　　ARB：テルミサルタン 40mg，カンデサルタン シレキセチル 4mg
　　上記にても効果が乏しい場合，増量またはCa拮抗薬への変更や併用
　　Ca拮抗薬：ベニジピン 4mg，アゼルニジピン 8mg

　シスプラチンなど補液を多く必要とする抗がん剤を使用する場合には，大量還流による血圧上昇のリスクを考慮する必要がある。還流減少目的にフロセミドによる強制利尿を行う場合，腎障害や聴覚障害が増悪されることがある。血圧上昇とともに他の副作用も総合的に判断することが大切である。

　高血圧患者では動脈硬化系疾患（虚血性心疾患，腎機能障害）の合併が多いため，治療前にこれらの臓器スクリーニングが重要である。

〈河野美保，岩本康男〉

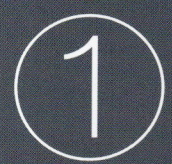

II こんなとき治療をどうするか　　8.血液疾患合併肺がん

① 血液疾患合併肺がんの薬物療法

! point　血液疾患の状態を把握し肺がん治療の適否を適切に評価すること
- 血液疾患の病態や重症度に関する把握
- 肺がんに対する抗がん剤治療の適否
- 血液専門医との緊密な連携

◎ pros
- EGFR遺伝子変異陽性肺がん，ALK遺伝子異常肺がんの場合，分子標的薬（ゲフィチニブ，エルロチニブ，クリゾチニブ）の血液毒性は少ないため，これらを用いた抗がん剤治療は実施できるかもしれない

✕ cons
- 血液疾患の重症度が高い場合は，抗がん剤治療適応はかなり保守的に考えるべきである
- むしろ，血液疾患の治療を優先すべきかもしれない

　抗がん剤治療を行う際のもっとも高頻度な毒性は血液毒性（骨髄抑制）である．また骨髄抑制に端を発する発熱性好中球減少症はその致死率の高さゆえ，最も避けるべき毒性である[1]．そのため抗がん剤治療開始に当たっては，本来十分な造血器を含む各臓器の機能が保たれていることを必須条件とする．しかし，実臨床の世界では得てして血液疾患を併存し，血球減少を初めから認める患者も一定の割合で存在する．

　本項も他項と同じく，ほぼ科学的根拠に乏しい領域を議論していく．ケースバイケースの対応が必要であり，本文が必ずしも目の前のすべての患者に当てはまるわけでないことをぜひともご留意いただきたい．

併存する血液疾患の**病態把握**

血液専門医との連携を

　併存する血液異常がどのような病状・病態に基づくものかをまず明らかにしたうえで，抗がん剤治療の適応を考えるべきである．広範に鑑別疾患を列挙の後，最終的な診断へ至るプロセスを肺がん診療医だけで対応することは現実的に困難で，血液専門医との連携が必要である．例えば，肺がん患者において血球減少が認められる原因として，①播種性血管内凝固（DIC），②がんの骨髄浸潤，③がんに伴う慢性貧血，④がんに対する化学療法あるいは放射線療法による造血障害，⑤その他（ビタミンB12欠乏症や葉酸欠乏，脾腫大，感染症，血球貪食症候群，鉄欠乏性貧血，骨髄異形成症候

群（MDS），特発性血小板減少性紫斑病など）が挙げられる[2]。

肺がんに対する抗がん剤治療の適否

血液疾患の重症度に依存

適否の決定は原疾患である肺がんの病状（進行度，進行速度）に加えて，当然血液疾患の重症度に依存する。例えば併存している疾患がMDSだった場合，国際予後スコアリングシステム（IPSS）を用いたリスク分類が役立つ(表1)[3]。高リスク群の場合，その予後（50％生存）はわずか0.4年であること，および，白血病への移行率は45％であることなどから[3]，肺がんよりもむしろ併存する血液疾患のほうが患者の予後を決める可能性がある。このような場合，肺がんに対する抗がん剤治療の適応は，かなり保守的に考えたほうがよいかもしれない。いずれにしても血液専門医との連携を通じた総合的な判断が要求される。

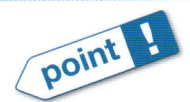

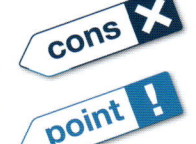

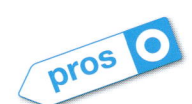

分子標的薬（ゲフィチニブ，エルロチニブ，クリゾチニブ）は，がん細胞に標的遺伝子異常が存在する場合（前2者はEGFR遺伝子変異，後1者はALK遺伝子異常），劇的な効果のみられることがわかっている[4,5]（表2）。これらの薬剤では骨髄抑制はほぼ起

表1　MDSのIPSS（文献3より引用）

予後因子の配点	0	0.5	1	1.5	2
骨髄での芽球	＜5％	5〜10％	—	11〜20％	21〜30％
核型*1	良好	中間	不良		
血球減少*2	0/1系統	2/3系統			

*1
良好：正常，20q-，-Y，5q-
中間：その他
不良：複雑（3個以上），7番染色体異常

*2
貧血：Hb＜10g/dL
好中球減少＜1,800/μL
血小板減少＜10万/μL

リスク群	点数
low	0
int-1	0.5〜1.0
int-2	1.5〜2.0
high	＞2.5

表2　ゲフィチニブによる血液毒性（文献4より引用）
ゲフィチニブ服用者114名

血液毒性	Grade1	Grade2	Grade3	Grade4	Grade≧3
	患者数（名）				患者数（％）
好中球減少	5	1	0	1	1（0.9）
貧血	18	2	0	0	0
血小板減少	8	0	0	0	0

こさないため，血液疾患を併存している肺がん患者でもより安全に治療実施できる可能性を有する。腫瘍細胞の遺伝子異常の積極的な検索が望まれる。

抗がん剤治療を行う際の**留意点**

　併存する血液疾患・病態の把握を十分行ったうえで実際に抗がん剤治療を行う場合は，患者の感染兆候（発熱など），出血傾向（血痰・血便など）などの関連自覚症状に随時留意する以外に，末梢血液所見（血球数，血球形態など）の推移にも注意を払う。

血液製剤の使用

余裕を持った対応を

　血液疾患，DICなど何らか血球異常・減少を併存する肺がん患者に対して，抗がん剤治療を実施することにより，さらに病態の悪化を生じる危惧が多いにありうる。その場合の対応として，もっとも一般的なのは輸血である。

　血液製剤使用に関しては，厚生労働省の「血液製剤の使用指針」に記載されている。そのなかで特に固形がん患者に関する輸血療法について表3に抜粋した[2, 6]。また，

表3　抗がん剤治療患者における適正輸血（文献6より引用）

赤血球製剤		
慢性貧血		Hb 7g/dLを目安に輸血。循環器系の臨床症状や日常の活動状況を勘案して決定する。薬剤により治療可能な場合には輸血は適応外
急性貧血		急性出血による貧血では循環動態に影響があれば輸血する。Hb 6g/dL以下ではほぼ必要
周術期	術前投与	原疾患，侵襲の程度，出血予想量，年齢，体重，心肺機能などで決定する
	術中投与	出血量が循環血液量の20％を越えた場合。通常はHb 7〜8g/dLであるが，心肺機能障害のある場合はHb 10g/dL以下で輸血を検討する
	術後投与	急激に貧血が進行する場合
血小板製剤		
活動性出血		血小板数＞5万/μLを維持する
周術期	術前投与	血小板数＞5万/μLを維持。中枢神経系の手術時は7〜10万/μL以上が望ましい
	術中投与	大量失血により24時間以内に循環血液量以上の大量輸血を行い，止血困難で血小板減少を認める場合
	術後投与	一般に適応となることは少ない
DIC		血小板数が5万/μL以下で出血傾向を認める場合
		慢性DICは適応外
薬物療法実施中		血小板数＜2万/μLに減少し出血傾向を認める場合に血小板数1〜2万/μL以上を維持するように輸血する
血小板輸血不応状態		血小板輸血後に血小板数が増加せず，抗HLA後退が陽性のときにHLA適合血小板の適応
		経過中に抗HLA後退が陰性化することがあるので，経時的に検査する
新鮮凍結血漿		
DIC		PT＜30％　APTT＞2倍　フィブリノゲン100mg/dL以下
		原疾患の治療と抗凝固療法を行ったうえでFFP投与を考慮する
大量輸血時		手術時もしくは大量出血時の希釈性凝固障害による止血困難な場合
		24時間以内に循環血液量を超える大量輸血が行われた場合

ASCOガイドラインによると，MDSや再生不良性貧血を併発しているがん患者において，明らかな出血を伴わない，慢性化し安定している著明な血小板減少の場合は，予防的血小板輸血は行わないとしている[7]（表4）。しかし「慢性化し安定している著明な血小板減少」の具体的な基準は明記されていないし，これに加えて抗がん剤治療をする場合の対応も明記されておらず，かなり余裕をもった対応が望ましいと考える。また，固形腫瘍における予防的血小板輸血は10,000/μLを血小板輸血の最低基準とするとしているが，血液疾患を併存している状況であれば，実臨床の現場ではもう少し緩めの基準が望ましいかもしれない。

表4 がん患者における血小板輸血に関するASCOガイドライン（一部抜粋）（文献7より引用）

1）血小板製剤	全血由来あるいは同一のドナーからのアフェレーシスによる血小板は同等の効果を有するため，通常はいずれを用いてもよいが，前者のほうが安価である。両者とも20～24℃で保存する
2）予防的，治療的血小板輸血	骨髄機能低下により出血の危険がある患者に対しては，予防的血小板輸血が勧められる
3）急性白血病における予防的血小板輸血の最低基準	治療を行う成人においては，10,000/μLを血小板輸血の最低基準とする。小児も同様の基準が推奨されている。しかし，新生児や出血，発熱，白血球増多，急速な血小板減少をきたしている場合には，より早期での血小板輸血を行う
4）造血幹細胞移植時	上記3）と同様の基準で血小板輸血を行う
5）慢性化し安定している著明な血小板減少症	MDSや再生不良性貧血では，慢性的かつ著明な血小板減少状態にあるにもかかわらず出血がみられないことが多い。明らかな出血，または積極的治療を行わない状況では予防的血小板輸血は行わない
6）固形腫瘍における予防的血小板輸血	10,000/μLを血小板輸血の最低基準とする。膀胱がん，壊死性腫瘍に対する治療中の場合は，20,000/μLを血小板輸血の基準とする
7）血小板減少患者における外科的・観血的処置	通常の外科的・観血的処置を行う場合，40,000～50,000/μLあれば十分である。骨髄検査などは20,000/μL以下でも安全である
8）RhD抗原に対する免疫反応予防	赤血球混入によるRhD免疫反応を予防するため，RhD陰性ドナーからの血小板輸血または抗D抗体による予防を行う
9）白血球削減製剤による免疫反応予防	白血球が削減された血小板製剤を用い，さらに輸血時には白血球除去フィルターを使用する
10）血小板輸血不応の診断	採取72時間以内の血小板を最低2回輸血したにもかかわらず，予想されるだけの増加がみられない場合，血小板輸血不応を疑う
11）血小板輸血不応の対応	血小板輸血不応時にはHLA-A，HLA-B抗原陽性ドナーからの血小板輸血を行う

文献
1) Fujiwara Y, et al. Ann Oncol 2011; 22: 376-82. PMID: 20699278
2) 日本臨床腫瘍学会編. 新臨床腫瘍学, 改訂第3版, 南江堂, 2012, p663.
3) 日本臨床腫瘍学会編. 新臨床腫瘍学, 改訂第3版, 南江堂, 2012, p567-8.
4) Maemondo M, et al. N Engl J Med 2010; 362: 2380-8. PMID: 20573926
5) Shaw AT, et al. N Engl J Med 2013; 368: 2385-94. PMID: 23724913
6) 厚生労働省. 血液製剤の使用にあたって（輸血療法の実施に関する指針・血液製剤の使用指針・血液製剤等に係る遡及調査ガイドライン），第4版, じほう, 2009.
7) Schiffer CA, et al. J Clin Oncol 2001; 19: 1519-38. PMID: 11230498

（堀田勝幸）

II こんなとき治療をどうするか　9．重複がん・多発がん患者の肺がん治療

① 重複がん患者の薬物療法

! point
- 治療戦略を立てるためにもできるかぎり組織診断が必要
- それぞれのがんの病期に基づく予後判定から，どちらの標準治療を優先するのか決定する

○ pros

それぞれの標準治療にこだわる場合
- 最大の効果と最小の副作用を目指して，可能であればそれぞれの標準治療を交互に行う

× cons

標準治療にこだわる余裕がない場合
- 猶予がない場合，共通して有効な薬剤を選択
- 異なるがん薬物療法の同時進行（EGFR-TKI を内服しながら FOLFOX + ベバシズマブなど）には有害事象に細心の注意を払う

　重複がんは臨床試験では除外基準となっていることが多くエビデンスが構築されにくい領域であるが，臨床現場で遭遇する可能性は十分にある。喫煙のリスク因子と絡んで肺がんに重複しやすいがんの種類の報告も散見されるがその限りではなく，実際にどのような対応をしていくかが重要である。

肺がんの転移巣なのか，重複がんなのか

可能な限り生検による組織診断を

　脳や骨など，肺がんの転移好発部位であれば画像診断から「肺がん転移」と判断されることが一般的と思われるが，転移先としてあまり多くない場合には重複がんをより疑わなくてはいけない。重複がん確定診断には組織診断が必須であるが，生検には診断の意味だけでなく予後予測にも役立つ可能性があること，薬剤選択が増えた近年では治療戦略を組み立てるうえでも重要となり，可能な限り組織を得ることが望ましい。

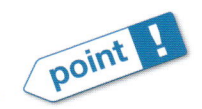

優先の判断材料

総合的に判断を

　「どちらの治療を優先させるべきか」はさまざまな情報をもとに総合的に判断する必要がある。具体的にはそれぞれのがんの進行度，出血や閉塞などの critical な状況を起こしているかどうか，またゲフィチニブなどの奏効率の高い薬剤が使用可能かどうか，

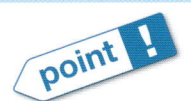

といったことが判断材料になると思われる．特に患者の予後を左右すると考えられるがんの治療を優先する．場合によっては同時に対応を迫られるようなこともあるかもしれない．以下，IV期肺がんに重複がんが合併した場合の治療の進め方について3パターンに分けて解説してみた．

それぞれのがんの標準治療を優先するケース

まずIV期である肺がんに対して標準化学療法を施行する．その間に他方のがんが悪化しない場合にはそのまま肺がん治療を継続するが，重複がんが悪化してきた場合には区切れのいい時期（プラチナ併用化学療法であれば4コース終了時点，など）で肺がん治療を一時休止して，重複がん対応（化学療法や姑息的手術，など）にスイッチする．この際，肺がんの再増悪もチェックしながら肺がん対応に戻るタイミングを見きわめることも大切となる．肺がんが小細胞肺がんであった場合には，その進行の速さゆえ重複がんに対応する余裕はないかもしれないが，共通して効果的な薬剤選択（胃がんや大腸がんならばシスプラチン＋イリノテカン，卵巣がんならばシスプラチン＋エトポシド）を工夫できるかもしれない．

重複がん対応が急がれるケース

重複がんがcriticalな状況（大腸がんの出血がひどい，幽門が閉塞しかけている，など）な場合，まず姑息的に手術や放射線などを行い，その後にIV期肺がんの標準治療にとりかかる．

両方とも急いで対応が必要なケース

プラチナ製剤の相方として両がん腫にactiveな薬剤を選択する．表1に肺がんで繁用される薬剤に効果的ながん腫の一例を示した．

ゲフィチニブやクリゾチニブなどのチロシンキナーゼ阻害薬が使用可能な場合には，内服させながら同時に重複がん治療を施行する，といった方法や，逆に重複がんがホルモン陽性乳がんや前立腺がんの場合，ホルモン剤を使用しながら同時に肺がんの化学療法を施行する，といった裏の案も検討されるかもしれない．その際には安全性や用量など保障がないので，副作用の出現には厳重な注意が必要とされる．

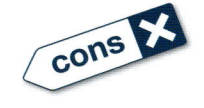

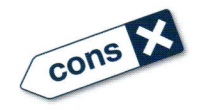

両方のがんを気にするあまり中途半端な治療とならないように注意したい．効果を最大限に生むために，それぞれのがんの標準治療を意識することが大切である．

表1 肺がんで繁用される薬剤に共通して効果的なもの（一例）

シスプラチン	頭頸部がん，食道がん，胃がん，胆道がん，膀胱がん
ゲムシタビン	膵がん，胆道がん，乳がん，卵巣がん，悪性リンパ腫
イリノテカン	胃がん，大腸がん，卵巣がん，乳がん
S-1	頭頸部がん，胃がん，乳がん，胆道がん，膵がん，大腸がん
パクリタキセル	胃がん，乳がん，卵巣がん，子宮体がん
アルブミン結合パクリタキセル	胃がん，乳がん
ドセタキセル	胃がん，乳がん，卵巣がん，前立腺がん
ベバシズマブ	大腸がん，乳がん

投与条件に差がある場合があるので注意．

（引野幸司）

Ⅱ　こんなとき治療をどうするか　　9. 重複がん・多発がん患者の肺がん治療

② 多発肺がん患者の薬物療法

point
- 多発肺がんを診断する際は，正確な診断のための病理組織学的検討が重要
- 予後を規定する病変，PS あるいは症状悪化の原因となる病変をみきわめる

pros
- 治癒可能で，PS 良好かつ肺機能などが問題なければ，手術や放射線治療を考慮
- 根治不能であれば，症状緩和につながる治療を優先する

cons
- ゲフィチニブと殺細胞性抗がん剤の併用は安易に行うべきではない

多発肺がんの診断には，**画像および病理学的評価**が重要

　多発肺がんとは，2つ以上の原発性肺がんが同時性あるいは異時性に診断された際に表現される[*1)]。CTなどの画像診断の進歩とともに，微小病変も描出可能となり，多発肺がんに遭遇することは珍しくない。その頻度は，手術症例での検討では，1～10%と報告されている[2, 3)]。異時性，同時性いずれの場合でも，治癒可能と判断される場合は切除術あるいは放射線照射を行うことが奨められるが[4)]，その判断の際は，縦隔リンパ節転移および他臓器転移の評価が十分に行われるべきであることはいうまでもない。

　異時性の場合，一次がんの再発かの判断が重要となる。再発の場合，その後の治療では治癒不能であるが，二次がんであれば治癒の可能性があるからである。

　また，同時性の場合，一次がんの肺内転移かの鑑別が重要となるため，画像診断のみならず可能な限り病理組織学的評価を行うことが望ましい。

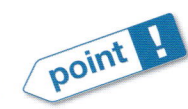

多発肺がんにおける薬物療法の**キーポイント**

異時性多発肺がんの場合

　前治療による完全奏効（CR）を維持している経過で二次がんが診断された場合，前治療で使用した薬剤への耐性を獲得しているとは考えにくく，全身状態や主要臓器機能に問題

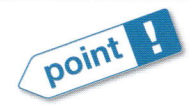

＊用語解説

がんの不均一性(heterogeneity)

　肺がん（とりわけ腺がん）の病理組織診断において，多様な形態像を示すことはよく知られているが，免疫組織学や遺伝学的解析の進歩により，この不均一性(heterogeneity)がより鮮明となり，がんの病態解明やより効率的な治療方法の開発の面でも注目されている。

　多発肺がんの定義には，MartiniとMelamedの基準1)がよく使われるが，形態学的評価に基づく分類方法では，この不均一性ゆえにその正確な区別が困難とされており9)，多発肺がんか転移かの判断には注意が必要である。

がなければ，プラチナ製剤の併用療法を含め，再投与を考慮できる．その際には，蓄積毒性（シスプラチンの神経毒性など）には十分注意すべきである[5]．

同時性多発肺がんの場合

いずれか一方でも根治的治療が不可能な場合，薬物療法を検討することが一般的である．この場合，治療の目的は生存期間の延長および症状やQOLの改善となるため，いずれの病変が予後を規定するか，あるいはQOL低下につながっているかに従って，治療選択が検討されるべきである．

ゲフィチニブと殺細胞性抗がん剤の併用

ゲフィチニブと殺細胞性抗がん剤の同時併用に関しては，これまでの大規模試験[6,7]（表1参照）で毒性の悪化は示されなかったものの，シスプラチンとの併用で相殺効果が指摘されており[8]，安易に行われるべきではないと考える．

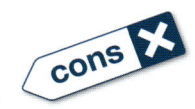

cons ✗

小細胞肺がんと非小細胞肺がんの重複の場合

小細胞肺がんの亜型に非小細胞肺がんの成分を含む混合型があり，その頻度は手術症例での報告で5％以下と低いが，診断の際には腫瘍における多様性・不均一性（heterogeneity）に起因している可能性も考慮し，注意すべきである．

小細胞肺がんは非小細胞肺がんと比較して増殖速度が速く，多臓器への転移を起こしやすいが，化学療法や放射線治療に対する感受性が高い特性がある．有効な治療が行えない場合の生存期間中央値（MST）2〜4カ月に対して，進展型でもシスプラチン併用化学療法のMSTは約12〜14カ月と，生存期間の延長が期待できるが（表1），そのほとんどは1年以内に再発・再燃する．また，脳転移をはじめ多臓器への転移を合併しやすく，QOLに与える影響も大きいため，非小細胞肺がんとの重複例においては，一般に小細胞肺がんの治療が優先される．IP（シスプラチン＋イリノテカン）療法は，進展型小細胞肺がんの初回治療だけでなく，非小細胞肺がんに対しても使用されており（表2），最も許容できる治療法と考えられるが，イリノテカンによる重篤な下痢や白血球減少，間質性肺炎の発症が懸念される場合は，小細胞肺がんの治療に準じてPE（シスプラチン＋エトポシド）療法などが推奨される．

表1　進展型小細胞肺がんの治療法別効果の概要

	MST（カ月）	1年生存割合（％）
BSC	2〜4	0
シスプラチンを含まない化学療法	6〜9	20
シスプラチンを含む化学療法	12〜14	25

表2　非小細胞肺がんの化学療法単独の効果の概要

	MST（カ月）	1年生存割合（%）
BSC	4〜6	10〜20
プラチナ製剤＋第3世代抗がん剤	10〜14	40〜50

文献

1) Martini N, et al. J Thorac Cardiovasc Surg 1975; 70: 606-12. PMID: 170482
2) Nakata M, et al. Ann Thorac Surg 2004; 78: 1194-9. PMID: 15464469
3) Ribet M, et al. Eur J Cardiothorac Surg 1995; 9: 231-6. PMID: 7662375
4) Kozower BD, et al. Chest 2013; 143 (5 Suppl): e369S-99S. PMID: 23649447
5) Hausheer FH, et al. Semin Oncol 2006; 33: 15-49. PMID: 16473643
6) Giaccone G, et al. J Clin Oncol 2004; 22: 777-84. PMID: 14990632
7) Herbst RS, et al. J Clin Oncol 2004; 22: 785-94. PMID: 14990633
8) Tsai CM, et al. J Thorac Oncol 2011; 6: 559-68. PMID: 21258258
9) Girard N, et al. Am J Surg Pathol 2009; 33: 1752-64. PMID: 19773638

（北園　聡）

Ⅱ　こんなとき治療をどうするか　　10．上大静脈（SVC）症候群合併肺がん

① 上大静脈（SVC）症候群合併肺がんの薬物療法

! point　SVC症候群の治療方針決定のために，最も重要なのは組織型の診断である
- 基本的に，SVC症候群の有無で原病の治療方針を変更する必要はない
- SVC症候群のうち，生命の危険がある病態は5％，致死的な病態は1％以下といわれている

◉ pros　SVC症候群非合併例と同様の標準治療を施行すべき状態
- 小細胞肺がん（薬物療法・放射線療法への感受性が良好である）
- 根治的な化学放射線療法もしくは放射線単独療法が施行可能である非小細胞肺がん
- EGFR遺伝子変異もしくはEML4-ALK遺伝子転座陽性など，特定の分子標的薬剤への高感受性が期待できる非小細胞肺がん

✕ cons　緊急ステント・早期の放射線治療が必要な状態
- 見当識障害や昏睡などの症状を呈する脳浮腫，重篤な喉頭浮腫，失神を起こすような重篤な血行動態の変化がある場合
- 非小細胞肺がん（化学療法・放射線療法への感受性が中等度）で，脳浮腫による頭痛，喉頭浮腫，起立性低血圧による失神がある場合
- PS不良例，再発例

治療のキーポイントは「重症度の把握」と「組織型の確定」

SVC症候群の病態生理

　上大静脈は，頭頸部・両上肢・上部胸郭からの還流（心臓への静脈還流の約3分の1）を受ける静脈であり，胸骨，気管，右主気管支，大動脈，肺動脈，肺門・傍気管リンパ節などの比較的硬い構造物に囲まれている。血管壁が薄く，静脈圧も低いため，前または中縦隔の腫瘤により圧迫を受けやすい。上大静脈（SVC）が閉塞すると，ヒトでは，通常2〜8mmHgである頸静脈圧が20〜40mmHgまで上昇するが，数週間の経過で，下大静脈や奇静脈などに流入する多数の側副血行路が発達していく[1]。

　症状（表1）は，顔面・頸部の腫脹，上肢の浮腫，頸部・胸部の静脈怒張，呼吸困難，咳嗽などが多く（50〜80％），さらに顔面の発赤，嗄声，喘鳴，めまい，頭痛，失神

などがある[2]。致死的な脳浮腫を生じることがあるといわれているが，まれである。重症度(表2)は，閉塞の程度と速度に依存する。

表1　SVC症候群による症状（文献2より引用）

症状	頻度（%）	範囲（%）
心血管系		
顔面の浮腫	82	60〜100
上肢の浮腫	46	14〜75
頸静脈怒張	63	27〜86
胸部の静脈怒張	53	38〜67
顔面の発赤	20	13〜23
視覚異常	2	ND
低血圧	ND	ND
呼吸器系		
呼吸困難	54	23〜74
咳嗽	54	38〜70
嗄声	17	ND
喘鳴	4	ND
神経系		
失神	10	8〜13
頭痛	9	6〜11
めまい	6	2〜10
混迷，鈍麻，卒中	6	ND
その他		
嚥下困難	ND	
チアノーゼ	ND	

ND：no data available

表2　SVC症候群の重症度分類（文献3より引用）

Grade	カテゴリー	頻度（%）	定義
0	無症状	10	画像上，上大静脈の閉塞を認めるが無症状
1	軽度	25	頭部もしくは頸部の浮腫（静脈怒張），チアノーゼ，顔面発赤
2	中等度	50	機能障害を伴う頭部もしくは頸部の浮腫（軽度の嚥下障害，咳嗽，軽・中等度の頭部・顎・眼瞼の運動障害，眼球の浮腫による視覚障害）
3	重症	10	軽度/中等度の脳浮腫（頭痛，めまい），軽度/中等度の喉頭浮腫，あるいは心予備力の低下（起立時の失神）
4	致死的	5	重度の脳浮腫（混迷，鈍麻），重度の喉頭浮腫（喘鳴），あるいは重度の循環不全（誘因のない失神，低血圧，腎不全）
5	死亡	<1	死亡

SVC症候群をきたす疾患群

悪性疾患の内訳としては，非小細胞肺がんが50％，小細胞肺がんが22％，リンパ腫が12％を占め，以下，転移性肺腫瘍，胚細胞性腫瘍，胸腺腫などが原因となる(表3)。疾患側からみると，全肺がん患者の4％が経過中にSVC症候群に罹患し，特に小細胞肺がんでは10％程度と高率となる[2]。

表3 悪性疾患によるSVC症候群（文献5より引用）

腫瘍の種類	頻度（％）	範囲（％）
非小細胞肺がん	50	43〜59
小細胞肺がん	22	7〜39
リンパ腫	12	1〜25
転移性肺腫瘍（乳がんなど）	9	1〜15
胚細胞性腫瘍	3	0〜6
胸腺腫	2	0〜4
悪性胸膜中皮腫	1	0〜1
その他の悪性腫瘍	1	0〜2

造影CTとEBUS-TBNAが診断に有用

画像検査では造影CTが有用であるが，アレルギーがある場合はMRIを考慮する。放射線照射範囲の決定のために，FDG-PETも有用である。重症度分類(表2)における，緊急ステント留置・早期放射線療法の適応症例を除き，組織診断を優先する[3]。生検方法としては，CTガイド下経皮生検のほかに，近年，縦隔鏡に代わり縦隔リンパ節の組織診断に用いられているEBUS-TBNA（超音波気管支鏡ガイド下針生検）は，カラードプラを用いてリアルタイムに血管の描出が可能で，SVC症候群合併例においても，組織診断に有用である[4]。

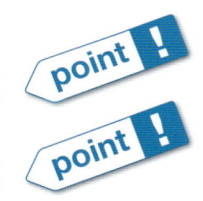

治療のアルゴリズム

治療法は，SVC症候群の重症度と，基礎疾患の薬物療法・放射線療法への感受性により決定される。上大静脈症候群の治療アルゴリズム(図1)が参考になる[3]。Grade4（生命に危険をきたすような状態）の場合は，緊急血管内ステント留置を考慮し，またGrade3（重症）の場合は早期放射線療法を検討する。

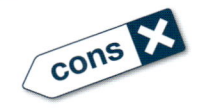

治療手段の各論

血管内ステント留置術

組織診断前に治療が可能であり，重症例には有用である。また，再発例にも適応となる。留置後，チアノーゼは数時間で，浮腫は48〜72時間で改善し，改善率は75〜

図1 SVC症候群の治療アルゴリズム（文献3より改変引用）

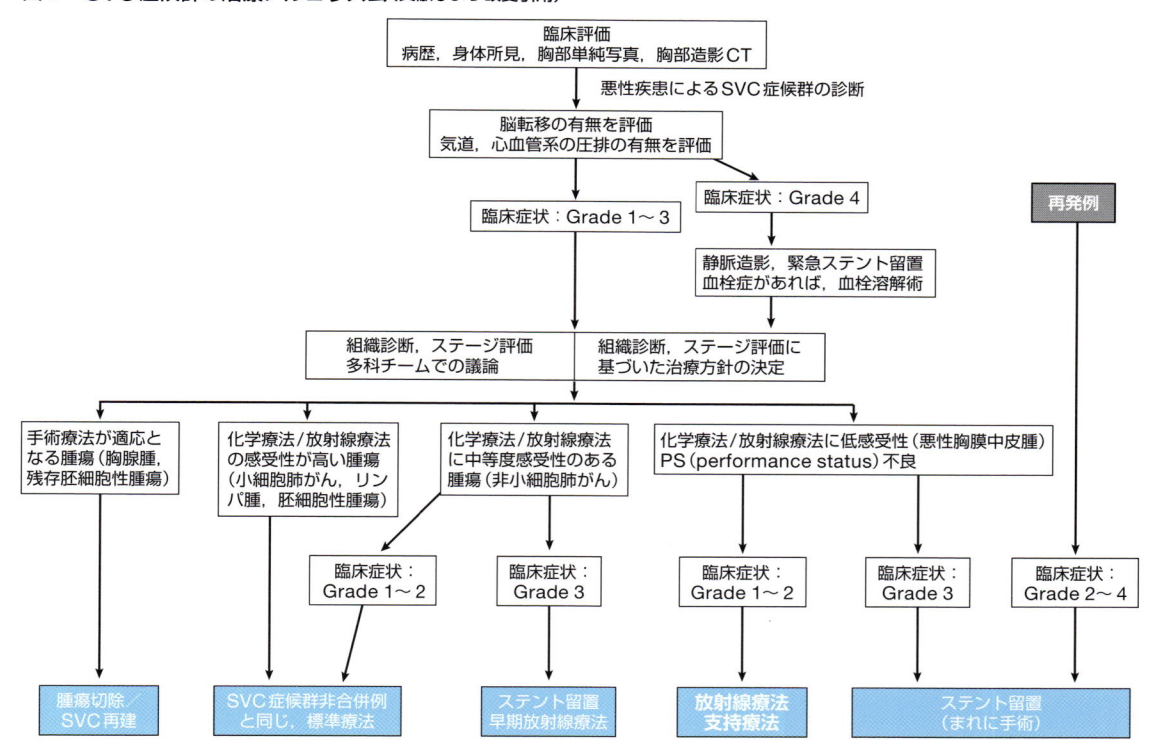

```
                          臨床評価
                  病歴，身体所見，胸部単純写真，胸部造影CT
                                      │
                         悪性疾患によるSVC症候群の診断
                                      │
                          脳転移の有無を評価
                     気道，心血管系の圧排の有無を評価
                          │                    │
                  臨床症状：Grade 1〜3    臨床症状：Grade 4      再発例
                          │                    │
                          │            静脈造影，緊急ステント留置
                          │            血栓症があれば，血栓溶解術
                          │                    │
                  組織診断，ステージ評価   組織診断，ステージ評価に
                  多科チームでの議論     基づいた治療方針の決定
```

手術療法が適応となる腫瘍（胸腺腫，残存胚細胞性腫瘍）	化学療法/放射線療法の感受性が高い腫瘍（小細胞肺がん，リンパ腫，胚細胞性腫瘍）	化学療法/放射線療法に中等度感受性のある腫瘍（非小細胞肺がん）	化学療法/放射線療法に低感受性（悪性胸膜中皮腫）PS（performance status）不良	
	臨床症状：Grade 1〜2	臨床症状：Grade 3	臨床症状：Grade 1〜2	臨床症状：Grade 3	臨床症状：Grade 2〜4
腫瘍切除／SVC再建	SVC症候群非合併例と同じ，標準療法	ステント留置 早期放射線療法	放射線療法 支持療法	ステント留置（まれに手術）

100％といわれる。ステント留置に伴う合併症（3〜7％）は，感染，肺塞栓，ステントの移動，挿入部位の血腫，出血，穿孔などである。遅発性の合併症としては，術後の抗凝固療法に伴う出血（1〜14％）と死亡（1〜2％）である[1]。ステント挿入後の再狭窄は11％，うち78％の症例では再度のステント挿入により再開通が得られたとの報告がある[5]。

放射線治療

通常は，組織診を施行した後に，治療を開始する必要がある。症状緩和は通常72時間以内に明らかとなり，小細胞肺がんでは78％の症例で，非小細胞肺がんでは63％の症例で，2週間以内に症状緩和が得られたとの報告がある[5]。しかし，症状改善と物理的な狭窄の改善は必ずしも一致しない。すなわち，静脈造影による確認で，完全に閉塞が解除されたのは31％，部分的に解除されたのは23％という報告がある。また85％で症状改善が得られた集団で，実際に剖検で完全に解除されたのは14％，部分的に解除されたのは10％という報告がある[5]。

化学療法

化学療法により，小細胞肺がんの80％，非小細胞肺がんの40％の症例で症状緩和が得られる[5]。2つのランダム化比較試験と44の観察研究のメタアナリシスでは，化学療法単独，放射線療法単独，化学療法と放射線療法併用の3群で，SVC症候群の症

状緩和率に有意差はなかった[6]。大量の補液が必要なシスプラチンベースのレジメンは導入療法時には実施困難であることが多く，カルボプラチンベースが中心となる。EGFR遺伝子変異陽性例にはゲフィチニブもしくはエルロチニブ，EML4-ALK遺伝子転座陽性例にはクリゾチニブが適応となると考えられるが，SVC症候群合併例の文献報告はなく，自験例もない。

その他

SVC症候群の治療のみを目的として，手術療法が施行されることはほとんどない。血栓溶解療法については，カテーテル関連の血栓症に伴うSVC症候群の症例で，73％の改善が得られたとの報告がある[1]。しかし，抗凝固療法は，脳転移などにより出血性合併症の可能性があり，施行すべきかどうかについては不明である。糖質コルチコイド，利尿薬の使用についても，全体で84％の症状改善率が得られた107人の集団において，糖質コルチコイド，利尿薬，いずれも使用しなかった群で，改善率は変わらなかったとの報告があり，効果は不明である[7]。

とにかく「あきらめない」こと

SVC症候群にて発症した小細胞肺がんの1例を提示する。

50歳代，男性。化学療法（カルボプラチン＋エトポシド×1コース，シスプラチン＋イリノテカン×3コースの後，逐次放射線治療（50Gy/25fr）を施行し，9年間無再発生存中である(図2)。

図2 SVC症候群で発症した小細胞肺がんの一自験例
　　a：初診時，b：6年後

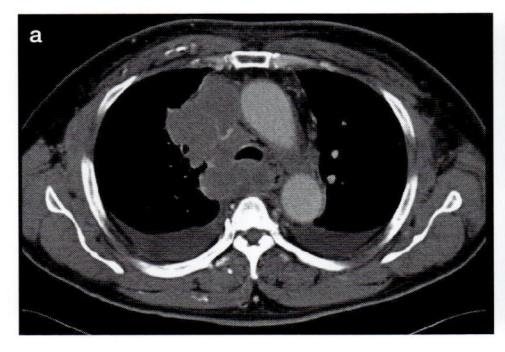

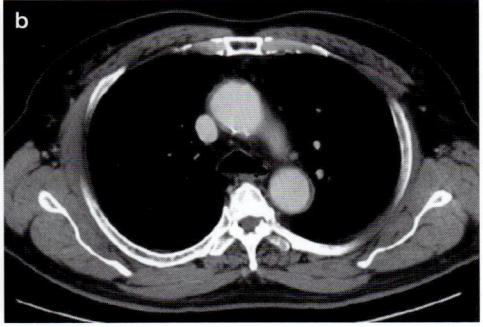

文献

1) Yahalom J. Superior Vena Cava Syndrome. In: De Vita VT Jr, et al, eds, CANCER Principles & Practice of Oncology. 8th Edition. Lippincott Williams & Wilkins. 2008.
2) Lepper PM, et al. Respiratory care 2011; 56: 653-66. PMID: 21276318
3) Yu JB, et al. J Thorac Oncol 2008; 3: 811-4. PMID: 18670297
4) Wong MK, et al. Lung Cancer 2012; 77: 277-80. PMID: 22521081
5) Wison LD, et al. N Engl J Med 2007; 356: 1862-69. PMID: 17476012
6) Rowell NP, et al. Clinical Oncology 2002; 14: 338-51. PMID: 12555872
7) Schraufnagel DE, et al. Am J Med 1981; 70: 1169-74. PMID: 7234887

（朝比奈　肇）

② 気道狭窄のある患者に対する肺がん薬物療法

! point 呼吸器インターベンション（気道ステント）は劇的に呼吸困難症状を改善させるが，化学療法や放射線療法との優先順位を考えて慎重に適応を判断する
- 気道ステントの適応は，自覚症状や予後とのバランスを十分に検討して判断
- 化学療法のレジメン選択は，奏効率の高さや放射線併用可能かを考慮する
- ベバシズマブの併用は慎重に

◎ pros 化学療法や放射線療法を先行させた方がよい症例
- 気道狭窄の程度が軽度であり，呼吸困難症状がない（もしくは乏しい）症例
- 化学療法や放射線療法に対して感受性の高い組織型や oncogenic driver mutation のある症例（小細胞がんや胚細胞性腫瘍，EGFR 遺伝子変異/ALK 融合遺伝子陽性肺がんなど）

✕ cons 呼吸器インターベンションの適応となる症例
- 未診断・未治療で，窒息が回避できれば今後の化学療法や放射線療法で予後延長が望める症例
- 気道狭窄により急速に呼吸困難症状が悪化した症例
- インターベンションによって気道狭窄が改善できれば1カ月以上の予後が見込める症例（他臓器の機能が良好症例）
- 狭窄部位が気管や気管分岐部の症例

呼吸器インターベンションの一般的適応と治療アルゴリズム

気道狭窄をきたす肺がん症例は大部分が手術適応外

　気道狭窄に対する呼吸器インターベンション（interventional pulmonology）について，2002年に ERS/ATS statement が出されているが[1]，実地臨床ではその適応判断に苦慮することも多い。基本的には外科的治療の適応であればまず手術が大原則である。しかし気道狭窄をきたすような肺がん症例は圧倒的に進行期（Ⅲ期以上）の症例が多く，大部分の症例が手術適応外と判断される。そのような場合にインターベンションの適応となりうる。前述の ERS/ATS statement に示された悪性中枢気道狭窄に対するアルゴリズムを図1に示す。

図1　悪性気道狭窄に対する呼吸器インターベンションのアルゴリズム（文献1より引用）

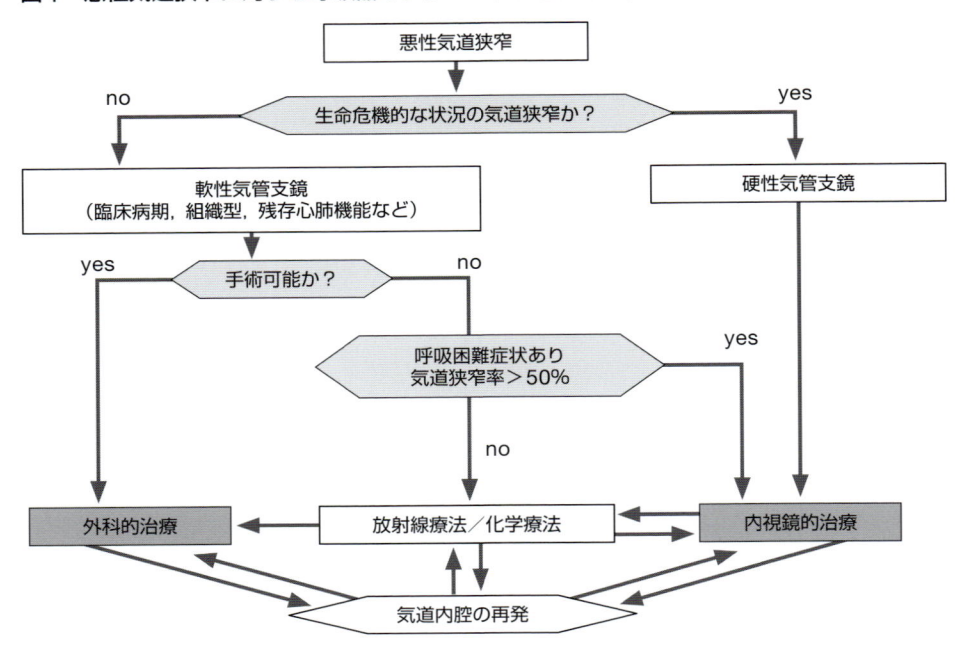

```
              悪性気道狭窄
                  ↓
     no    生命危機的な状況の気道狭窄か？    yes
     ↓                                      ↓
  軟性気管支鏡                          硬性気管支鏡
  （臨床病期，組織型，残存心肺機能など）
     ↓
  yes  手術可能か？  no
  ↓                ↓
              呼吸困難症状あり
              気道狭窄率＞50%     yes
                  ↓ no            ↓
  外科的治療 ← 放射線療法／化学療法 → 内視鏡的治療
         ↓         ↓                ↓
              気道内腔の再発
```

気道狭窄合併の肺がんに対するインターベンションの優先順位と適応

未診断・未治療（初診時）で既に高度狭窄の場合はまずインターベンションの適応を検討－十分な問診で気道狭窄の進行速度を予測することが大切

　初診時に高度の気道狭窄がある場合は，まずインターベンションの適応を考慮する。気道狭窄により切迫した呼吸困難症状（起坐呼吸や他覚的喘鳴など）があればインターベンションの施行できる施設への紹介を考慮する。インターベンションにより窒息を回避でき，その後の化学療法や放射線療法で予後延長が望める症例は積極的にインターベンションの適応となりうる。

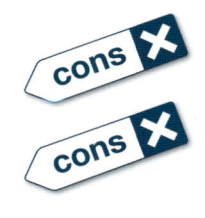

　問診上の重要なポイントは，どれくらい前からどの程度の呼吸困難症状が出現し，どのような時間経過で症状が悪化しているのかを十分に問診し，気道狭窄の進行速度を予測することである。急速な症状悪化という病歴もインターベンション適応の判断材料として非常に重要だ。

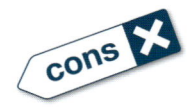

治療経過中に進行した気道狭窄の場合は個別に検討が必要

　予後や他臓器機能・患者背景などのバランスを十分に考えて，症例ごと慎重にインターベンションの適応を判断する。予後に関して明確な基準はないが，インターベンションによって窒息が回避できたとしても予後1カ月以内と予想される症例には積極的な適応とはならない。

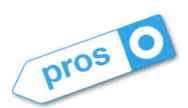

インターベンションの適応で重視するのは「自覚症状の程度」

　初診時や治療経過中のCTで画像的に気道狭窄があっても，自覚症状の乏しい症例であれば，化学療法や放射線療法を中心に治療戦略を考えるべきである。今後の気道狭窄進行を予想して，予防的に気道ステントを留置することは原則ない。気道ステント留置症例はしばしば下気道感染を合併するため，後の化学療法時の弊害となり結果として予後を悪化させる可能性がある(図2)。他の方法(化学療法や放射線療法)で気道狭窄が解除できる可能性がある場合は，可能な限り気道ステント留置を回避すべきである[2]。

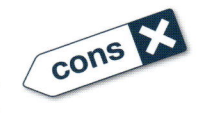

図2　ステント留置の有無による生存率の比較（文献2より改変引用）

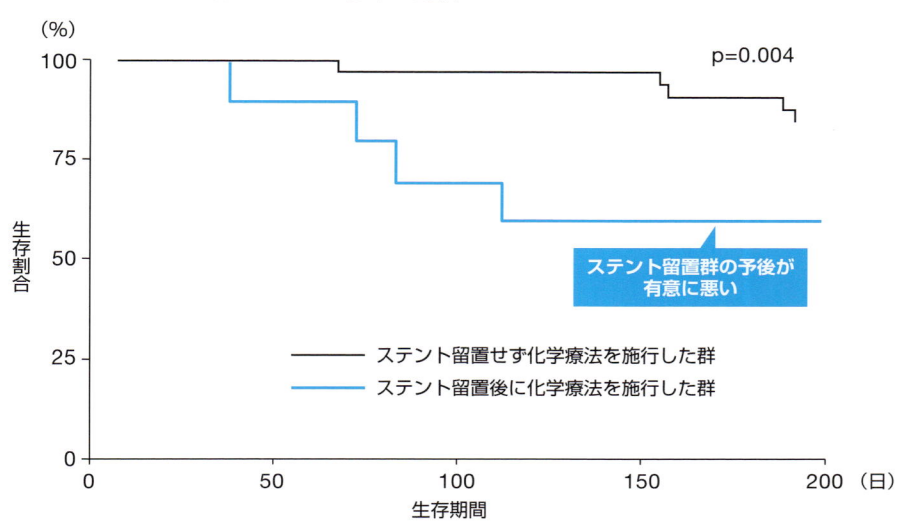

気道狭窄率の目安は「80％以上の狭窄」，50％以下の狭窄では自覚症状が乏しい

　前述のERS/ATS statementアルゴリズムでは気道狭窄率50％以上を適応としているが，実際は狭窄率50％では自覚症状に乏しいことが多い。聖マリアンナ医科大学病院では，気道狭窄率が80％以上となると狭窄部前後での気道内圧に圧較差が生じ，気道ステントによってこの気道内圧較差が解消されると呼吸困難症状が改善することを報告している[3]。

気管や気管分岐部狭窄では放射線治療中に気道粘膜浮腫によって狭窄が悪化することを予想しておくべき

　気管や気管分岐部の狭窄の場合，放射線治療を先行して行うことで一時的な気道粘膜浮腫を生じ，狭窄が進行して急激に呼吸状態が悪化することがある。そのようなことが予想される症例では，放射線治療前に放射線治療医とも十分検討し，インターベンションのタイミングや適応を慎重に判断する。

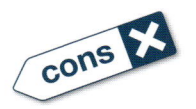

気道狭窄合併肺がんに対する化学療法レジメン選択

最も奏効率が高いレジメンや放射線療法併用可能なレジメンを選択

　気道狭窄合併症例では化学療法が奏効しなければ，気道狭窄が進行し致死的になりうる。よってその症例において最も奏効率が高い予想されるレジメンを選択することが重要である。

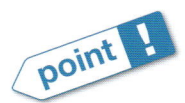

　小細胞肺がんや胚細胞性腫瘍の場合は，もともと化学療法や放射線療法に高い感受性があるため，化学療法により気道狭窄が解除される可能性が高い。

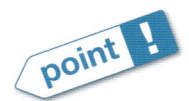

　非小細胞肺がんでoncogenic driver mutationのある症例では分子標的薬（EGFR-TKIやALK阻害薬）を優先して投与すべきである。oncogenic driver mutationのない症例ではプラチナ製剤併用レジメンを行い，治療開始時から放射線照射の併用も検討する。

　また化学療法単独で治療を開始した場合，化学療法が奏効せず治療経過中に気道狭窄が進行し，放射線療法を併用せざるをえない可能性もあるため，あらかじめ放射線療法と併用可能なレジメンを選択しておくことが望まれる。

気道狭窄症例に対してベバシズマブ併用レジメンは喀血のリスクとなりうる

　ベバシズマブを併用することで高い奏効率が得られる可能性があるが，気道狭窄症例に対して安易にベバシズマブ併用レジメンを用いるのは避けるべきである。気道狭窄合症例の大部分は中枢に病変が存在しており，中枢気道内腔に浸潤している場合，ベバシズマブの重篤な有害事象である大喀血の高リスクとなりうるからだ。治療開始前の気管支鏡で気道内腔に腫瘍の露出や血管怒張所見のある症例や，造影CTで大血管への浸潤の疑われる症例にはベバシズマブの投与を控えるべきである。気管支鏡で気道粘膜に異常所見がなく，圧排性狭窄のみの症例においてベバシズマブ併用レジメンを行うかどうかは，リスクとベネフィットを考慮して慎重に判断する。

文献

1) Bolliger CT, et al. Eur Respir J 2002; 19: 356-73. PMID: 11866017
2) Grosu HB, et al. Chest. 2013; 144: 441-9. PMID: 23471176
3) Nishine H, et al. Am J Respir Crit Care Med 2012; 185: 24-33. PMID: 21997334

（古屋直樹）

① PSの改善が可能な場合の肺がん薬物療法

! point PS不良の原因が肺がん自体によるものか併存症（COPDや心機能低下，脳梗塞後など）によるものか判断する
- PS不良例では化学療法は原則適応とならない
- 肺がんがPS不良の原因となっている症例のなかには，適切な支持療法を行うことで化学療法につながる症例がある

● pros 支持療法によるPSの改善が期待できる症例
- もともとのPSが良好な症例
- 重篤な併存症をもっていない症例
- PS低下の原因が肺がんによる症状である症例

✕ cons 支持療法によるPSの改善が期待できない症例
- もともとのPSがそれほどよくない症例
- 重篤な併存症を有する症例
- PS低下の原因が肺がんによる症状でない症例

PS不良な症例と化学療法

PS不良例において化学療法は困難

　切除不能な肺がんにおいて化学療法は有効な治療法の1つだが，決して単独での根治療法ではなくメリットとデメリットを考えて適応を選ぶ必要がある。Eastern Cooperative Oncology Group Performance Status（ECOGPS）（表1）は数字が大きくなるにつれて患者の一般状態の悪化を示している。PSは肺がん化学療法において病期とともに重要な予後因子である[1,2]。

　日本肺癌学会の肺癌診療ガイドラインでは，化学療法の適応は，小細胞肺がんにおいてはPS 0〜3，非小細胞肺がんではPS 0〜2（ゲフィチニブにおいてはPS 3〜4でもPS改善が見込める症例もあり考慮してもよい，別項参照）である。**PS不良例においては化学療法の副作用の発現が多く，治療関連死も多いため化学療法を行う意義は乏しい**[3,4]。

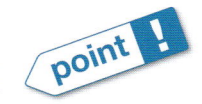

　臨床試験において，PS不良例は除外されることが多いが，日常診療ではPS不良例を診ることも多く患者の治療選択に悩むことは多い。

表1　ECOGPSの表（Oken MM, et al. Am J Clin Oncol 1982; 5:649-55.より引用）

ECOGPS	
0	無症状で社会活動ができ，制限を受けることなく，発病前と同等にふるまえる
1	軽度の症状があり，肉体労働は制限を受けるが，歩行，軽労働や坐業はできる（例えば軽い家事，事務など）
2	歩行や身の回りのことはできるが，ときに少し介助がいることもある 軽労働はできないが，日中の50％以上は起居している
3	身の回りのある程度のことはできるが，しばしば介助がいり，日中の50％以上は就床している
4	身の回りのこともできず，常に介助がいり，終日就床を必要としている

数字が大きいほど一般状態は悪い

PS不良の原因を考える

PS不良で化学療法の適応があるのは，治療による改善が期待できる場合であり，併存症でPSが低い場合には治療による改善が期待できないため適当とならない。肺がんによる直接の症状（疼痛，脳転移，心タンポナーデ，高カルシウム血症など）がPS低下の原因である場合は，支持療法によるPSの改善が期待できる。

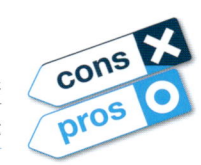

そのため，PS不良の原因が併存症（COPDや心機能低下，脳梗塞後など）によるものか，肺がん自体によるものかを考えることが治療方針を決めるうえで重要である。そのうえで有害事象の発現に見合うだけの生存期間延長やQOL改善などが期待できるのかを患者やその家族と話し合い，治療方針を検討していく必要がある。

肺がんによる症状に対する実際の支持療法

がん性疼痛

がん性疼痛の出現によりPSの低下をきたす症例は多い。がん性疼痛に対する支持療法としては，積極的な鎮痛薬の使用や局所への放射線治療がある。

WHOラダーに従い，NSAIDsや医療用麻薬，鎮痛補助薬などを積極的に使用していく。この際，医療用麻薬による便秘・嘔気・食欲不振のコントロールが不十分であると，化学療法施行時に化学療法に伴う有害事象との区別が困難であり，化学療法の有害事象を過大評価する恐れがある。がん性疼痛は骨転移によるものが多く，鎮痛薬のみでは除痛が困難なケースも多い。除痛や麻痺の予防，病的骨折などの予防などを目的として姑息的に放射線治療を行うことで疼痛コントロールが可能となるケースも多い骨転移に対してデノスマブやゾレドロン酸の併用も有用である。

鎮痛薬や疼痛部への放射線治療をうまく組み合わせることでしっかりと除痛を行い，化学療法を長期間継続していくことが理想的である。

脳転移

肺がんの転移部位として脳は好発部位の1つである。予後因子としてGPA*という評価が報告されている（図1）[5]。神経症状を有する場合，化学療法は頭蓋内病変には有効でないため，脳転移に対する治療を先行する。小細胞肺がん，EGFR遺伝子変異陽性の非小細胞肺がんは化学療法が脳転移に対しても効果が期待できるため頭蓋外病変

の病勢なども加味して検討する．頭蓋外に活動性病変がない単発性脳転移ではSRS*や手術が選択される．頭部CTなどで単発性と思われる場合でも，SRS治療前に造影MRIを施行すると多発性脳転移が認められることは珍しくない．多発性脳転移に対しては全脳照射が選択される．4個以下で腫瘍径3cm以下であればSRSも勧められる．脳転移は，治療後でも症候性てんかんの原因となるため注意を要する．また，一度脳転移が認められた症例においては，高頻度に脳転移再発を認めるため，病変評価の際に注意が必要である．

心タンポナーデ

心嚢水の貯留速度がゆっくりのときは，心嚢水が1000mLを超えても無症状のことがあるが，貯留速度が速いと，300mL以下でも心タンポナーデとなることがある．症状は，呼吸困難感や起坐呼吸，動悸，脱力などがあり，血圧低下，脈拍増加，奇脈なども特徴的である．心タンポナーデが疑われる場合は迅速な対応が必要であり，胸部X線や心臓超音波検査などで心嚢水の量を確認し，心嚢穿刺や心嚢内カテーテル挿入，心膜癒着術を検討する．心嚢水が貯留している症例や心膜癒着術後の症例では心拍出量低下をきたしている可能性があり，輸液負荷が必要なシスプラチンベースの化学療

図1 転移性脳腫瘍の予後因子（GPA）
（文献5より引用）

予後因子	0	0.5	1
年齢	60<	50〜60	<50
Karnofsky performance score (KPS)	<70	70〜80	90〜100
頭蓋外転移	あり	-	なし
転移性脳腫瘍の数	>3	2〜3	1

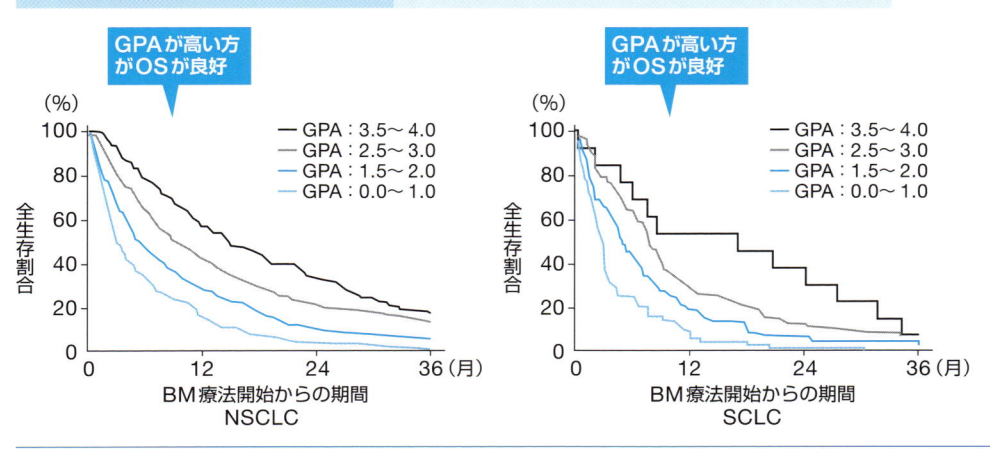

この4つの項目の和がGPA

NSCLC / SCLC 生存曲線（GPA：3.5〜4.0，2.5〜3.0，1.5〜2.0，0.0〜1.0）GPAが高い方がOSが良好

*用語解説

GPA（graded prognostic assessment）
放射線治療の適応を判断する要素の1つとして予後予測は重要なものであり，GPAは脳腫瘍患者の場合にはRTOGのデータ解析に原疾患や転移巣の数なども考慮したものである．がん腫によって分けられており，近年注目されている．

SRS（stereotactic radiosurgery：定位手術的照射）
病巣に多方向から放射線を集中させる方法である．定位放射線照射（stereotactic irradiation；STI）は，通常の放射線治療と比べ，周囲の組織に当たる線量を減らすことができる．定位放射線照射は線量分割の違いによって大きく分けて，ガンマナイフを含む1回照射の定位手術的照射（stereotactic radiosurgery：SRS）と，分割照射の場合の定位放射線治療（stereotactic radiotherapy：SRT）がある．

法などはうっ血性心不全などに注意が必要となる。

高カルシウム血症

　肺がんにおける高カルシウム（Ca）血症の頻度は約30％と多く[6]，広範な骨転移に伴う場合や腫瘍が産生する物質により骨吸収の促進と腎臓におけるCa再吸収が亢進する場合とがある[7]。高Ca血症により消化器症状や倦怠感，精神症状などを呈する場合があり[6]PSの低下につながる。治療は原疾患に対する治療に加え，生理食塩水の点滴静注や利尿薬によりCa排泄を図る。また，骨吸収抑制薬のカルシトニン製剤，エルシトニン，ビスホスホネート（BP）製剤が用いられる。BP製剤は単回投与で血清Ca濃度の低下がみられるが，高Ca血症の再発により再投与が必要な場合は少なくとも1週間の投与間隔を置かなければいけない。投与後は定期的に血清Ca値や腎機能をチェックする。

　肺がんにおいて，高Ca血症の治療およびSRE*の予防目的にBP製剤のゾレドロン酸とデノスマブが多く用いられている[8-10]。ゾレドロン酸は点滴で，腎機能により用量調節が必要になる。一方，デノスマブは簡便な皮下注射で，腎機能による用量調節はない。しかし，デノスマブの適応は「固形がん骨転移による骨病変」のみであり，「高Ca血症」に対する適応はなく，低Ca血症を起こすリスクがあるため，適宜Ca製剤（デノタス®）を併用する必要がある。また，BP製剤の長期使用により，顎骨壊死（BRONJ）*のリスクもあるため，開始前には歯科コンサルトのうえで開始することが望ましい。抜歯適応歯がある場合，抜歯後しばらくはBP製剤の開始は見合わせるべきである（歯や歯肉などの影響もあり，休薬期間については明確なエビデンスはないが，東京大学医学部附属病院では歯科と相談のうえで約2週間は休薬をしてからBP製剤を開始している）。

---

*用語解説

SRE（skeletal-related events：骨関連事象）
骨関連事象の内容としては，病的骨折，脊髄圧迫，骨病変に対する放射線治療，骨病変に対する外科的手術，悪性腫瘍による高カルシウム血症というように定義されている。固形がんの骨転移においてADLを下げる原因になり，患者のQOLに直結するため重要視されている。BP製剤の使用によりSREの発現の抑制，発現までの時期の延長が期待できる。

BRONJ（bisphosphonate-related osteonecrosis of the jaw：ビスホスホネート系薬剤関連顎骨壊死）
ビスホスホネート系薬剤を使用している患者に起こりうる有害事象であり，臨床的には下顎または上顎歯槽骨の骨露出として認められるのが典型的である。BRONJの病態生理はまだ明らかになっていないが，ビスホスホネート長期投与による骨代謝異常に起因するという説や抗血管新生作用が顎骨壊死の病態生理に関与しているという説などがある。高齢，慢性疾患に対するステロイド使用，歯周炎，ビスホスホネート系薬剤長期使用などがリスクといわれている。自然に発生することもあるが，抜歯などの骨を損傷する歯科治療と関連して発生することが多く，一旦発症すれば症状は進行性であり，きわめて難治であるため注意が必要である。

文献

1) Finkelstein DM, et al. J Clin Oncol 1986; 4: 702-709. PMID: 3701389
2) Gridelli C, et al. Ann Oncol 2004; 15: 419-426. PMID: 14998843
3) Kudoh S, et al. Am J Respir Crit Care Med 2008; 177: 1348-57. PMID: 18337594
4) Sweeney CJ, et al. Cancer 2001; 92: 2639-2647. PMID: 11745199
5) Sperduto PW, et al. J Clin Oncol 2012; 30: 419-425. PMID: 22203767
6) Guise TA, et al. Endocr Rev 1998;19: 18-54. PMID: 9494779
7) Clines GA, et al. Endocr Relat Cancer 2005; 12: 549-583. PMID: 16172192
8) Stopeck AT, et al. J Clin Oncol 2010; 28: 5132-5139. PMID: 21060033
9) Fizazi K, et al. Lancet 2011; 377: 813-822. PMID: 21353695
10) Henry DH, et al. J Clin Oncol 2011; 29: 1125-1132. PMID: 21343556

〔酒谷俊雄，後藤 悌〕

Ⅱ こんなとき治療をどうするか　　　11. PS不良の肺がん

② 治療効果が高いPS不良患者の肺がん薬物療法

! point　薬物療法のリスクとベネフィットの判断が重要
- PS不良は薬物療法による重篤な有害事象の高リスク因子である
- 治療効果が高い小細胞肺がんやドライバー変異を有する非小細胞肺がんでは，PS不良でも薬物療法を検討する価値がある

● pros　薬物療法が薦められる状況
- PS不良の要因が肺がんによる局所の病態（悪性胸水やがん性リンパ管症による呼吸不全など）で，他の臓器機能は保たれている場合
- 患者と家族が薬物療法によるリスクについても十分理解している場合

✕ cons　薬物療法を薦めるべきではない状況
- 肺がんの影響が全身におよんで極度の衰弱や多臓器不全に至っている場合
- 患者と家族が薬物療法のリスクを受け入れられない場合

小細胞肺がんではPS不良患者でも薬物療法が薦められる

PS不良患者で用いるべきはカルボプラチン，エトポシド療法

　一般的に進行肺がんに対して薬物療法が薦められるのはPS 2（p.94参照）までとされているが，抗がん剤に感受性が高いとされる小細胞肺がんではPS 3でも十分に薬物療法を検討する余地がある（表1）。その大きな根拠となっているのは，JCOGが行った高齢（70歳以上）もしくはPS不良（PS 3）の患者を対象とした臨床試験の結果であり，カルボプラチン（AUC5.0, day1），エトポシド（80 mg/m^2, day1-3）の併用療法によって，全体で奏効率73％，全生存期間10.8カ月の成績が得られ，PS 3患者に限った全生存期間7.1カ月も比較的良好と考えられている[1]。よって実際の臨床においても，PS不良でも患者本人に治療の意欲があり，臓器機能がある程度保たれていれば上記治療を行う意義はあると考えられる。臓器障害を認める場合でも，例えば肝転移による肝障害やSIADHによる低ナトリウム血症のように，明らかに肺がんが関与した異常値の場合には，原疾患の改善に伴って臓器障害も回復する可能性がある。ただし，PS良好な患者に対する薬物療法と比べて重篤な有害事象（治療関連死も含む）を伴うリスクは高いため，その状況を十分に理解できる患者・家族でなければ治療は薦められない。

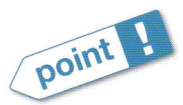

表1　PS不良患者でも検討する価値がある薬物療法

がん種	薬剤	用法用量	期待される奏効率	注意すべき重い副作用
小細胞肺がん	カルボプラチン エトポシド	AUC 5, day1 80 mg/m², day1-3 （上記の併用療法を3〜4週間隔で最大6サイクルまで）	70%	骨髄抑制，感染症
EGFR変異変異陽性 非小細胞肺がん	ゲフィチニブ	250 mg，連日	70%	間質性肺障害
ALK融合遺伝子陽性 非小細胞肺がん	クリゾチニブ	500 mg，連日	60%	間質性肺障害，肝障害

非小細胞肺がん患者ではPS不良患者であってもまずはバイオマーカー検索を

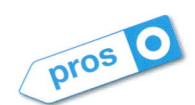

非喫煙者では分子標的薬が著効するドライバー変異の陽性率が高い

　近年，非小細胞肺がんの治療体系に多大な影響を及ぼしている分子標的薬のうち，EGFR-TKI（ゲフィチニブ，エルロチニブ）やALK阻害薬（クリゾチニブ）は，腫瘍の発生と進展を直接的に司るドライバー変異と称される特定の遺伝子変異（EGFR遺伝子異常やALK融合遺伝子）を有する肺がんに対してきわめて高い治療効果をもたらす（表1）[2-4]。それらは，後述のようにPS不良患者においても高い確率で奏功し，PSの改善や大幅な延命につながることが示されている[5]。そして，そのようなドライバー変異とそれに対する分子標的薬は今後も次々と登場することが確実である。このような状況で重要なのは，まずは担当医が進行肺がんの患者を目の前にして，それらのドライバー変異の検査を躊躇せずに行うことである。従来であれば対症療法（BSC）のみが推奨されていたPS不良患者に対して初めから検査を放棄した時点で，救われる（年単位の予後延長が得られる）可能性を打ち消すことにつながる。特に非喫煙者における肺がんではドライバー変異の陽性率が高いことが知られていることから（図1），侵襲性の低い検査法を用いてできる限り検体の採取を試みるべきである（例えば，胸水や喀痰などのわずかな細胞診検体でも検索は十分可能である）。

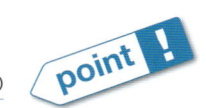

PS不良の肺がん患者における分子標的薬のエビデンス

　PS不良患者は一般的に肺がん薬物療法の臨床試験の対象にはならないが，EGFR遺伝子変異陽性例においては小規模ながらゲフィチニブの前向き第Ⅱ相試験が行われている。PS 3以上のPS不良患者（75歳以上のPS 2患者，80歳以上のPS 1患者を含む）29例に対してゲフィチニブが初回治療として用いられ，奏効率66%，腫瘍制御率90%とPS良好な患者と同程度の優れた抗腫瘍効果が示され，さらにほとんどの症例でPSの改善が認められた（図2）。PS不良の要因が肺がんによる局所の病態（図3の症例では，がん性心膜炎，がん性リンパ管症，椎体浸潤）の場合，高い腫瘍縮小効果によって症状の劇的な改善がもたらされることがある。この結果から肺癌診療ガイドラインでも，EGFR遺伝子変異陽性のPS不良患者に対してゲフィチニブをC1レベルで推奨している。一方，ALK融合遺伝子が陽性のPS不良患者に対して，ガイドライン

図1 肺腺がんにおけるドライバー変異の頻度（文献6より引用）

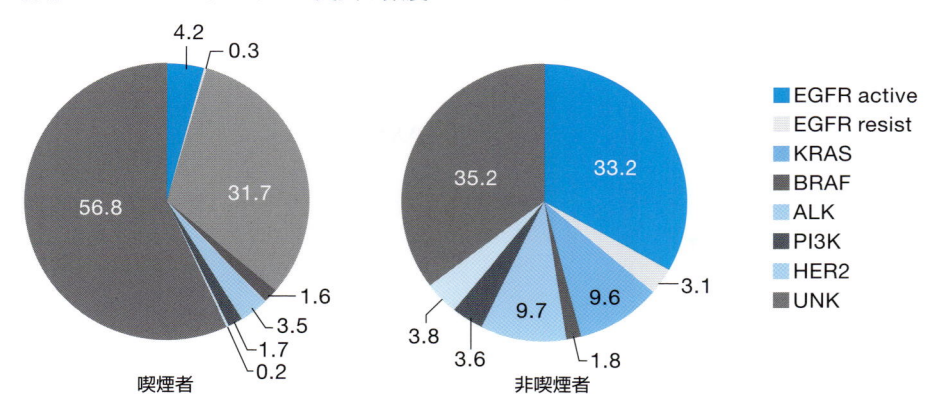

喫煙者／非喫煙者

- EGFR active
- EGFR resist
- KRAS
- BRAF
- ALK
- PI3K
- HER2
- UNK

図2 PS不良のEGFR遺伝子変異陽性患者に対するゲフィチニブの効果
（文献5より引用）

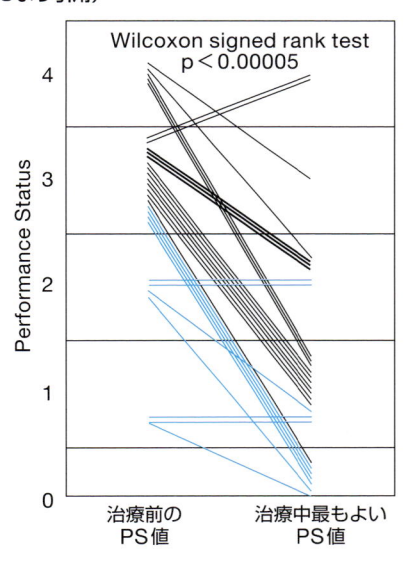

Wilcoxon signed rank test
$p < 0.00005$

縦軸：Performance Status
横軸：治療前のPS値／治療中最もよいPS値

ではエビデンス不足を理由にクリゾチニブは推奨されていない。本剤の特質上、ALK陽性症例に対しては奏効率60％程度の高い効果が得られる可能性は高いが、問題は後述の副作用とのバランスがゲフィチニブよりは劣る点である。ただし、予後がきわめて短い（短め月単位）ことを理解しているPS不良患者とその家族が、リスク＆ベネフィットを十分に理解できている状況であれば、本剤は試みる価値があると思われる。

PS不良患者に対する薬物療法に際して注意すべきこと

重い副作用のリスクを常に意識する

　いかなる薬物療法も、治療によって得られるベネフィットが副作用のリスクを上回ってこそ用いる価値があるが、多くの抗がん剤治療はその差がわずかである。その点、高い効果が期待できる上記の対象では薬物療法が強く推奨されるが、PS不良患者では

図3 PS不良のEGFR遺伝子変異陽性患者にゲフィチニブが著効した例

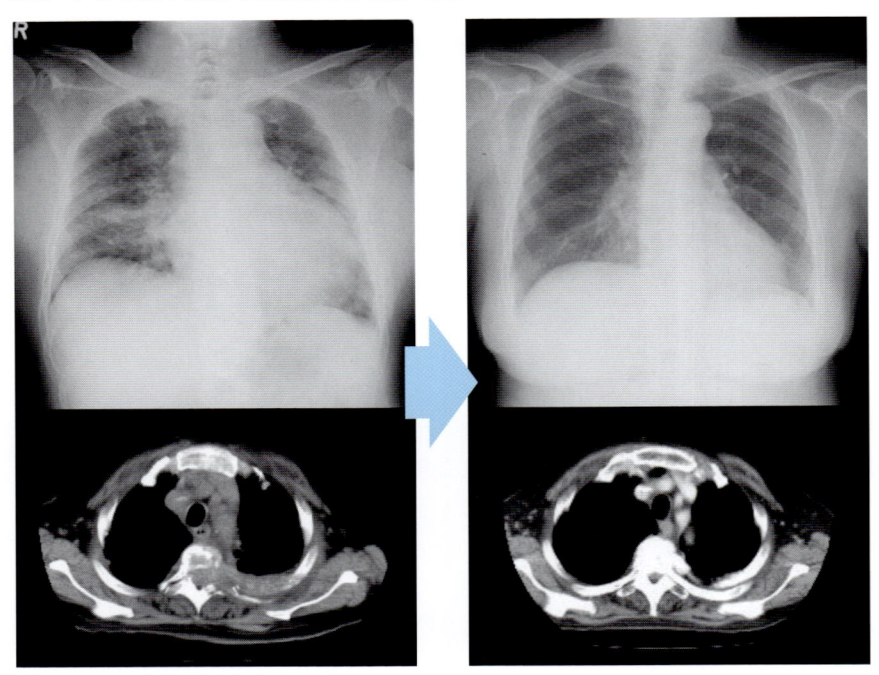

ゲフィチニブ治療前　　　　　　　治療3カ月後

副作用も重症化しやすいことを常に念頭に置かなければならない(表1)。小細胞肺がんに対するカルボプラチン，エトポシド併用療法では，骨髄抑制の遷延とそれに伴う感染症の合併が懸念されるため，頻回の血液検査や感染徴候への早めの対応が重要である。そして，非小細胞肺がんへの分子標的薬で最も注意すべきは薬剤性の間質性肺障害(ILD)である(図4)。EGFR-TKIとクリゾチニブのいずれも約5%に発症し，1～2%が致死的とされる重い副作用であるが，PS不良患者ではその発症頻度が4倍に増加することが知られている[7]。さらにクリゾチニブでは，肝障害や下痢でも致死的となる例が複数報告されており，それらはいずれも治療開始初期に頻度が高いとされていることから，入院に準じた環境で慎重な経過観察が必要とされる。

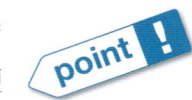

治療に対する患者側の理解度を把握する

　がん患者とその家族のほとんどは，治療を受けることで重い病が「治る」ものと考えて専門病院を受診する。その後，進行肺がんは不治の病であることを告知されるも，治療によって状態が「改善」するのは当然と考える。その状況において，「がんによる症状は対症療法で緩和を図りつつ，がん自体に対しては積極的に治療しない」ことのメリットを理解いただくまでには相当な話し合いが必要となる(最後まで理解されない場合もある)。本稿で取り上げた治療効果の高い薬物療法においては，患者側のみならず医療者側も従来の治療以上に「期待度」が大きくなるが，ILDなどの致死的な副作用のリスクが低くないことを十分に理解していただく過程を疎かにしてはならない。

図4　ゲフィチニブ投与例に生じた致死的な間質性肺障害

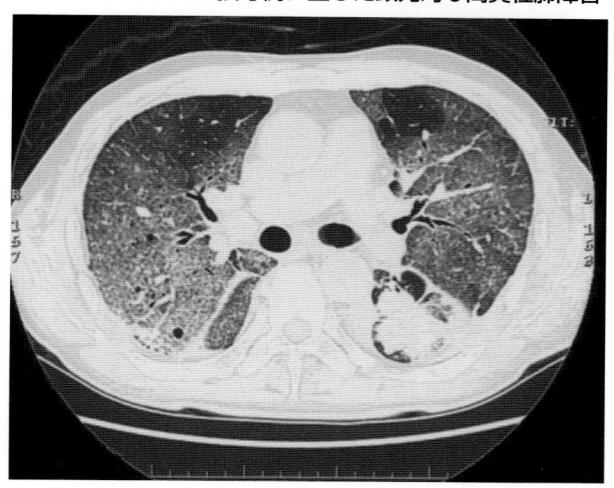

文献

1) Okamoto H, et al. Br J Cancer 2007; 97: 162-9. PMID: 17579629
2) Mok TS, et al. N Engl J Med 2009; 361: 947-57. PMID: 19692680
3) Maemondo M, et al. N Engl J Med 2010; 362: 2380-8. PMID: 20573926
4) Kwak EL, et al. N Engl J Med 2010; 363: 1693-703. PMID: 20979469
5) Inoue A, et al. J Clin Oncol 2009; 27: 1394-400. PMID: 19224850
6) Barlesi F, et al. J Clin Oncol 31, 2013（suppl; abstr 8000）
7) Kudoh S, et al. Am J Respir Crit Care Med 2008; 177: 1348-57. PMID: 18337594

（井上　彰）

Ⅱ こんなとき治療をどうするか　　　12. 超高齢者の肺がん

① 80歳以上の高齢者の肺がん薬物療法

! point 80歳以上の高齢者においても化学療法の有用性は期待できる
- 暦年齢のみでは化学療法の適応外にはならない
- 全身状態（PS），臓器機能（肺，心，腎，肝など），併存疾患，認知機能，本人の意向などを考慮し化学療法の適応を考える
- 副作用の管理，社会的支援は重要である

pros 化学療法の適応となる症例
- PSが良好で臓器機能が保たれている症例
- ADLが自立し，疾患や治療に対する理解が得られている症例

cons 化学療法の適応が困難な症例
- 併存疾患が多く臓器機能が低下している症例
- 認知機能の低下がある症例

80歳以上の高齢者肺がんの薬物療法のキーポイント

化学療法の有用性は期待できる

　高齢者を対象とした試験や比較試験のサブ解析において，高齢者も非高齢者と同等の有用性が報告されている。これらの試験で80歳以上の占める割合は少なく検討は限られているが（表1），PS良好な80歳以上の症例は80歳未満と比べて効果や毒性に明らかな差がなかったとの報告がある[1]。

化学療法の適応の判断

　高齢者の機能を評価するツールはいくつかあり[2]，高齢者総合機能評価（CGA）などを用いた評価も試みられているが，化学療法の適応を判断する確立されたツールはない。PSは最も重要であり（PS 0〜2），臓器機能や併存疾患，認知機能，化学療法のメリットとリスクを総合的に評価し適応を判断する。

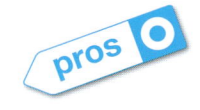

抗がん剤の投与量

　PSが良好で臓器機能が保たれた症例では，80歳以上であっても通常投与量が可能と考えられ年齢のみで減量する必要はないが，全身状態や臓器機能，併存疾患に応じ

た投与量の調整は必要である。

表1　高齢者を対象とした試験における80歳以上の割合

試験名	治療レジメン	症例数	対象	年齢中央値（範囲）	80歳以上の症例数（%）
MILES	ゲムシタビン ビノレルビン ゲムシタビン+ビノレルビン	698	PS 0～2, 70歳以上	74（63-86）	23（3.3）
WJTOG 9904	ドセタキセル ビノレルビン	182	PS 0～1, 70歳以上	76（70-86）	31（17）
JCOG 0803/ WJOG 4307L	ドセタキセル weekly シスプラチン+ドセタキセル	286	PS 0～1, 70歳以上	76（70-87）	-
IFCT 0501	カルボプラチン+weekly パクリタキセル ビノレルビン or ゲムシタビン	451	PS 0～2, 70歳以上	77（70-89）	114（25）
NEJ 003	ゲフィチニブ	31	PS 0～2, 75歳以上	80.3（75-89）	16（52）
SWOG 0027/ LUN 6	ドセタキセル→ビノレルビン ドセタキセル	117 111	PS 0～1, 70歳以上 or PS 2	74（47-89） 75（46-86）	49（21）
JCOG 9702	weekly シスプラチン+エトポシド カルボプラチン+エトポシド	220	PS 0～2, 70歳以上 or PS 3	76（70-86）	-

副作用の管理と社会的支援

加齢による生理機能や臓器予備能の低下は薬物動態に影響を与えるため（表2），副作用が増強する可能性が高い[3]。特に，骨髄抑制や粘膜障害，心機能低下などに注意が必要である。副作用により容易に全身状態の悪化やQOLの低下をきたす可能性が高く，綿密なフォローが必要である。また，近年では独居の場合も多く在宅支援などの社会的サポートの介入も重要である。

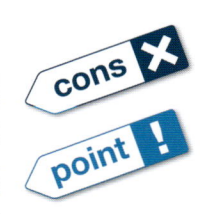

表2　薬物動態に関連する加齢に伴う変化

	加齢に伴う変化	薬物動態への影響
吸収	・消化管の血流量低下 ・消化管運動の低下 ・消化管吸収面積の低下 ・胃酸分泌量の低下	・経口薬剤の吸収能の低下
分布	・体内水分量の低下 ・体内脂肪の増加 ・血中アルブミンの低下 ・貧血	・水溶性薬剤の血中濃度の増加 ・脂溶性薬剤の分布容積の増加
代謝	・肝血流量の低下 ・肝重量の低下 ・チトクロームP450に関連した代謝酵素活性の低下	・肝の薬物代謝能の低下
排泄	・GFRの低下 ・腎血流量の低下 ・尿細管機能の低下	・腎からの薬剤の排泄遅延

化学療法の実際

小細胞肺がん

　小細胞肺がんは治療反応性が良好であり，80歳以上においても臓器機能が保たれていれば積極的に治療を検討すべきである。腎毒性が軽く輸液量の少ないカルボプラチン＋エトポシド療法を行うことが多いが，骨髄抑制には注意が必要である[4]。

カルボプラチン（AUC5），day1 ⎱ 3週ごと
エトポシド（80mg/m^2），day1-3 ⎰

非小細胞肺がん

　75歳以上の進行非小細胞肺がんの化学療法は第3世代抗がん剤単剤が推奨されている[5]。カルボプラチン＋パクリタキセル併用療法と単剤療法の比較試験において，80歳以上は80歳未満と比べ有効性に差はなく，併用群でOSの延長を認めたが毒性の増強もみられた[6]。80歳以上でも高度に選択された症例では併用療法も可能と考えられるが，毒性を考慮し単剤療法を選択することが多い。

ドセタキセル（60mg/m^2），day1　3週ごと
ビノレルビン（25mg/m^2），day1, 8　3週ごと
ゲムシタビン（1,000mg/m^2），day1, 8, 15　4週ごと

分子標的治療薬

・EGFR-TKI

　75歳以上のEGFR遺伝子変異陽性例に対するゲフィチニブ単剤療法の検討で若年者と同等の有効性と安全性が報告された[7]。80歳以上においても忍容可能と考えられるが，高齢は間質性肺障害発症の危険因子であり注意が必要である。

ゲフィチニブ（250mg）1錠，1日1回内服

・クリゾチニブ

　高齢者ALK融合遺伝子転座陽性例に対してもクリゾチニブは有用である可能性が高いが，データが少なく副作用には注意が必要である。

・ベバシズマブ

　比較試験のサブ解析や観察研究の報告では高齢者におけるベバシズマブの有用性は定まっておらず，毒性の増強も報告されており，検討段階である[8]。

文献

1) Hesketh PJ, et.al. J Thorac Oncol 2007; 2: 494-8. PMID: 17545843
2) Extermann M, et al. Crit Rev Oncol Hematol 2005; 55: 241-52. PMID: 16084735
3) Lichtman SM. Semin Oncol 2004; 31: 160-74. PMID: 15112147
4) Okamoto H, et al. Br J Cancer 2007; 97: 162-9. PMID: 17579629
5) Kudoh S, et al. J Clin Oncol 2006; 24: 3657-63. PMID: 16877734
6) Quoix E, et al. Lancet 2011; 378: 1079-88. PMID: 21831418
7) Maemondo M, et.al. J Thorac Oncol 2012; 7: 1417-22. PMID: 22895139
8) Ramalingam SS, et al. J Clin Oncol 2008; 26: 60-5. PMID: 18165641

（駄賀晴子）

II こんなとき治療をどうするか　13. 腫瘍随伴症候群合併肺がん

① 電解質異常を伴う肺がんに対する治療

point
- 抗利尿ホルモン不適合分泌症候群（SIADH）は，小細胞肺がんのうち10〜45％に合併していると報告されている
- SIADHの診断には低Na血症をきたす他の病型の除外が必要である
- 血清Na濃度の上昇が24時間以内に10mEq/Lを超えると，橋中心髄鞘崩壊症（CPM）をきたし，意識障害と異常な精神症状をきたす恐れがあるため，体液量の補正は緩徐に行う
- 悪性腫瘍に伴う高Ca血症は最も高頻度に認められる腫瘍随伴症候群で，肺などの進行がん患者の約10％，末期がん患者では30％に認められる
- 重篤な高Ca血症の場合は速やかな治療が必要となる
- 高度の高Ca血症を発症しても，治療法のない苦痛や症状のある末期がんではQOLの観点からの治療選択も必要となることがある

pros
- わが国において，腫瘍に伴うSIADH治療が既存の治療で不十分の場合，モザバプタンが使用可能となっている
- ビスホスホネートは強力な骨吸収阻害薬で，悪性腫瘍に伴う高Ca血症に対しても第一選択薬である

cons
- サイアザイド系利尿薬は腎でのCa再吸収を促進するため使用しない

　腫瘍随伴症候群は，「原発巣や転移巣から離れた部位に生じる宿主の臓器機能障害」と定義され，一般に悪性腫瘍と診断された時点で，腫瘍随伴症候群は，その7〜15％に合併しているといわれている。腫瘍随伴症候群の原因疾患では肺がんがもっとも頻度が高く，非小細胞肺がんでは10％，小細胞肺がんでは50％に合併するとの報告がある。
　なかでも電解質異常を伴う随伴症候群（低Na血症や高Ca血症）は多く，診断および時宜を得た介入ができれば，短期的な救命となるのみならず，一次治療および支持治療の患者のコンプライアンスを高め，QOLを改善しうる症例もある。本稿では肺がんで合併しやすい腫瘍随伴症候群で電解質異常を伴うものにつき，その診断と治療を概説する。

低Na血症

抗利尿ホルモン不適合分泌症候群（SIADH）

point !

　抗利尿ホルモン不適合分泌症候群（SIADH）は，腫瘍から産生される抗利尿ホルモン

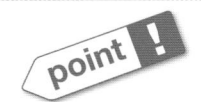

(ADH)によって，血漿浸透圧の低下，低Na血症を引き起こす症候群で，小細胞肺がんのうち10〜45％に合併していると報告されている。多くは無症状で低Na血症により診断されるが，重症例では，歩行障害，転倒，痙攣，傾眠などをきたし死に至ることもあるため，診断・治療は重要である。臨床的重症度は実際の血清Na濃度よりも，血清Naの低下速度とよく相関することが知られている。

SIADHの診断

SIADHの診断には，①血漿浸透圧の低下（280mOsm/kgH$_2$O以下），②尿浸透圧の上昇（300mOsm/kgH$_2$O以上），③尿中Naが20mEq/L以上，④正常血液量，⑤腎，副腎および甲状腺機能正常などを示すことが必要である（表1）。また、低Na血症をきたす他の病型の除外が必要である。

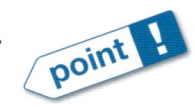

SIADHの治療

SIADHでは，原因疾患の治療が重要となる。小細胞肺がんの場合，初回治療であれば腫瘍縮小効果が得られる可能性が高く，血清Na濃度の回復を期待しやすい。そのため，原因疾患の治療（化学療法）をただちに行いながら，腫瘍縮小が得られるまでの対症療法として水分摂取の制限（15〜20mL/kg），利尿薬の投与，塩分補給による是正を行う。

化学療法に関しては，年齢，合併症，低Na血症に伴う全身状態にもよるが，比較的全身状態の良好な症例であれば，血清Naの是正に努めながらシスプラチン投与を行うこともできる。しかし重症例では，高張食塩水の輸液とループ利尿薬を使用し，化学療法開始前に補正を図るべきである。化学療法に関しては，水分制限の観点からカルボプラチンの使用が望ましい。全身状態改善後，2コース目以降でシスプラチン投与へ変更することを考慮する。

表1　SIADHの鑑別診断

I. 主症候
1. 脱水の所見を認めない。
2. 倦怠感，食欲低下，意識障害などの低Na血症の症状を呈することがある。

II. 検査所見
1. 低Na血症：血清Na濃度が135 mEq/Lを下回る。
2. 血漿バソプレッシン値：血清Na濃度が135 mEq/L未満で，血漿バソプレッシン濃度測定感度以上である。
3. 低浸透圧血症：血漿浸透圧は280mOsm/kgを下回る。
4. 高張尿：尿浸透圧は300mOsm/kgを上回る。
5. ナトリウム利尿の持続：尿中Na濃度は20mEq/L以上である。
6. 腎機能正常：血清クレアチニンは1.2mg/dL以下である。
7. 副腎皮質機能正常：早朝空腹時の血清コルチゾールは6μg/dL以上である。

Naの補正

Na濃度125mEq/L以下で無症状のときは経静脈的塩分補給を行う。Na濃度115mEq/L以下は3％高張食塩水を時間50〜100mLで点滴を行い，次いで生理食塩水を時間100〜250mLで点滴する。体液量が補正されたら腎機能に応じてフロセミド20〜40mgを経口投与する。血清Na濃度の上昇が24時間以内に10mEq/Lを超えると，橋中心髄鞘崩壊症（CPM）という急性に出現する橋中心部の対称性の脱髄病変をきたし，意識障害と異常な精神症状をきたすおそれがあるため，補正は緩徐に行う。

わが国において，腫瘍に伴うSIADHの治療が既存の治療で効果不十分の場合，バソプレシンV2受容体拮抗薬（モザバプタン）が使用可能となっている。成人にはモザバスタン30mg/日 1日1回を投与し，投与開始3日間で有効性が認められた場合に限り，7日間まで継続投与することが可能である[1]。近年、欧米ではバソプレシンV2受容体阻害薬の類似薬（トルバプタン）がSIADH，低Na血症に対して承認されている。わが国でも他の利尿薬で効果不十分な心不全における体液貯留に対して使用可能となった[2]。

これらの治療によっても低Na血症の改善が得られない場合は，デメクロサイクリン投与を検討する。SIADHの治療を目的として使用する場合は，600〜1,200mg/日程度が推奨されているが，保険適用外である。

高Ca血症

悪性腫瘍に伴う高Ca血症は，最も高頻度に認められる腫瘍随伴症候群で，肺，腎，乳腺，頭頸部，膀胱などの進行がん患者の約10％，末期がん患者では30％に認められる[3,4]。悪性腫瘍に伴う高Ca血症（malignancy-associated hypercalcemia）は，腫瘍細胞が産生した全身性液性因子による骨吸収亢進を介するhumoral hypercalcemia of malignancy（HHM），ならびに，腫瘍細胞の転移骨における局所的な骨破壊による機序（LOH）に代表される。

HHMは80％を占め，PTH関連蛋白（PTHrP）がその主因である。20％はLOHでIL-1，IL-6，TNF-αなどの局所で産生され破骨細胞刺激作用を有するサイトカインが介在する。

高Ca血症の症状

悪性腫瘍に伴う高Ca血症の臨床症状は，血清Ca値によっても異なる。軽度の高Ca血症（＜約11mg/dL）では症状を認めないことが多いが，12〜13mg/dLで食欲不振，倦怠感，易疲労感，13〜15mg/dLでは，口渇，多飲，多尿，筋脱力，悪心，嘔吐，頭痛，情緒不安定，抑鬱状態などをきたし，＞15mg/dLでは意識状態が悪化し，傾眠，昏睡に至ることがあるため，重篤な場合は速やかな治療が必要となる。

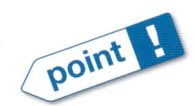

高Ca血症の診断

　低アルブミン血症を伴う腫瘍症例では，実測値以上にイオン化Caが高く，診断が遅れる場合が多い。そのため簡易補正式 {Payne法：血清Ca補正値（mg/dL）＝ [4.0−血清アルブミン値（g/dL）]＋血清総Ca実測値（mg/dL)} が用いられる。ことに，意識レベルの低下や腎機能障害を呈する症例ではHHMを念頭に置き，インタクトPTH低値，PTHrP高値によりHHMと診断する。

PTHrP産生過剰による高Ca血症の治療

　PTHrP産生腫瘍に伴う高Ca血症の制御は，原疾患の治療であるが，高Ca血症の多くは進行がんに併発することが多く，治療が困難なことも多い。そのため，臨床症状を伴う高度の高Ca血症では脱水の補正，および，高Ca血症の主因である骨吸収抑制とCa排泄促進を中心とした対症療法に終始することも多い。

　しかし，高Ca血症が軽度（≦11.2mg/dL）で無症候性の場合や高Ca血症がコントロールされ全身状態が回復した場合は，初回治療であればビスホスホネートや利尿剤の投与，補液などを行いつつ，血清Ca値，クレアチニン値などを測定しながら化学療法を考慮する。

脱水の補正とCa排泄の促進

　悪性腫瘍に伴う高Ca血症ではほとんど例外なく脱水を合併し，補液による血管内容量の補正が不可欠である。また，腎からのCa排泄促進のために高Na補液を用い，ループ利尿薬の併用下で生理食塩水を主体とした2〜3L/日以上の補液を行う。サイアザイド系利尿薬は腎でのCa再吸収を促進するため使用しない。

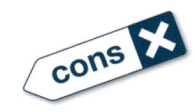

骨吸収の抑制

・ビスホスホネート

　ビスホスホネートは強力な骨吸収阻害薬で，悪性腫瘍に伴う高Ca血症に対しても第一選択薬である。

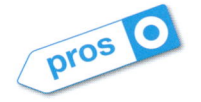

　最も強力なゾレドロネートは，4mgを15〜30分で100mLの生理食塩水とともに点滴静注する。血清Ca値は投与1〜2日後から低下し，効果持続は1〜2週間程度であるため，症例によっては反復投与を要する。副作用としては初回投与時の発熱，感冒様症状，骨・関節痛などである。また，重篤な副作用として顎骨壊死が挙げられており，使用前に感染のある部位の歯科処置が必要とされているが，緊急性を要する場合は，やむをえず歯科処置前に行うこともある。

　また，腎機能障害時には相対的禁忌とされ，骨転移に対する治療として投与する際にはクレアチニンクリアランスによる投与量の補正が必要となるが，高Ca血症に起因する腎機能障害であれば，ビスホスホネートで高Ca血症が是正されれば腎機能は改善することが多いため，通常量で投与することもある（表2）。

・カルシトニン

　カルシトニンは，破骨細胞機能を抑制してCaの動員を減少し，速やかにCaを低下させる薬剤で，通常，エルカトニン1回40単位を1日2回筋注する。効果は投与後数時間で現れ，12〜24時間で最大効果となるが，連用によりエスケープ現象が生じやすく，ビスホスホネートの効果が得られるまでのつなぎとして用いられている。

治療のマネジメント

　腫瘍細胞のPTHrP産生に伴う高Ca血症の発症機序が解明され，ビスホスホネートの臨床導入によりその治療は格段に進歩してきたが，原因疾患の治療が奏効しない場合，予後はきわめて不良である。そのため，高度の高Ca血症を発症しても，治療法のない苦痛や症状のある末期がんではQOLの観点からの治療選択も必要となることがある。

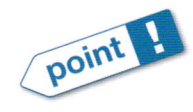

表2　腎機能障害と投与量

	クレアチニンクリアランス（mL/分）			
	>60	50〜60	40〜49	30〜39
推奨投与量	4mg	3.5mg	3.3mg	3.0mg

文献

1) Yamaguchi K, et al. Jpn J Clin Oncol 2011; 41: 148-52. PMID: 21087977
2) Schrier RW, et al. N Engl J Med 2006; 355: 2099-112. PMID: 17105757
3) Stewart AF. N Engl J Med 2005; 352: 373-9. PMID: 15673803
4) Gensure RC, et al. Biochem Biophys Res Commun 2005; 328: 666-78. PMID: 15694400

（大柳文義）

II こんなとき治療をどうするか　14. 胸水・心嚢水がある場合の肺がん治療

① 胸水がある場合の肺がん薬物療法・癒着術

! point　自他覚症状や全身化学療法による期待される効果を踏まえ，薬物療法もしくは胸腔ドレナージ・胸膜癒着術を選択する
- 全身化学療法による高い効果が期待できるときには，全身化学療法を胸膜癒着術に先行させるメリットがある

〇 pros　全身化学療法を優先させることを検討すべき条件
- 胸水貯留に伴う自他覚症状が乏しい患者
- EGFR 遺伝子変異陽性もしくは ALK 遺伝子転座陽性の肺がんで，EGFR-TKI や ALK 阻害薬未使用の患者
- ベバシズマブ併用化学療法の適応を有する化学療法未治療の患者
- 進展型小細胞肺がんで化学療法未治療の患者
- trapped lung，多房性の胸水，気管支閉塞を認めている患者

✕ cons　胸腔ドレナージ・胸膜癒着術を優先すべき条件
- 胸水貯留による症状を有し，全身状態がすぐれない患者
- 大量の胸水が貯留している患者
- 急速な胸水貯留が予想される患者
- 全身化学療法により高い効果が期待できない患者

胸水貯留がある場合の，非小細胞肺がん治療のキーポイント

　呼吸困難や SpO_2 低下を伴う胸水貯留患者では，胸腔ドレナージや胸膜癒着術を行い全身状態の改善を試みる。しかしこれらの処置により大量の胸水を排液することで，低アルブミン血症や貧血の進行をきたし，全身状態がさらに悪化することもある。また，胸膜癒着術は疼痛や拘束性換気障害の原因にもなりうるので，全身化学療法により高い効果が期待できる症例では胸腔穿刺による一時排液にとどめ，全身化学療法を優先することを考慮する必要がある。　**point !**

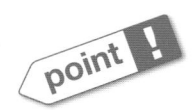

driver mutation（EGFR遺伝子変異，ALK転座陽性）を有する肺がんでは分子標的治療薬（EGFR-TKI，ALK阻害薬）にて高い効果が期待できる

EGFR，ALK陽性肺腺がんに対する分子標的治療薬の奏効率はそれぞれ74%，65%と高く効果出現も早い。そのためこれらの症例においては，症状軽減のために一時的な胸水の排液に留め，胸膜癒着術を行わずに，まずはこれら薬剤での治療を導入することを検討する。

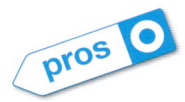

ベバシズマブ併用化学療法にて高い効果が期待できる

抗VEGF抗体であるベバシズマブはカルボプラチン，パクリタキセルとの併用において奏効率が61%，病勢コントロール率94%と良好な治療成績が報告されている。またベバシズマブ併用化学療法を行った症例の92%が8週間以上胸水をコントロールできたとの報告もある[1]。日本人の胸水貯留例を有する非扁平非小細胞肺がんのみを対象とした前向き試験においては，カルボプラチン，パクリタキセル，ベバシズマブによる治療における病勢コントロール率87%，無増悪生存期間7.1カ月，全生存率11.7カ月と報告されている。

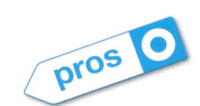

ベバシズマブは血管新生抑制と異常血管の正常化によると思われる浮腫や溢水の改善効果が知られている。これはVEGFが胸水産生に関わる主なメディエーターであることが1つの理由と考えられる[2]。そのため，ベバシズマブが使用可能な症例においては化学療法を胸膜癒着術に先行させるメリットがあると考えられる（図1）。

図1 ベバシズマブ併用化学療法を行った自験例
50歳代，男性。肺腺がんステージ4。
胸水貯留に伴う症状は認めないことから，胸水に対しては処置を行わず，シスプラチン，ドセタキセル，ベバシズマブによる化学療法を開始した。
a：治療直前。b：投与10日後。

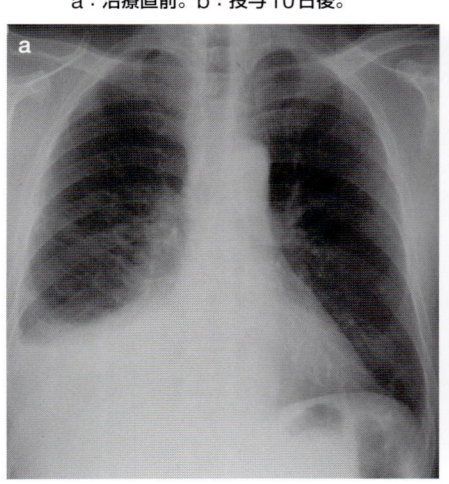

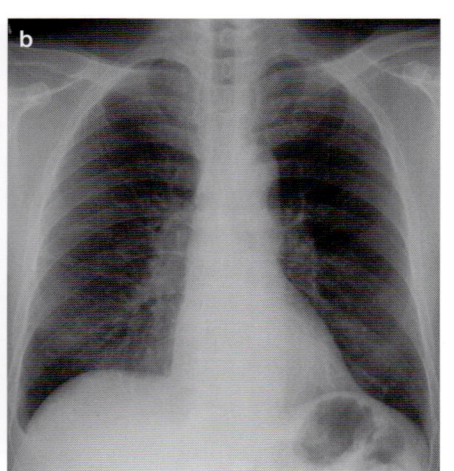

その他の症例において，全身化学療法と胸腔ドレナージのどちらを優先させるべきか？

非小細胞肺がんにおいても通常の化学療法でも一定の効果が期待できる。非小細胞肺がんに対して化学療法を行った際の胸水制御率は59％，生存期間中央値が362日，1年生存率49％という報告もあり[3]，癒着術を先に行うメリットがないのであれば，化学療法を優先させることを選択肢として考慮する。ただ全身状態などを鑑みながら，症例は慎重に選択する必要がある。

胸水貯留を有する小細胞肺がん治療のキーポイント

小細胞肺がんに対しては全身化学療法で良好な胸水コントロールが期待できる

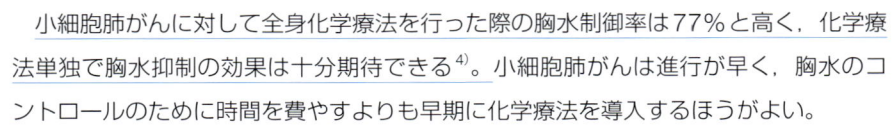

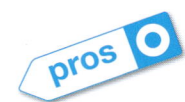

小細胞肺がんに対して全身化学療法を行った際の胸水制御率は77％と高く，化学療法単独で胸水抑制の効果は十分期待できる[4]。小細胞肺がんは進行が早く，胸水のコントロールのために時間を費やすよりも早期に化学療法を導入するほうがよい。

胸膜癒着術を優先する際の注意点

癒着術に時間を要する場合や肺の再拡張が得られない場合は速やかに全身化学療法を

胸膜癒着術の成功率は，使用する薬剤にもよるが70％程度である（表1）[5-8]。一度癒着術を行った後も，排液量が多い場合は繰り返し癒着術を行わなければならず，全身化学療法の開始が遅れる可能性もある。特に小細胞肺がんでは全身化学療法の遅れが致命的になることもあり，癒着術に時間を要する場合や肺の再拡張が得られない場合には，速やかに全身化学療法による治療を検討する必要がある。タルクの胸腔内注入もしくは胸腔鏡下散布による癒着術は成功率が70～100％と他剤と比べ高い可能性がある。わが国では2013年7月に承認，11月から薬価収載された。

表1　胸膜癒着術に使用する主な薬剤の胸水制御率とその副作用（文献5～8より引用）

	胸水制御率	発熱	疼痛	嘔気/嘔吐	呼吸不全
タルク	70～100％	41％	19～82％	-	0～9％
ピシバニール	73～79％	59％	28％	16％	0～7％
ブレオマイシン	54～84％	24％	28％	29％	6％
ミノサイクリン	86～92％	-	11％	-	-
低用量シスプラチン	83％	14％	23％	44％/20％	1％

胸水貯留例に対し全身化学療法を行う際の注意点

イリノテカン，メトトレキサートは胸水，腹水貯留例に対して禁忌

　わが国においてイリノテカンとシスプラチンによる2剤併用療法は進展型小細胞肺がんに対する標準的一次治療の1つである。

　しかし胸水や腹水などの体液が大量に貯留した症例にイリノテカンを使用すると，体液中に薬剤が移行しAUCが上昇すると報告されている。その結果，多量の胸水，腹水の貯留例においては好中球減少症や下痢などの副作用が増強するため，大量の胸水貯留例には禁忌である[9]。

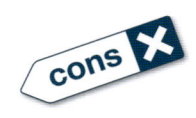

　また白血病，悪性リンパ腫や乳がんなどでしばしば用いられるメトトレキサートも同様に，胸水貯留例においては胸水に移行し副作用が増強するため投与禁忌である。胸水が貯留した症例に対しては，これらの点を考慮したうえで他剤を選択することや，胸水の一時排液を行ってからこれらの薬剤を用いることなどを検討する必要がある。

ペメトレキセドを用いる場合の注意点

　メトトレキサートと同じく葉酸代謝拮抗薬であるペメトレキセドも，体液貯留例では副作用の増強の可能性が示唆されている。一方で胸水・腹水などが貯留を認める31症例に葉酸代謝拮抗剤であるペメトレキセドを用いた第Ⅱ相試験では，血中濃度の上昇の有意な上昇はなく，副作用も増加しなかったと報告されている[10]。しかし症例数が少ないため，副作用が増強する可能性を考慮して十分に注意して治療を行うことが望ましい。

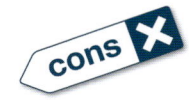

文献

1) Kitamura K, et al. Cancer Chemotherapy Pharmacol 2013; 71: 457-61. PMID: 23178954
2) Ribeiro SC, et al. Respirology 2009; 14: 1188-93. PMID: 19818055
3) Fujita A, et al. Chest 2001; 119: 340-3. PMID: 11171707
4) Livingston RB, et al. Chest 1982; 81: 208-11. PMID: 6276105
5) Heffner JE. Respirology 2008; 13: 5-20. PMID: 18197908
6) Yoshida K, et al. Lung Cancer 2007; 58: 362-8. PMID: 17716779
7) Hatta T, et al. Kyobu Geka 1990; 43: 283-6. PMID: 2352391
8) Seto T, et al. Br J Cancer 2006; 95: 717-21. PMID: 16940982
9) Shiozawa T, et al. Jpn J Clin Oncol 2013; 43: 483-91. PMID: 23536639
10) Dickgreber NJ, et al. Clin Cancer Res 2010; 16: 2872-80. PMID: 20460481

（山本将一朗，上月稔幸）

II こんなとき治療をどうするか　14. 胸水・心嚢水がある場合の肺がん治療

② 心嚢水がある場合の肺がん薬物療法・癒着術

! point ドレナージは貯留量，症状で臨床的に判断
- 心嚢内薬剤投与により再貯留が少なくなる

○ pros 心嚢ドレナージの必要がある条件
- 中等量から大量の心嚢水貯留
- 心嚢水貯留による自覚症状がある場合

✗ cons 心嚢ドレナージを急ぐ必要のない条件
- 化学療法（分子標的薬を含む）の効果が期待でき，自覚症状がない場合

　ドレナージを要する心嚢水貯留をきたす疾患としては，悪性腫瘍が最も多く，次いで感染症，膠原病，甲状腺機能低下症などとなる。悪性腫瘍のなかでは，肺がんの報告が多く，乳がん，悪性リンパ腫などでも認められる。心嚢水貯留量の程度をよく確認できるのは心臓超音波検査によってであり，貯留量を少量から多量までの3段階に分け[1]（表1），ドレナージが必要になるのは中等量以上の場合である。

自覚症状のない心嚢水貯留

心嚢水貯留による自覚症状のない場合には化学療法（分子標的治療薬を含む）を優先

　CTあるいは心臓超音波検査などの画像のみで心嚢水が認められ，呼吸困難などの心嚢水貯留による自覚症状のない場合には，化学療法（分子標的薬を含む）を先行して行っている。特に未治療あるいはsensitive relapseの小細胞肺がんでは化学療法の効果が期待できる。化学療法を行うにあたって心嚢水貯留量の多いことが心臓超音波検査などで想定される場合には，大量補液を必要とするシスプラチンなどを避けて薬剤を選択している。

cons ✗

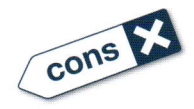

表1　心臓超音波検査での心嚢水貯留程度（文献1より引用）

少量	心前面にわずかで心後面に1cm未満
中等量	心前面とともに心後面に1cm以上
多量	心前・後面に2cmあるいは心後面に1cmをはるかに超えて全周性に

自覚症状のある心嚢水貯留

心嚢水貯留による自覚症状を有する場合には心嚢水のドレナージを優先

　自覚症状が出現するほどの心嚢水貯留の場合には，インターベンションを化学療法に先行して行っている。Kunitohらの報告[2]ではドレナージの施行は"臨床的"に判断しており，また，それ以前の研究でも心嚢ドレナージを行った症例はすべて心嚢水貯留による自覚症状を有していた。群馬県立がんセンター（以下，当院）では，心臓超音波検査にて中等量から多量の心嚢水貯留が確認され，心嚢水による自覚症状を認める場合には，ドレナージが必要であると判断している。ドレナージ適応の判断は，個々の症例の状況，特に併存症の有無や医師間・施設間で多少の差異はあると思われる。

心嚢ドレナージの方法

　心嚢ドレナージ法については外科的な方法や経皮的カテーテル挿入などがある。当院では，心臓超音波（超音波検査にて描出不良の場合はCTガイド）にて局所麻酔下に剣状突起下あるいは肋間から細径（8Fr）のカテーテルキットを挿入・留置している。ドレナージ排液のみの場合には再貯留をしばしば経験するため，心嚢水を排除後に薬剤を注入，2時間クランプ後に開放し，心嚢水の排液が24時間で20mL以下になった場合にカテーテルを抜去している。

心嚢内投与薬剤は現時点ではブレオマイシンが標準的（保険適用外）

　心嚢内への薬剤投与は，現在わが国においては保険適用外である。肺がんによる心嚢水貯留に対しての心嚢腔内薬剤投与の前向き試験で症例数の多いものにKunitohらのJCOG9811研究[2]がある。その研究では，心嚢ドレナージ後に心嚢内へのブレオマイシン（15mg）投与群と無治療群の2群に無作為に分けた。primary end pointである2カ月時点の心嚢水無増悪生存は2群間で有意差はなかったものの，ブレオマイシン投与群で良好な傾向がみられた。これによりブレオマイシンの心嚢内投与は，安全で，効果的であることが示され，現時点で一般の日常診療で心嚢内へ投与する標準的な薬剤としては，ブレオマイシン15mg（繰り返し投与の場合は10mgに）と考えられる。このほかにも，カルボプラチン／シスプラチンをはじめとしてさまざまな薬剤投与の報告がある（表2）が，症例数が少ない，あるいは後方視的な研究であるなど，ブレオマイシンより優れている証拠はない。今後，臨床試験で確認していく必要があると思われる。

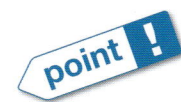

表2 2000年以降の主な心嚢内薬剤投与の報告

報告者	症例数	薬剤	効果	生存（カ月）	報告年
Maruyama[3]	22	ブレオマイシン10mg	95%	4.5	2007
Kunitoh[2]	38	ブレオマイシン15mg	46%*	3.9	
	40	なし	29%*	2.6	2009
Moriya[4]	10	カルボプラチン300mg	80%	2.0	2000
Tomkowski[5]	46	シスプラチン10mg×5他	93.5%	3.4	2004
Bischinoitis[6]	25	シスプラチン10mg×3	―	4.5	2005
Maisch[7]	22	シスプラチン30mg/m2	92.8%	2.8	2010

＊：2カ月時点での心嚢水無増悪生存

文献

1) Hutchinson SJ. In: Pericardial diseases-. Clinical diagnostic imaging atlas. Saunders. 2009.
2) Kunitoh H, et al. Br J Cancer 2009; 100: 464-9. PMID: 19156149
3) Maruyama R, et al. J Thorac Oncol 2007; 2: 65-8. PMID: 17410012
4) Moriya T, et al. Br J Cancer 2000; 83: 858-62. PMID: 10970685
5) Tomkowski WZ, et al. Support Care Cancer 2004; 12: 53-7. PMID: 14505155
6) Bischinioitis TS, et al. Hellenic J Cardiol 2005; 46: 324-9. PMID: 16295940
7) Maisch B, et al. Prog Cardiovasc Dis 2010; 53: 157-63. PMID 20728703

（湊　浩一）

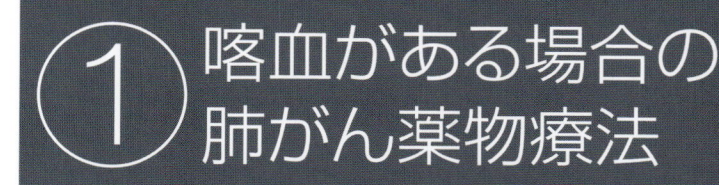

Ⅱ こんなとき治療をどうするか　15. 喀血がある場合の肺がん治療

① 喀血がある場合の肺がん薬物療法

point　大量喀血を起こす可能性を判断することが重要
- 持続的な鮮血の喀出，画像検査での吸い込み像，壊死性病変や空洞病変，中枢気道へ浸潤している場合は，大量喀血を起こす危険性が高い
- 全身状態がよければ，確実な喀血のコントロールには手術が必要である
- 手術不能例には，塞栓術も選択肢の1つとなる

pros　化学療法を先行する条件
- 臨床症状，画像検査等から，大量喀血のリスクが低いと考えられる場合
- 喀血の責任病巣以外の病勢コントロールが困難な場合
- 化学療法を先行する場合は，奏効率の高いもの，骨髄抑制の軽いレジメンを選ぶ

cons　喀血に対する治療を先行する場合
- すでに大量喀血をきたしている，もしくは大量喀血の可能性が高い場合
- 根治術が可能な場合

大量喀血を起こす可能性のある症例を見分けるには

喀血の程度の判断

　肺がんの診断時の症状として，血痰・喀血は25～35％にみられる[1]。喀血には痰に血すじの混在する程度の軽度なものから，命にかかわる大量喀血までさまざまな程度がある。大量喀血の定義は定まったものはなく，文献により100mL/24時間 から1,000mL/24時間 などのさまざまな喀血量が示されている[2]が，実際の臨床現場では喀血量の計測から判断することはない。大量喀血かどうかの判断は，喀血に伴う呼吸状態や血圧などの全身状態をみて行う。肺がんでの大量喀血は約3～10％[3,4]。また，大量喀血をきたした場合の致死率は30～85％と高率であるという報告もあり[4,5]，大量喀血を起こしてからの救命は難しい場合が多い。

大量喀血をきたしやすい症例の判断

　大量喀血は，空洞形成，扁平上皮がん，左右主気管支発生の病変に多いという報告がある[3]。兵庫県立がんセンター（以下，当院）では，喀血の危険性を予測するために，可能な限り造影剤を使用したHigh-resolution CT検査を行い，気管支鏡検査での気

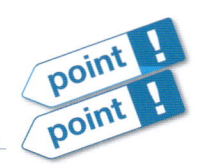

管支内腔病変の確認を行う。CTなどの画像検査では，多量の喀血をしている場合には広範囲の吸い込み像を呈している場合が多い。腫瘍の広範な内部壊死や空洞化，特に中枢気道と交通する可能性があるかどうか，肺門の気管支・血管への腫瘍浸潤を確認している。また，気管支鏡検査の際には，freshな出血の有無と出血量の確認を行う。特に中枢気道への流れ込みが確認できる場合は，大量喀血のリスクがあると判断する。

喀血のコントロールを先行する場合の治療方針

すでに大量喀血をきたしている場合

　全身状態を保つことを優先して大量喀血の治療を先行せざるをえない。急性期の処置としては，血圧などの循環動態を保つ加療をしつつ，出血をきたしていると考えられる肺（患側）を下にする側臥位をとる。呼吸状態が保てず，急を要する場合は，出血を起こしていない側の肺へ片肺挿管をして，気道を確保する。挿管時には軟性気管支鏡を使用し，確実な挿管，出血部位の確認や血痰の吸引を行う。状況に応じて，手術や塞栓術を検討する。

手術か塞栓術か放射線治療か

　確実に止血を行う意味では，手術はまず検討すべき方法である。大量喀血を起こす可能性が高いと判断した場合は，根治性の有無にかかわらず，出血コントロール目的の手術の適否を判断する。早期に呼吸器外科医へコンサルトする。

　血管造影は出血点の確認が可能な場合があり，塞栓術により出血のコントロールを行える可能性がある。

　塞栓術や手術の適応は，施設ごとの要因により異なると思われるが，一般的には腫瘍性病変は豊富な新生血管のため，塞栓術による確実な止血が行いにくい場合がある。塞栓術に関しては，手術よりも比較的治療開始までの準備期間が短い場合が多く，患者の体の負担が少ないが，再出血のリスクがあり，止血の確実性では手術より劣ると考えられる。大量喀血の可能性が高いが手術ができない場合や，手術までの待機中に止血処置が必要な場合の選択肢として当院では考えている。しかしながら，手術と塞栓術の優先度は，特に外科医と塞栓術を担当する医師のスタンスや技量によって決定されるため，施設ごとに最適の手順をとることを勧める。また，致死的な大量喀血の危険性が低いと判断され，喀血のコントロールを行う際にも塞栓術は選択肢となる。

　喀血等に対する，胸部への緩和的放射線照射は主に外部照射で行われる。緩和的放射線照射は，30Gy/10回と同等あるいはそれ以上の高線量分割照射により総合的な症状緩和効果が期待できるが，それ以下の線量（20Gy/5回，8Gy/1回など）も症状緩和効果はあり，実地臨床においては予後や全身状態を考慮して線量を選択することが勧められる。

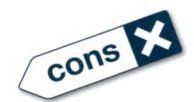

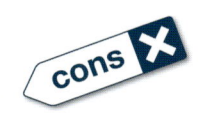

図1 手術を先行した喀血症例
　a：胸部単純X線像。
　b：気管支鏡内腔所見。
　c〜d：胸部CT像。

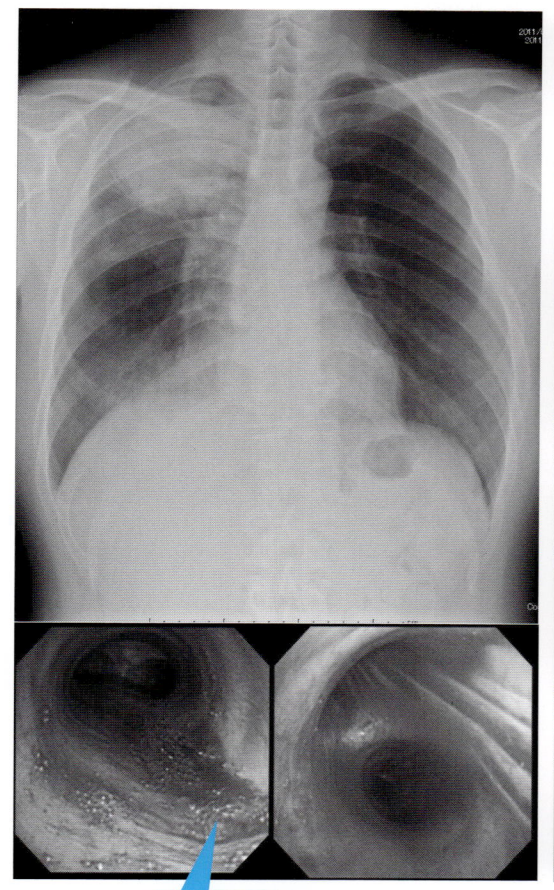

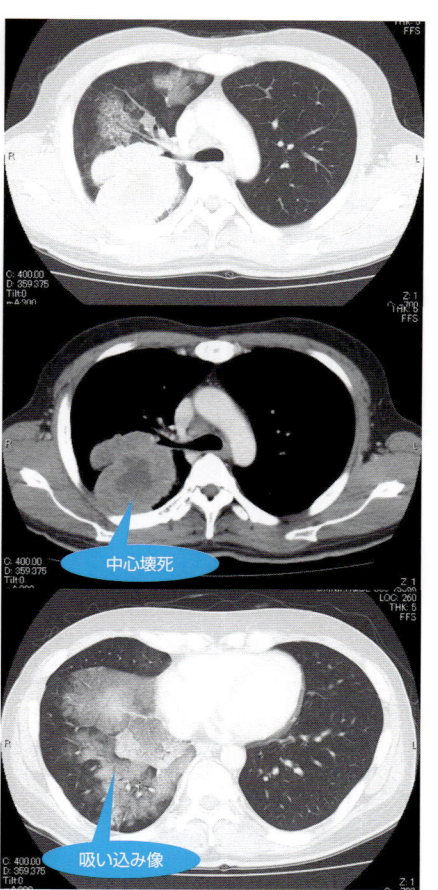

中心壊死

吸い込み像

中枢気道への鮮血の流入

手術を先行した喀血症例

　48歳，男性。数週間前からの喀血の主訴で，精査加療目的で当院紹介。胸部単純X線，CTにて腫瘤影の周囲に血液の吸い込み像と考えられる陰影と，腫瘍の中心部に壊死と思われる造影効果の乏しい領域あり。気管支鏡検査時には鮮血の持続的な流出が右上葉から認められた(図1)。多型がん，cT3N2M1a stageⅣと診断した。胸膜播種があり，根治手術の適応はないと考えられたが，大量喀血の恐れが高いと判断し，喀血コントロール目的の手術先行となる。pT3N2M1a stageⅣであり，術後化学療法を施行した。

化学療法を先行する場合の治療方針

　喀血を起こしていても，大量喀血の危険性が低いと判断される場合は，肺がんに対する治療を先行する。喀血の症状を呈する者のうち，大量喀血を起こす割合は前述の

3〜10％ということからも，喀血をしていても，化学療法を先行する場合が大半である。

　大量喀血の危険性は低いが，喀血の症状を早めにコントロールしたいと思う場合は，奏効率の高い分子標的薬（EGFR-TKI，ALK阻害薬など）の適応の有無を確認し，適応がある場合はその使用を検討することもよいと考えられる。また，殺細胞性抗がん剤を選択する際には，血小板減少による出血の危険性も考慮し，骨髄抑制が比較的軽度なレジメンを選択することも検討する。

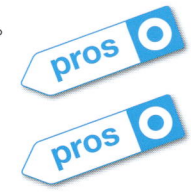

血管新生阻害薬

　血管新生阻害薬の抗VEGF抗体であるベバシズマブが臨床でも広く使われるようになってきたが[6,7]，喀血の危険性が治験の段階から指摘されている。グレード3以上の喀血の発現頻度は，国内臨床試験では0.8％であるが，死亡例も報告されている。扁平上皮がんは適応から除外されており，非扁平上皮非小細胞肺がんであっても，「喀血（2.5mL以上の鮮血の喀出）の既往のある患者」は禁忌である（添付文書2013年6月改訂，第13版）。現在喀血がなくても，危険性が予測されるCT画像上の腫瘍の広範な内部壊死や空洞化，肺門の気管支・血管への腫瘍浸潤を呈している症例には使用するべきではない[8]。

文献

1) Pass HI, et al. Principles & practice of lung cancer 4th ed. Lippincott Williams & Wilkins, 2010, p.328.
2) Ibrahim WH. Eur Respir J 2008; 32: 1131-2. PMID: 18827169
3) Miller RR, et al. Cancer 1980; 46: 200-5. PMID: 6248189
4) Hirshberg B, et al. Chest 1997; 112: 440-4. PMID: 9266882
5) Hakanson E, et al. Br J Anaesth 2002; 88: 291-5. PMID: 11878664
6) Sandler A et al. N Engl J Med 2006; 355: 2542-50. PMID: 17167137
7) Reck M, et al. J Clin Oncol 2009; 27: 1227-34. PMID: 19188680
8) Sandler A, et al. J Clin Oncol 2009; 27 1405-12. PMID: 19224857

（浦田佳子）

III

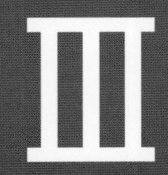

evidenceの乏しい肺がん治療

Ⅲ evidenceの乏しい肺がん治療

① 多発脳転移に対する定位放射線治療

! point 照射法の選択は，患者ごとの状況や希望を踏まえて行う
- 多発脳転移では全脳照射あるいは定位照射のいずれにおいても，総生存期間に差はみられない
- 全脳照射後の再発は定位照射，定位照射後の再発は全脳照射あるいは再定位照射が行われる
- 照射後，定期的な画像診断を行うことが重要

◎ pros 定位照射が望まれる場合
- 転移個数が少ない患者
- 高齢であり，全脳照射後の認知障害のハイリスクである患者
- 転移巣による巣症状が強く，早期に改善したい患者

✕ cons 定位照射が望ましくない場合
- 転移個数が非常に多い患者
- 脳転移のサイズが大きい患者
- 脳溝の造影所見など播種が疑われる患者
- 定位照射のための固定や安静が保てないなど全身状態が不良な患者
- 照射後の定期的な経過観察が困難な患者

さまざまな定位照射装置

最新装置では患者負担が軽減

　定位照射（定位放射線治療）は高線量を腫瘍および周囲数mmの範囲のみに照射する方法である。リニアックに定位照射用のデバイスを装着して照射する方法やサイバーナイフのように専用装置を用いる方法（以上はX線を使用），γ線を用いた専用装置を用いる方法（ガンマナイフ）などがある。ガンマナイフなど専用装置を用いる方法では一連の照射で多数の病巣への照射が可能であり，最新の装置では照射にかかる時間も短縮され患者の負担が軽減されている。照射中心が腫瘍中心を確実に捉えるためフレームとよばれる頭部固定具を患者に装着し，治療時にはフレームと照射台を固定することで，患者の頭部を固定する。このためさまざまな要因により安静が保てない患者では定位照射の実施が困難である。

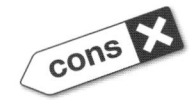

cons ✕

総生存期間は，照射方法によって明らかな差はない

これまで，全脳照射と定位照射の組み合わせ，あるいは定位照射と全脳照射の比較という形で，多発脳転移を対象に臨床試験が行われてきた(表1)[1-3]。対象は4個までの転移性脳腫瘍であるが，2個以上の多発脳転移において生存期間の優劣は明らかになっていない。

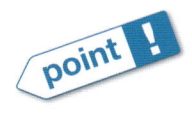

表1 多発脳転移に対する放射線治療

	個数	治療法	患者数	生存期間中央値(カ月)	p値
Kondziolka et al.[1]	2〜4	WBRT WBRT+SRS	14 13	7.5 11.0	0.22
RTOG9508[2]	2〜3	WBRT WBRT+SRS	73 72	6.7 5.8	0.98
JROSG99-1[3]	1〜4	SRS WBRT+SRS	65(34)* 67(34)*	8.0 7.5	0.42

*( )は内数で，2〜4個の多発脳転移の患者数。
WBRT：whole brain radiotherapy(全脳照射)
SRS：stereotactic radiosurgery(定位手術的照射)

定期的な画像診断を含む経過観察が重要

後発転移があるものとして対処する

多発脳転移では，その時点で数個の転移であったとしても潜在的に微小病変がある可能性が高く，むしろ後発転移があるものとして対処することが重要である。画像診断が重要で，造影MRIによる定期的な経過観察を行うことが勧められる。後発転移が生じた場合には，改めて患者の全身状態や脳転移個数，播腫の有無を評価し定位照射あるいは全脳照射の実施を検討する。

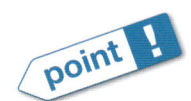

定位照射を勧める場合

全脳照射より腫瘍縮小効果が高い

定位照射では全脳照射と比較して腫瘍縮小効果が高いため，症状が出やすい部位に転移がある場合やすでに麻痺など症状が出現している患者においてよい適応である。また全脳照射を行うことで照射後数カ月から数年単位で白質障害(図1)，認知機能低下が出現することがあり[4]，高齢の患者などできれば全脳照射を回避したい患者では定位照射を勧める。

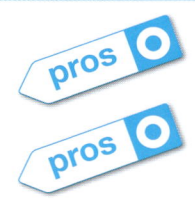

図1 MRI　FLAIR画像
　　a：全脳照射前，b：全脳照射後4年経過。
　　非常に多数の転移がある患者で全脳照射40 Gy/20回を施行した。
　　腫瘍は消失を維持しているが，経過とともに白質変化が増強した。

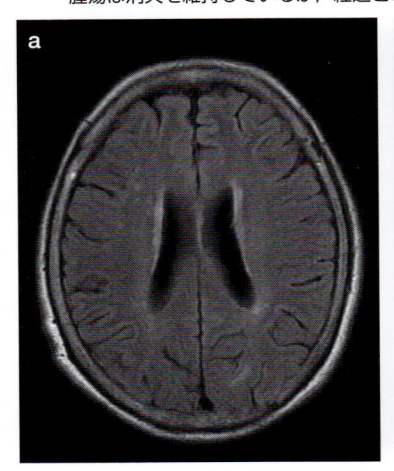

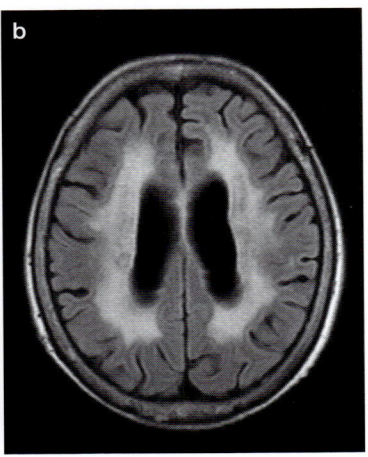

定位照射のリスク

脳壊死の発生リスクは腫瘍サイズに依存

　照射直後の急性期障害と，数カ月〜数年単位で発生する晩期障害に分けられる。照射直後には頭痛やけいれん発作が起こることがある。また脳浮腫を起こすことがあり抗浮腫療法が必要になることがある。

　晩期障害としては，脳壊死が重要である。造影MRI所見では，再発と紛らわしいことも多い。鑑別のためには，期間をおいてMRIを再検する方法や，CTやMRIを用いて病変の血流を評価する方法（perfusion画像），PET検査を行う方法などがある。脳壊死の発生リスクは腫瘍サイズに依存しており，おおむね3cmを超える腫瘍ではリスクが高く定位照射の適応（特に1回大線量による治療）が困難である。この場合には全脳照射，複数回に分けて行う定位放射線治療，外科的な治療などを検討する。

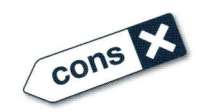

cons ✗

全脳照射を勧める場合

がん性髄膜症は定位照射の適応外

　脳転移病巣が脳溝に沿って進展する場合（がん性髄膜症）では定位照射は適応にならない。がん性髄膜症の症状が出てからの全脳照射では症状緩和効果が不十分であり，その前の段階で治療する必要がある。また数えきれないほど多数の転移を生じている場合も全脳照射を行うべきである（図2）。繰り返す再発で定位照射を複数回行っており，その間隔が短くなってきた場合も全脳照射への変更を検討する。

　小細胞肺がんと非小細胞肺がんの場合で治療法を変える必要があるかないかは議論があるところであるが，静岡県立静岡がんセンターでは小細胞がんに対しては全脳照

射を選択することが多い。状況により定位照射の追加を検討することにしている。

図2 MRI 造影T1画像
a：非常に多数の転移を認める。
b：脳転移周囲の脳溝に沿って造影所見（⬇）があり，がん性髄膜症へ移行する危険が高い。

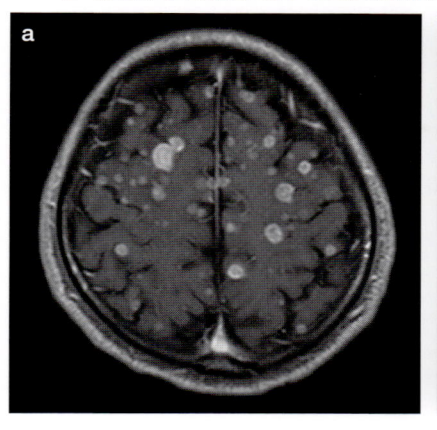

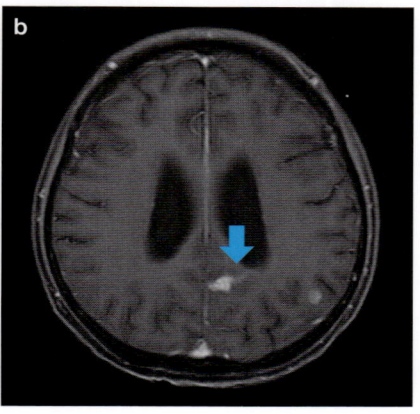

定位照射は何個の転移まで適応になるか？

有効性・安全性が評価されているのは4個まで

比較試験で生存期間を含む有効性や安全性が評価されているのは4個までである。一方でわが国では，ガンマナイフを用いてより多数の転移へ定位照射が実施されている。10個までの転移についてガンマナイフにより定位照射を行う臨床試験が実施された。2～4個の患者と5～10個の患者において有効性や毒性に差はないとの結果が公表されている。比較試験でないこと，総腫瘍体積に上限を設定していること，播種性病変の患者を除外していることなどに留意すべきであるが，全脳照射を回避したい場合には選択肢になりうる。しかし，10個を超える転移をすべて照射すると，正常脳に照射される線量が許容範囲を超えるおそれや，がん性髄膜症への移行を含む後発転移の頻度がより高まることなどが考えられ，この場合は全脳照射を勧める。

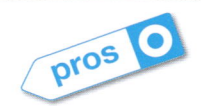

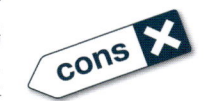

肺がんの多発脳転移に対する治療選択

メリット，デメリットを踏まえ予後予測を正確に

定位照射と全脳照射のメリット，デメリットを踏まえ患者ごとに治療方針を検討すべきである（表2）。この際には予後予測をできるだけ正確に行うことが重要である。肺がんの多発脳転移患者の予後良好因子としては，全身状態が保たれていること，年齢が65歳未満であること，頭蓋外転移が制御されていることが示されている[5]。こうした因子を総合的に検討し，患者や家族とよく相談をしたうえで治療選択すべきである。

表2 定位照射および全脳照射のメリット，デメリット

	全脳照射	定位照射
治療期間	2〜3週	1日
腫瘍縮小効果	やや不十分	良好
後発転移	少ない	多い
脳壊死	まれ	数%
癌性髄膜症	対応可能	適応外

文献

1) Kondziolka D, et al. Int J Radiat Oncol Biol Phys 1999; 45: 427-34. PMID: **10487566**
2) Andrews DW, et al. Lancet 2004; 363: 1665-1672. PMID: **15158627**
3) Aoyama H, et al. JAMA 2006; 295: 2483-91. PMID: **16757720**
4) Chang EL, et al. Lancet Oncol 2009; 10: 1037-44. PMID: **19801201**
5) Gasper L, et al. Int J Radiat Oncol Biol Phys1997; 37: 745-51. PMID: **9128946**

（原田英幸）

III evidenceの乏しい肺がん治療

② 脳転移に対する局所治療

! point
- 脳転移による症状は患者のQOLを著しく損ないPSも低下させる
- 脳転移の症状改善には放射線治療や手術などの局所治療が最も効果的である
- 化学療法と全脳照射の同時併用は，中枢神経毒性が増強するので回避する

〇 pros
- ガンマナイフによる治療は1日で終了し，毒性も比較的軽い
- 定位放射線照射の登場により，複数回の照射が可能となった
- 化学療法施行中に，脳病変のみPDとなることがある

✕ cons
- 小細胞肺がんでは脳転移に対しても化学療法が奏効することが多い
- 全脳照射，手術などを施行すると化学療法の開始が遅れる

非小細胞肺がんの脳転移に対する治療

脳転移による症状を有する症例

　非小細胞肺がんで脳転移の症状を有する症例に対しては，ステロイドなどによる抗浮腫療法とともに放射線治療や手術などの局所治療をまず実施するのが一般的である（図1）。

　基本的には1回3Gy，合計30Gyの全脳照射を実施するが，病変の大きさが3cm以

図1 非小細胞肺がんの脳転移例の治療

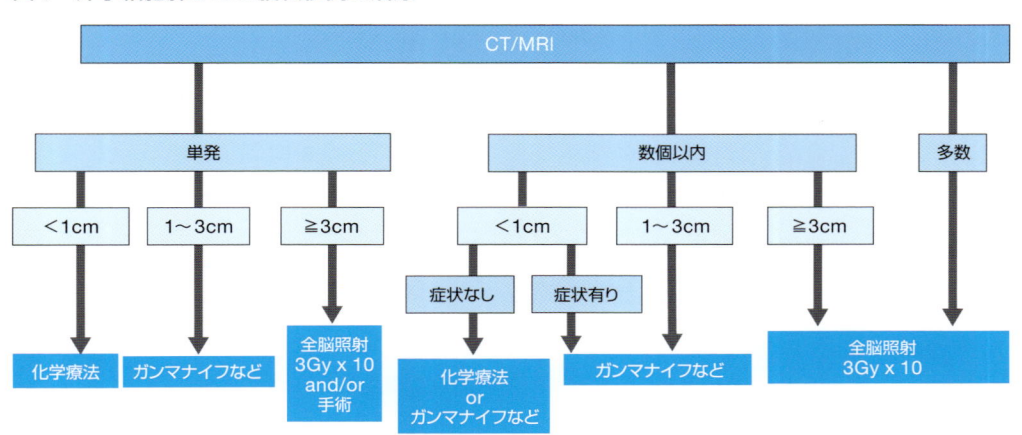

```
                          CT/MRI
        ┌───────────────────┼───────────────────┐
       単発                数個以内              多数
    ┌───┼───┐         ┌─────┼─────┐
  <1cm 1～3cm ≧3cm    <1cm  1～3cm  ≧3cm
                      ┌─┴─┐
                   症状なし 症状有り
   ↓    ↓     ↓     ↓     ↓      ↓      ↓
 化学療法 ガンマ  全脳照射  化学療法 ガンマ   全脳照射
      ナイフなど 3Gy×10   or      ナイフなど 3Gy×10
              and/or    ガンマ
              手術      ナイフなど
```

内で数個までの病変であればガンマナイフなどの定位放射線照射を選択する。定位放射線照射を施行した後に全脳照射を追加すべきか否かは若干議論があるものの，全脳照射を追加せずに全身化学療法に移行する場合が多い。EGFR遺伝子変異を有する症例ではEGFR-TKIの投与により脳病変もコントロールできる場合が多いが，この場合はゲフィチニブよりもエルロチニブのほうが髄液移行がよく，脳病変に対する効果が高いとされる。

3cm以上の単発病変に対しては腫瘍の摘出術が適応となる場合もあるので，脳神経外科医へのコンサルトも考慮する。

脳転移による症状のない症例

ガンマナイフなどの定位放射線照射が普及する以前は，脳転移に対する放射線治療は全脳照射しかなく複数回の照射ができなかった。そのために，脳転移に対する放射線治療は症状を有するか，もしくは高い確率で近い将来症状が出現する予測される場合に限って実施されてきた。しかし，ガンマナイフなどの定位放射線照射が広く普及した今日では，ガンマナイフ後の再発に対する全脳照射や全脳照射後の再発に対するガンマナイフ，ガンマナイフによる複数回の治療などが可能となっており，脳転移に対する放射線治療の考え方が変化している。

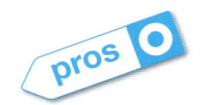

肺癌診療ガイドラインでは，症状のある脳転移には放射線治療が推奨されているものの，症状のない脳転移に対して放射線治療を実施すべきか否かの明確な記述はない。脳転移を有する非小細胞肺がんに対して化学療法を実施した場合に，脳病変のみがPDとなることは少なからず経験される。このような症例では化学療法を中断せざるをえないことも少なくなく，治験などの場合はPDとなり治療の変更を余儀なくされる。

このような状況を回避するために，脳転移の症状がなくとも化学療法施行前に脳転移に対する放射線治療をしばしば実施している。特に，病変の大きさが3cm以内で数個までの病変でガンマナイフが実施可能な場合には積極的にガンマナイフを実施している。ガンマナイフは1日で治療が終了するために，化学療法の実施がそれほど遅延せず，ガンマナイフ自体の毒性も比較的軽度である。EGFR遺伝子変異やALK融合遺伝子の検査結果を待っている期間に，ガンマナイフを施行することも可能である。さらに，脳病変が増悪した場合にも，ガンマナイフや全脳照射の追加が可能である。

ただし，ガンマナイフへのアクセスの問題などで，化学療法開始が大きく遅れる場合には，化学療法を速やかに開始すべきである。

小細胞肺がんの脳転移に対する治療

脳転移による症状を有する症例

肺癌診療ガイドラインでは，症状のある脳転移に対しては放射線治療が推奨されているが，小細胞肺がんの場合には進行が速く，早期に全身的な化学療法を開始する必要のある症例が少なくない。ただし，化学療法と全脳照射の併用は中枢神経毒性を増強さ

せるために回避すべきである．さらに，小細胞肺がんの脳転移に化学療法が奏効することも少なくない．従って，小細胞肺がんの脳転移で症状がある症例でも，胸郭内病変や他の転移巣の早期のコントロールが必要な症例などに対しては全身的な化学療法を優先すべきである（図2）．

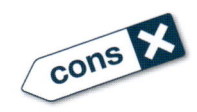

　小細胞肺がんで脳転移による中等度以上の症状があり，全身化学療法の開始に時間的余裕がある場合は，全脳照射を化学療法に先行させることが多い．小細胞がんの場合にはMRIなどで検出できる病変以外にも微少転移が存在する可能性が高く，初回の治療は定位放射線照射よりも全脳照射が望ましいと考えられる．再照射が必要な場合には，ガンマナイフなどの定位放射線照射を追加する．

脳転移による症状のない症例

　小細胞肺がんで脳転移があっても症状のない場合もしくは軽度の症状の症例には，まず全身的な化学療法を実施すべきである．これらの症例に対して予定した化学療法終了後に，全脳照射を追加すべきか否かに関しても議論があるが，脳転移が比較的早期に増悪することはしばしば経験されるので，脳以外の病変のコントロールが良好であれば脳転移が画像上消失していたとしても全脳照射を追加している．特に脳病変のコントロールが化学療法で十分でない場合には，症状がなくとも全脳照射は追加した方がよいと思われる．

図2　小細胞肺がんの脳転移例の治療

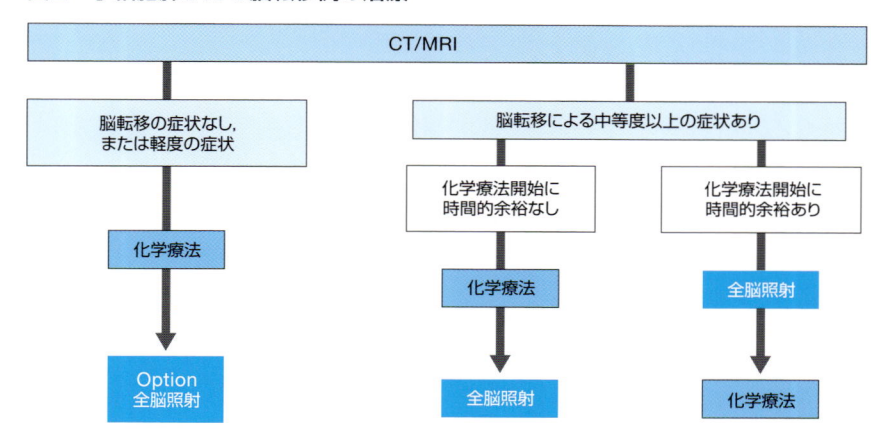

```
                        CT/MRI
        ┌──────────────────┼──────────────────┐
  脳転移の症状なし，            脳転移による中等度以上の症状あり
  または軽度の症状      ┌──────────────────┬──────────────────┐
        │           化学療法開始に         化学療法開始に
        │           時間的余裕なし         時間的余裕あり
     化学療法            │                  │
        │            化学療法            全脳照射
        ↓                ↓                  ↓
     Option            全脳照射            化学療法
     全脳照射
```

（大江裕一郎）

Ⅲ evidenceの乏しい肺がん治療

③ 化学療法が奏効した脳転移に対する放射線治療（小細胞肺がん・非小細胞肺がん）

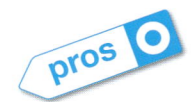

! point　有症状の脳転移に対する放射線治療は推奨されている
- 脳転移が増悪し有症状になることで，PS や QOL が低下する可能性が高い

◉ pros　放射線治療を追加するメリット
- 有症状になる前に放射線治療を行うことで，脳転移による PS や QOL の低下を延長させる可能性がある

✗ cons　放射線治療を追加するデメリット
- 非扁平上皮非小細胞肺がんでは，維持療法の有効性が示されている
- 早期の毒性としては，脱毛，全身倦怠感，頭痛，嘔吐，皮膚紅斑が，晩期のものとして認知障害，運動失調，尿失禁がある

化学療法が奏効した脳転移に対する放射線治療のキーポイント

有症状の脳転移には放射線治療は推奨されている

　2013年版の肺癌診療ガイドラインでは，「症状を有する脳転移には放射線治療を行うように勧められる（推奨グレード A）。」と記載されており，有症状の脳転移に対しては放射線治療が行うことが推奨されている[1]。静岡県立静岡がんセンターでも，非小細胞肺がん，小細胞肺がんともに，症状を有するもしくは症状をきたしうる病変がないときには，化学療法を先行して行うことが多い（図1，2）[2]。

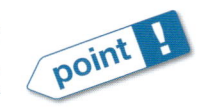

　定位照射の導入により複数回の照射が可能となった現在では，脳の放射線治療の適応が変化している。

脳転移に対する放射線治療のタイミングを逃さない

　脳転移による主な症状としては，頭痛，神経障害，けいれんがある[3]。これらの症状が出現することにより，患者のperformance status（PS）やquality of life（QOL）が低下する可能性が高い。また，レトロスペクティブな報告でも，有症状の脳転移を有する患者は，無症状の脳転移を有する患者と比較して，予後が不良であることが報告されている（表1）[4]。

図1　非小細胞肺がん脳転移の治療（文献2より引用）

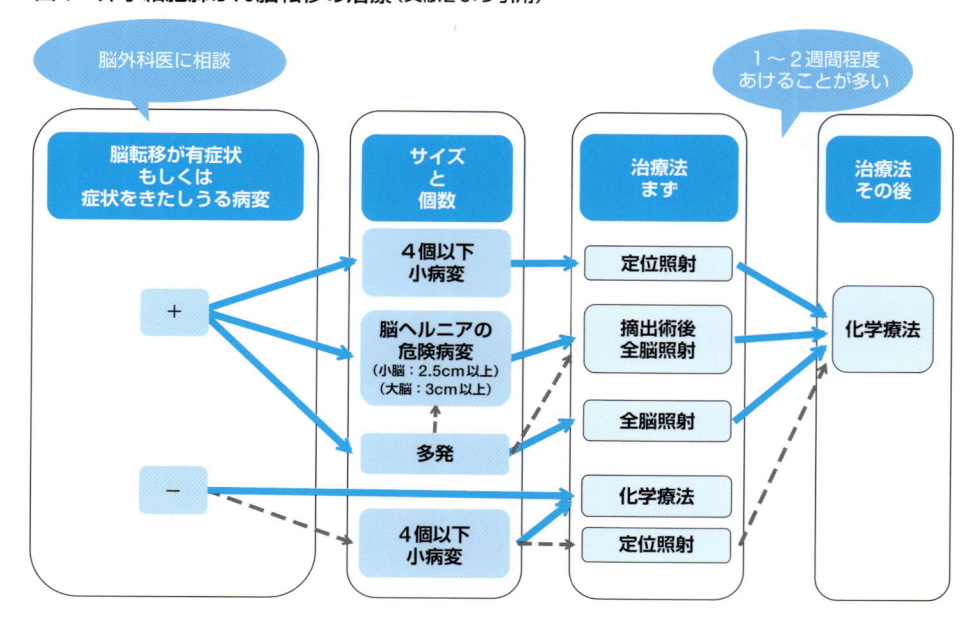

図2　小細胞肺がん脳転移の治療（文献2より引用）

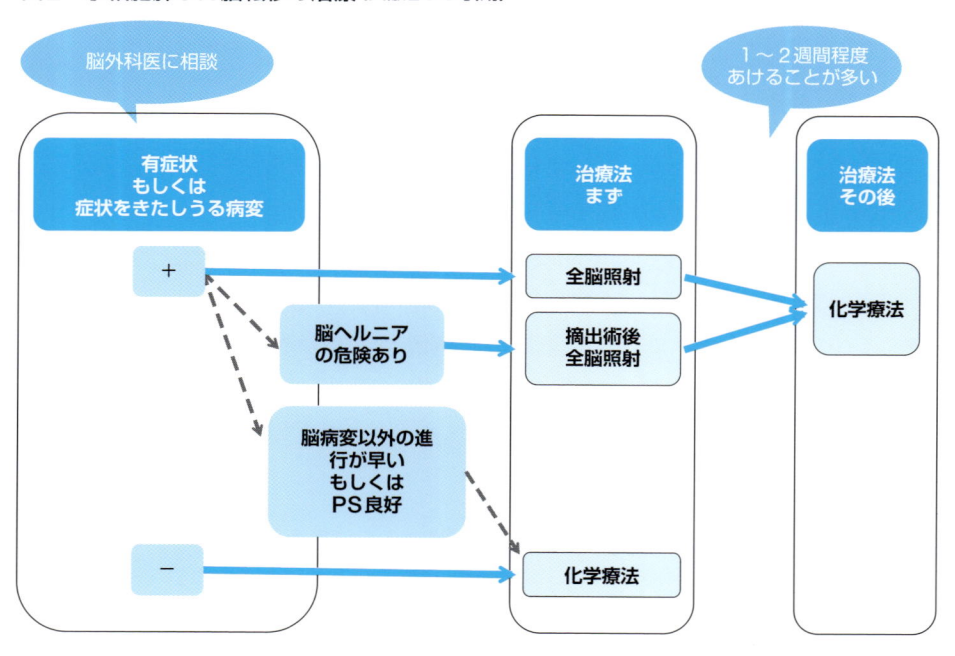

表1 脳転移を有する非小細胞肺がんの予後因子（多変量解析）（文献4より引用）

	ハザード比	95% CI	p値（p＜0.05で統計的有意差あり）
PS（ECOGスケール）（ECOG 0または1 vs. ECOG 2または3）	3.82	2.1-6.8	＜0.0001
神経学的に無症候性か（はい/いいえ）	2.38	1.2-4.8	0.016
原発性肺がんの治療法（手術 vs. 化学療法and/or胸部放射線療法 vs. 姑息的治療）	2.18	1.2-3.8	0.006
脳転移の治療法（手術 vs. 全脳照射 vs. 姑息的治療）	1.34	0.9-1.9	0.076

化学療法が奏効した脳転移のある非小細胞肺がんに対する治療戦略

非扁平上皮非小細胞肺がんにおいては維持療法の有効性が確立されている

　近年，非扁平上皮非小細胞肺がんでは，初回化学療法が奏効したときには，ペメトレキセドやベバシズマブ単剤による維持療法の有効性が報告されている[5, 6]。このため，ペメトレキセドやベバシズマブを含む初回化学療法が行われ，脳転移も同時に縮小した場合には，エビデンスのある維持療法が行われることが多い。

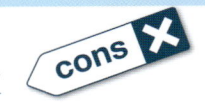

　しかし，維持療法からのPFS中央値はペメトレキセド，ベバシズマブともに4.4カ月であり，その後は脳転移を含めた病勢の悪化が予想される。このため，症状が出現しなくとも脳転移が増悪したときには速やかに放射線治療が開始できるように，慎重な経過観察が必要と考える。

EGFR遺伝子変異陽性の非小細胞肺がんに対する治療

　EGFR遺伝子変異陽性の非小細胞肺がんに対する，EGFR-TKIの効果は確立している。さらに，EGFR-TKIで効果のあった患者では，再発部位として中枢神経系の転移の頻度が高いことが報告されている[7]。これは，EGFR-TKIの効果により生存期間が延長したことや，EGFR-TKIの髄液移行が不良であることなどが，原因として考察されている。中枢神経系の転移のコントロールを行うことで，EGFR-TKIの効果を延長させる可能性も考えられる。

化学療法が奏効した脳転移のある小細胞肺がんに対する治療戦略

予防的全脳照射のエビデンス

　化学療法で腫瘍縮小が認められた進展型小細胞肺がん286例に対して，予防的全脳照射（PCI）の有効性を検討した無作為化比較試験の結果が報告され，有症状脳転移発現率は低下し，生存期間の延長効果も認められた（生存期間中央値（MST）は予防的全脳照射施行群で6.7カ月，非施行群で5.4カ月（p＝0.003））（図3）[8]。一方で，画像で確認できる脳転移を有する患者に対するデータは現在のところない。

図3 進展形小細胞肺がんに対する予防的全脳照射のランダム化第Ⅲ相試験(文献8より引用)

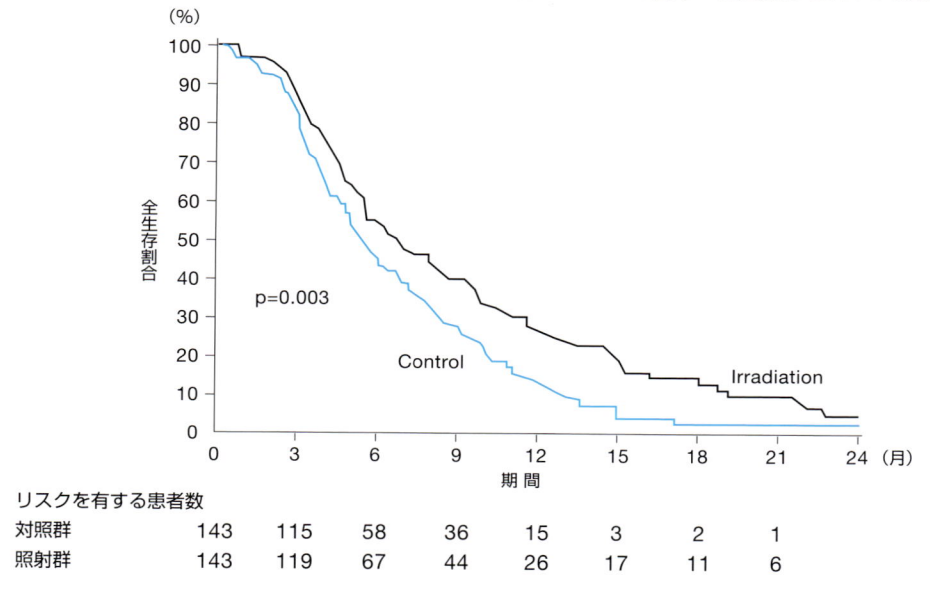

リスクを有する患者数									
対照群	143	115	58	36	15	3	2	1	
照射群	143	119	67	44	26	17	11	6	

小細胞肺がんでは特に脳転移の増悪に注意が必要

　小細胞肺がんでは，脳転移奏効例と非奏効例で無症状生存期間に差がないことが報告されている(図4)[9]。また，小細胞肺がんの初回化学療法における維持療法の有効性は示されていないため，化学療法を4コース終了後は経過観察となる。このため，脳転移の増悪には十分な注意が必要である。しかし，脳転移検索のための定期的なCT検査が無効であることも報告されている[10]。メタアナリシスの結果より，脳転移のない小細胞肺がんが完全奏効（CR）となった場合には，PCIを追加することの有用性が示

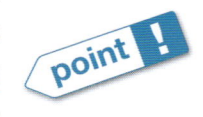

図4 無症状の脳転移を有する小細胞肺がんにおける無症状生存期間(文献9より引用)

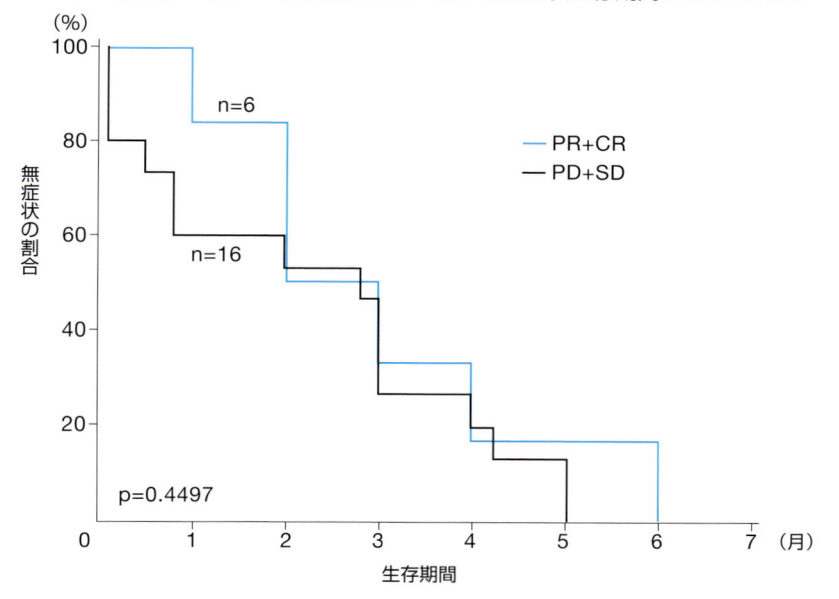

されている。このため，脳転移を有する小細胞肺がんが化学療法に奏効し，脳転移を含めCRとなった場合に，そのまま経過観察をするのか，PCIを追加するのかに関しては判断に迷うところである。一方で，脳転移に化学療法が奏効しなかった場合には，症状がなくとも近い将来症状が出現する可能性が高く治療的な全脳照射を検討する必要がある。

脳の放射線治療による毒性

全脳照射の有害反応

早期の毒性としては，脱毛，全身倦怠感，頭痛，嘔吐，皮膚紅斑が，晩期のものとして認知障害，運動失調，尿失禁，などが報告されている[3]。定位照射と定位照射＋全脳照射のランダム化試験では，定位照射＋全脳照射群で照射後4カ月の時点で有意に記憶力の低下がみられることが報告されている[11]。一方で，予防的全脳照射の試験における，認知機能評価の結果がいくつか報告されているが，認知機能障害が予防的全脳照射により有意に増加する結果は報告されていない[12-14]（表2）。

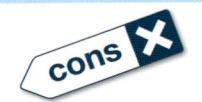

表2 予防的全脳照射の晩期毒性（文献12〜14より引用）

	n	照射量 (Gy/Fr)	評価	PCI後の減損
Arriagata[12]	229	24 / 8	6,18,30,48 カ月	NS
Gregor[13]	136	8 / 1 24 / 12 30 / 10 36 / 18	6,12,24 カ月	NS
Slotman[14]	286	20 / 5 24 / 12 25 / 10 30 / 10 or 12	6週, 3,9,12,18,24 カ月	NS

文献

1) 日本肺癌学会肺癌診療ガイドライン2013年版．骨転移，脳転移，胸部照射．日本肺癌学会；2013. http://www.haigan.gr.jp/uploads/photos/615.pdf
2) 山本信之，監．肺癌内科診療マニュアル－EBMと静岡がんセンターの臨床から－．医薬ジャーナル社；2011.
3) Kaal EC, et al. Lancet Neurol 2005; 4: 289-98. PMID: 15847842
4) Sanchez de Cos J, et al. Lung Cancer 2009; 63: 140-5. PMID: 18556086
5) Paz-Ares L.G, et al. J Clin Oncol 2013; 31: 2895-902. PMID: 23835707
6) Sandler A, et al. N Engl J Med 2006; 355: 2542-50. PMID: 17167137
7) Lee YJ, et al. Cancer 2010; 116: 1336-43. PMID: 20066717
8) Slotman B, et al. N Engl J Med 2007; 357: 664-72. PMID: 17699816
9) Seute T, et al. J Clin Oncol 2006; 24: 2079-83. PMID: 16648509
10) Hardy J, et al. Br J Cancer 1990; 62: 684-6. PMID: 2171623
11) Chang EL, et al. Lancet Oncol 2009; 10: 1037-44. PMID: 19801201
12) Arriagada R, et al. J Natl Cancer Inst 1995; 87: 183-90. PMID: 7707405
13) Gregor A, et al. Eur J Cancer 1997; 33: 1752-8. PMID: 9470828
14) Slotman BJ, et al. J Clin Oncol 2009; 27: 78-84. PMID: 19047288

（釼持広知）

Ⅲ evidenceの乏しい肺がん治療

④ 照射野が広く根治照射不能なⅢ期非小細胞肺がんの治療

! point　根治を目指すためには放射線治療が必須
- 化学療法だけではほぼ間違いなく再発する
- 放射線治療単独で5%，逐次併用で15%，同時併用で20%の5年生存割合

⊙ pros　放射線療法にこだわる価値がある条件
- 導入化学療法により，DVHのパラメーターが安全域まで改善する可能性のある患者
- 照射野以外の放射線肺傷害リスク因子が少ない，つまり，PS良好，基礎的な肺疾患の合併がなく，肺機能や血液ガス所見にも問題がない患者
- これらの点を総合して，諸因子にともなうリスク増大が，放射線療法追加の予後改善効果に見合うと判断できる患者

✕ cons　放射線療法にこだわりすぎない方がよい条件
- 導入化学療法によりひとつひとつの病変が縮小してもDVHのパラメーターに変化が乏しいことが予測される患者（下葉末梢の原発巣と，対側上縦隔リンパ節陽性など）
- 照射野以外の放射線肺傷害リスク因子が存在する患者（間質性肺炎の合併など）
- 食道，脊髄，腕神経叢等，肺の線量超過以外にも線量規制因子を持つ患者

切除不能Ⅲ期非小細胞肺がんに対する 治療のキーポイント

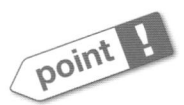

同時併用化学放射線療法が良好な成績を期待できる

　切除不能Ⅲ期非小細胞肺がんに対する放射線療法，化学療法の意義については，1960年代から検討が続けられてきた。そのなかで，<u>根治，長期生存はBSC（best supportive care），化学療法単独では当然のことながら困難であり，根治的胸部放射線治療を治療戦略に組み込むことができた場合にのみ得られることが明らかとされて</u>いる。現在，60〜66Gyの根治的胸部放射線治療と同時に，プラチナ製剤（シスプラチン，カルボプラチン）と第三世代抗がん剤（ビノレルビン，パクリタキセル，ドセタキセル）を併用した，<u>同時併用化学放射線療法により，生存期間中央値24カ月，5年生存割合20%前後の治療成績が期待できる</u>（表1）。

同時併用化学放射線療法ができないときは？

一方，同時併用化学放射線療法を何らかの理由で実施できなかった場合，根治を目指す状況では，逐次併用化学放射線療法，根治的放射線治療単独を検討することが一般的である。逐次併用化学放射線療法では，プラチナ製剤と第三世代抗がん剤による化学療法を先行し，腫瘍縮小が得られた後に放射線治療が実施される。放射線治療を逐次併用した場合にも，生存期間中央値20カ月，5年生存割合15％前後の成績が得られる。また，根治的放射線治療単独を実施できた場合にも，生存期間中央値12カ月，5年生存割合5％前後が期待され，十分に意義のある治療と考えられている（表1）。

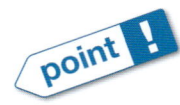

放射線療法に化学療法を追加した方がよい根拠

根治的放射線療法単独群と化学療法を追加した群の比較試験のメタ解析が行われており，化学療法を追加することで有意に全生存期間や無再発生存期間が延長されることが示された[1]。このメタ解析に基づく治療前因子による治療効果への影響に関する解析では，Stage ⅢB群に比べてStage ⅢA群で放射線療法に化学療法を追加することの意義が示唆されている。さらに，同時併用化学放射線療法と逐次併用化学放射線療法の比較試験のメタ解析の結果から，同時併用化学放射線療法が有意に予後良好であることが示されている[2]。このメタ解析に基づく治療前因子による治療効果への影響に関する解析では，性別，年齢，PS，組織型，Stage ⅢA/ⅢBいずれも明確な関連は示されなかった。

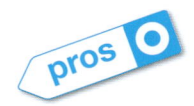

表1　Ⅲ期非小細胞肺がんの治療法別効果の概略

	生存期間中央値	5年生存割合
BSC（best supportive care）	6カ月	0％
化学療法単独	12カ月	まれ
放射線療法単独	12カ月	5％
化学放射線療法逐次	20カ月	15％
化学放射線療法同時	24カ月	20％

Ⅲ期非小細胞肺がん 治療のリスク

放射線肺臓炎は要注意

Ⅲ期非小細胞肺がんにおいて，治療のキーポイントとなる放射線治療には重篤な有害事象が存在することも明らかになっている。放射線による有害事象のなかでも，最も重篤でしばしば治療関連死につながるものが放射線肺臓炎に代表される肺傷害である。放射線療法開始1カ月から1年以内の患者で，発熱や呼吸不全を伴い，照射野内外に肺傷害が出現する。ステロイド治療およびその漸減，必要に応じた酸素投与などで治療されるが，しばしば難治性の経過をたどる。日本人における放射線肺臓炎の発生頻度と，ステロイド治療の反応性については既に報告があり，重症度によらず画像

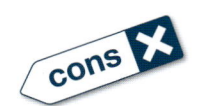

診断などで出現が確認できた患者は8割にのぼり，ステロイド治療を要した患者も12％存在し，最終的に治療関連死が3％存在している(表2)[3]。

放射線肺臓炎は予後不良

　Grade 3以上の重篤な放射線肺臓炎を発症した患者の予後は，生存期間中央値，5年生存割合ともに，肺傷害がないもしくは軽度であった患者に比べ有意に悪いことも示唆されている(図1)[4]。

表2　放射線肺傷害の発生頻度，治療反応割合
　　　(文献3より引用)

事象	人	％
50〜70Gyの胸部放射線療法実施患者	544	100
↓		
評価可能患者	433	80
↓		
肺障害出現患者	385	71
↓		
ステロイド治療なく肺傷害改善した患者	307	56
↓		
ステロイド治療で肺傷害改善した患者	64	12
↓		
ステロイド治療にもかかわらず死亡した患者	14	3

図1　重篤な放射線肺傷害の有無による予後の違い
　　　(文献4より引用)

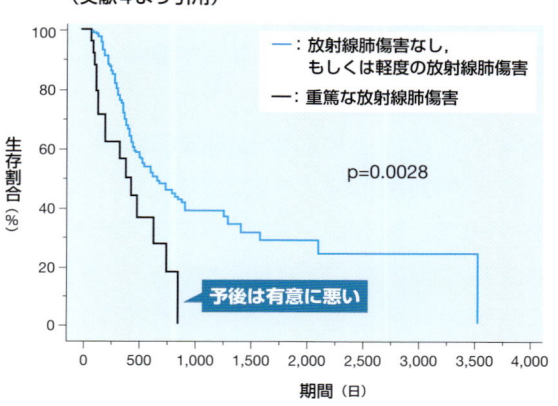

リスク評価因子の中心は「照射容積の大きさ」

DVHを用いて治療が進歩

　肺がんに対する放射線療法はCTを用いた三次元放射線療法（3DCRT）の導入と，DVH*を用いた治療計画の導入により大きく進歩した。この手法の進歩は，放射線療法に伴う有害事象のリスク評価にも寄与し，従来は1回線量や総線量による検討が主体であった放射線肺傷害のリスク評価から，DVHのさまざまなパラメーターによる検討が可能となった(表3)。このことは胸部放射線療法の安全性確保に大きく貢献している一方で，照射容積が大きく放射線療法のリスクが高いと判断される場面も増えている。

＊用語解説

DVH（dose volume histogram，線量体積ヒストグラム）
放射線治療では，画像などで確認できる腫瘍体積（GTV），それに生体運動によるマージンを追加した臨床標的体積（CTV），さらに照射の設定誤差を加えた計画標的体積（PTV）を含めた治療計画を立案する。その際，標的体積やリスク臓器の線量とその分布（照射体積）をヒストグラムにしたものを線量体積ヒストグラムとよぶ。このヒストグラムを比較することで，放射線治療の効果と副作用の観点から複数の治療計画（照射方法）を比較検討することが容易となった。

DVTによるリスク評価の検討

具体的には10Gyや20Gy以上の線量が照射される正常肺の体積（V_{10}, V_{20}）*，肺の平均線量（MLD）*などの，放射線照射線量と照射野の両面からの評価により，重篤な放射線肺傷害の発生頻度が推定されるようになった。なかでもV_{20}が，肺傷害の良好な指標であることが示されている[5]。V_{20}が22％未満の症例では放射線肺臓炎の発症はなく，Grade 2の発生割合は，V_{20}が22〜31％の症例で7％（Grade 3は0％），V_{20}が32〜40％の症例では13％（Grade 3は5％），V_{20}が40％を超えると36％（Grade 3は23％）と肺臓炎の発生リスクの予測が可能となった。さらに，Ⅲ期非小細胞肺がんに対する標準治療が，1980〜1990年代にかけて放射線療法単独から化学放射線療法に移行するなかで，化学療法を併用する場合のリスク臓器の最大線量についても一定の目安が設定されるようになった（表4，5）。

日本人における検討でも同様の結果

同様の検討は日本人でも実施されており，フォローアップの検査内容などの違いはあるものの，海外のデータに比較すると同じV_{20}でもGrade 2以上の放射線肺臓炎を経験する頻度が高いことが報告されている（表5）。

表3　リスク臓器の最大線量：照射範囲と線量によるリスク評価（文献6より引用）

臓器	5年以内に1〜5％が発現する線量			5年以内に50％が発現する線量			事象
脊髄	5cm	10cm	20cm	5cm	10cm	20cm	脊髄炎，壊死
	50Gy	50Gy	47Gy	70Gy	70Gy	—	
肺	1/3	2/3	3/3	1/3	2/3	3/3	肺傷害
	45Gy	30Gy	17.5Gy	65Gy	40Gy	24.5Gy	
心臓	1/3	2/3	3/3	1/3	2/3	3/3	心膜炎
	60Gy	45Gy	40Gy	70Gy	55Gy	50Gy	
食道	1/3	2/3	3/3	1/3	2/3	3/3	狭窄，穿孔
	60Gy	58Gy	55Gy	72Gy	70Gy	68Gy	

＊用語解説

V_x（xには線量を示す数字が入る）
リスク臓器でx Gy異常照射される体積の割合をVxと表記する。リスク臓器のひとつである肺において，放射線肺臓炎の発生頻度とV_{20}（20Gy以上照射される正常肺の体積割合）との間に関連があることが示されている。

MLD（mean lung dose，平均肺線量）
原発巣やリンパ節転移などを中心に照射されるさまざまな放射線量に基づき，肺全体に照射される線量の平均値を算出したもの。DVHのデータを用いて計算可能となる。

表4 リスク臓器の最大線量：放射線療法単独，化学放射線療法での違い（文献7より引用）

臓器	放射線療法単独	化学放射線療法
脊髄	50Gy	45Gy
肺	MLD＜20Gy	MLD＜20Gy
	V_{20}＜40%	V_{20}＜35%
		V_{10}＜45%
		V_5＜65%
心臓	V_{40}＜50%	V_{40}＜50%
食道	V_{60}＜50%	V_{55}＜50%

表5 V_{20}，MLDによる放射線肺傷害発生頻度の推定（文献5，8，9より引用）

DVH指標	基準	Grade2以上発生頻度	備考
V_{20}（海外）	＜22%	0%	
	22～31%	16%	
	32～40%	18%	G3：5%
	＞40%	42%	G3：23%
V_{20}（日本）	＜20%	9%	
	21～25%	18%	
	26～30%	51%	
	＞31%	85%	
MLD（海外）	10Gy	5%	
	20Gy	15%	
	25Gy	25%	
	30Gy	40%	

放射線肺傷害のDVH指標以外の予測因子

間質性肺炎は合併していないか？

　放射線肺傷害の予測因子としては，上述のようなDVH指標に基づくものが主体となっているが，他の因子も関連することが示唆されている。根治的胸部放射線治療を実施された患者の臨床情報を用いて，放射線肺臓炎発症を事前に予測する因子を検討した結果では，性別（女性），PS（PS 1），FEV1.0（L），治療前のCRP値（1mg/dLより高値），PaO_2（80未満）などが指摘されている。また，これら以外にも，間質性肺炎合併などは胸部放射線療法における明らかな危険因子であることはいうまでもない。

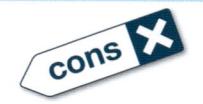

文献

1) Aupérin A, et al. Ann Oncol 2006; 17: 473-83. PMID: 16500915
2) Aupérin A, et al. J Clin Oncol 2010; 28: 2181-90. PMID: 20351327
3) Sekine I, et al. Radiother Oncol 2006; 80: 93-7. PMID: 16820236
4) Inoue A, et al. Int J Radiat Oncol Biol Phys 2001; 49: 649-55. PMID: 11172945
5) Graham MV, et al. Int J Radiat Oncol Biol Phys 1999; 45: 323-9. PMID: 10487552
6) Louis S, et al. Late Effects of Cancer Treatment on Normal Tissues. In: Halperin ECP, Carlos A. Luther WB, eds., Perez and Brady's Principles and Practice of Radiation Oncology, 5th Edition. Lippincott Williams & Wilkins. 2008.
7) Joe Y, et al. Lung. In: Halperin ECP, Carlos A. Luther WB, eds., Perez and Brady's Principles and Practice of Radiation Oncology, 5th Edition. Lippincott Williams & Wilkins. 2008.
8) Kong FM, et al. Semin Oncol 2005; 32: S42-54. PMID: 16015535
9) Tsujino K, et al. Int J Radiat Oncol Biol Phys 2003; 55: 110-5. PMID: 12504042

（堀之内秀仁）

III evidenceの乏しい肺がん治療

⑤ 照射野が広く根治照射不能な LD小細胞肺がんの治療

! point 集学的治療で治癒を目指す
- 小細胞肺がんは化学療法に高感受性であるが，化学療法のみでは治癒はほとんど期待できず，治癒を目指すためには放射線治療の併用が必要と考えられる
- 放射線治療をできるだけ早期に化学療法と併用したほうが，長期生存率が高い

○ pros 化学療法により腫瘍が縮小して照射可能となる可能性がある
- 小細胞肺がんは化学療法に高感受性であり，奏効率は80%程度を期待することができる
- 腫瘍縮小までの期間も比較的早期であるので，より早期から放射線照射を併用できる可能性がある

× cons 化学療法により縮小した照射野での放射線治療の有用性は不明確である
- 化学療法途中からの同時併用，あるいは逐次併用となるので，治療効果の減弱は否めない

LD小細胞肺がんの治療戦略

　1993年，MurrayらはLD*小細胞肺がんの病態モデルを示し，全身化学療法とより早期の胸部放射線治療が必要であることを考察した(図1)[1]。小細胞肺がんは発病の初期より微小遠隔転移が存在すると考えられ，パターンAに示すように化学療法に耐性細胞が存在しなければ，理論上，化学療法のみで治癒しうる。しかしながら，実際の臨床ではこのような症例はまれであり，多くはBおよびCのパターンである。つまり，化学療法耐性の細胞がもともと存在しており，さらに，Bの状態から時間とともにCの状態へと進展していくと考えられている。従って，治療のより早期に化学療法耐性細胞を放射線で治療することは，治癒を目指した治療戦略ということになる。

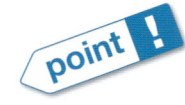

point !

＊用語解説

限局型 (limited disease；LD)
小細胞肺がんの臨床病期は，一般的なTMN分類のほかに，治療方針選択の面から限局型 (limited disease；LD) と進展型 (extensive disease；ED) に分けられる。LDは，腫瘍が一側胸腔内・同側肺門リンパ節・両側縦隔リンパ節および鎖骨上窩リンパ節に限局している場合であり，それ以外の場合をEDと定義される。

V_{20}
リスク臓器で20Gy以上照射される体積の割合のことである。リスク臓器の1つである肺において，放射線肺臓炎の発生頻度とV_{20}との間に関連があることが示されている。

図1 LD小細胞肺がんの病態モデル（文献1より引用）
化学療法耐性細胞の有無とその存在部位により3つのパターンに分類できる。パターンBが化学療法とより早期からの放射線治療を行うべき対象である。

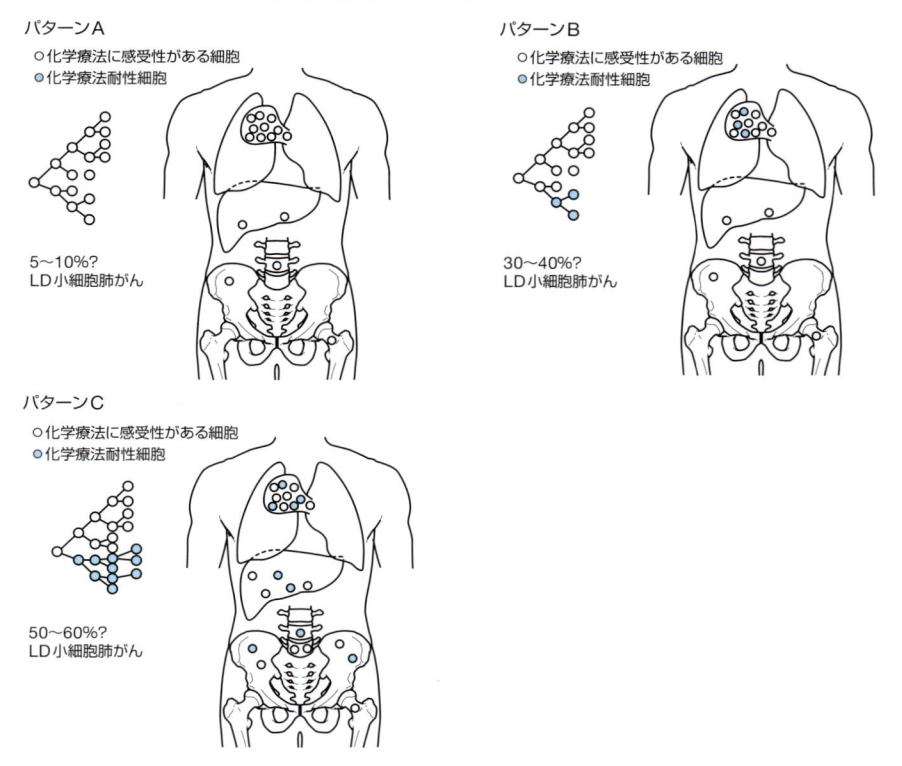

パターンA
○化学療法に感受性がある細胞
●化学療法耐性細胞

5～10%?
LD小細胞肺がん

パターンB
○化学療法に感受性がある細胞
●化学療法耐性細胞

30～40%?
LD小細胞肺がん

パターンC
○化学療法に感受性がある細胞
●化学療法耐性細胞

50～60%?
LD小細胞肺がん

照射野が広く根治照射不能なLD小細胞肺がんとは

　照射野が広いということは，標的となる腫瘍そのものの体積が大きいということである。放射線照射計画を行う際には，肉眼的腫瘍体積（GTV），顕微鏡的な腫瘍伸展範囲を含めた臨床標的体積（CTV），さらには呼吸移動や消化管ガスによる影響などの体内臓器移動マージンと毎日の治療における設定誤差を考慮して，計画標的体積（PTV）を決定する。PTVの内部または近傍に存在する放射線感受性の高いリスク臓器を特定し，それらの正常臓器が耐えられる線量を考慮しなければならない。LD小細胞肺がんの場合，病巣は胸郭内に存在するので，脊髄，心臓，そして，肺そのものもリスク臓器として考慮しなければならない。

　従来の二次元放射線療法においては，照射野が片肺の1/2を超えないことを暫定的な基準としていたが，最近の三次元放射線計画ではdose volume histogram（DVH）を比較検討することより，放射線肺障害の発生頻度を正確に推定できるようになった。例えば，リスク臓器である肺のV_{20}*が30%を超えると，grade2以上の放射線肺障害の発生頻度は85%であり，これはかなりの高リスクになる[2]。また，化学療法との同時併用では放射線肺障害のリスクは，さらに高まることになる。

　照射野が広く根治照射不能なLD小細胞肺がんを具体的にイメージしてみると，図2に示したような下葉原発で肺門および縦隔リンパ節に転移があるような症例が比較的

図2 照射野が広く根治照射不能なLD小細胞肺がん（CT像）
　右下葉原発で肺門および上縦隔までのリンパ節転移を認める。

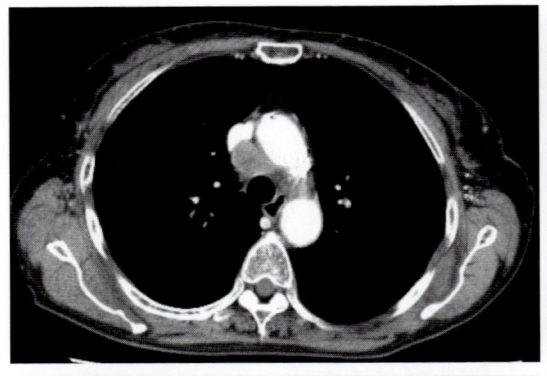

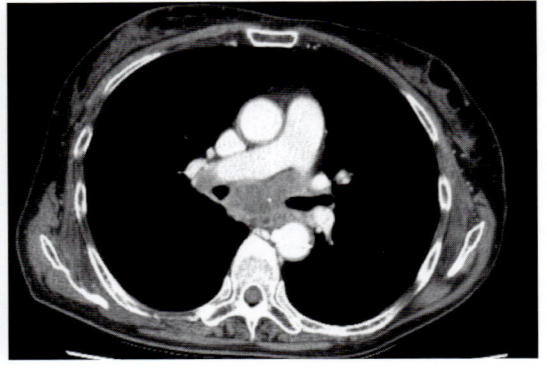

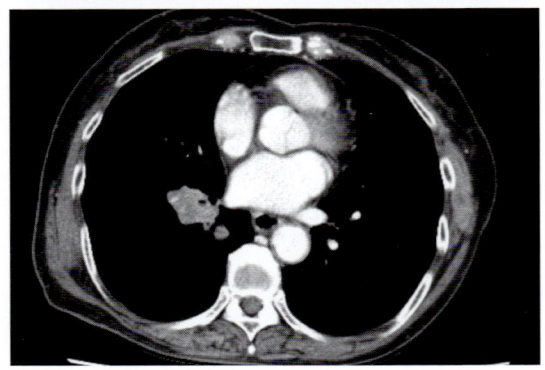

多いと思われる。小細胞肺がんは気管の粘膜下を連続的に浸潤し，リンパ節の腫大も明瞭であることが特徴であるのでGTVの決定には難渋しない。その他，原発巣がリンパ節と一塊になって巨大なもの，原発巣が大きく，かつ，心臓に接しているもの，などもときに経験する。

　もう1つ，照射野が相対的に広く化学放射線治療を躊躇するLD小細胞肺がん症例が存在する。慢性閉塞性肺疾患（COPD）や間質性肺炎を合併している場合である。図3に示した症例は，69歳の男性で，高度の閉塞性呼吸障害（FEV1.0 1.09L，FEV1.0% 50.9%，Hugh-Jones分類はⅣ度）があり，大阪市立総合医療センターでは放射線肺障害のリスクが高いと考え，化学放射線治療を行わなかった症例である。このような相対的に広い放射線照射野となる症例は化学療法で腫瘍が縮小したとしても，放射線肺障害のリスクが軽減されるわけではないので，本稿の対象には含めるべきではないだろう。

図3 高度の慢性閉塞性肺疾患（COPD）を合併したLD小細胞肺がん

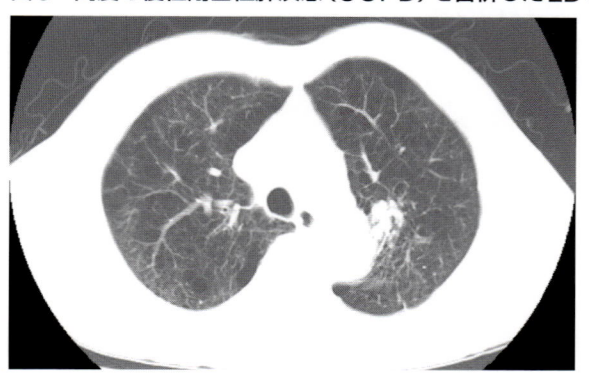

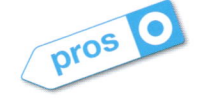

現在の小細胞肺がんの治療成績

小細胞肺がんの治療方針および治療薬剤には大きな変化はみられていないが，治療成績については時代とともに大幅に改善してきている(表1)[3,4]。その理由については不明な要素も多く含まれているが，画像診断などの発達により正確な病期診断ができるようになり，適切な治療を施行できるようになったこと，放射線治療装置（治療計画装置を含む）の進歩，さらには化学療法や放射線治療に対する支持療法の進歩により，より確実に治療効果を享受できるようになったこと，などがあげられる。わが国で実施されたJCOG0202のLD小細胞肺がんの治療成績は目を見張る好成績であり，生存期間中央値は約30カ月，3年生存率が約50％である[3]。

JCOG0202でも用いられたLD小細胞がんの標準的治療は，PE療法（シスプラチン60mg/m^2，day 1，エトポシド100mg/m^2，days 1-3）を4コース行い，1回1.5Gy，1日2回照射（accelerated-hyperfractionation；AHF法，加速多分割照射法），総線量45Gyを同時併用する方法である。

診断時には照射野が広く根治照射不可能なLD小細胞肺がんにおいても，小細胞肺がんは化学療法に感受性が高いことより，約80％の奏効率が期待される。根治照射可能な状態になることを想定して治療戦略を立てることを推奨したい。

表1 小細胞肺がんの治療成績

	1981年[#]		2000年[#]		2012年	
	LD	ED	LD	ED	LD JCOG0202[3]	ED JCOG0509[4]
CR rate (%)	50	25	60	30	-	12.7
奏効率 (%)	80	75	95	80	-	80
MST (mo)	14	7	24	14	38.4	18
3年生存率 (%)	15〜20	0	20〜40	10	52.9	15

[#]：IASLCのコンセンサスレポートより

化学療法途中から，あるいは逐次的な放射線治療

根治照射可能なLD小細胞がんの治療戦略としては，化学療法に対して逐次的な放射線治療より同時併用療法のほうが，治療成績が優れている[5]。治療開始時に照射野が広く根治照射が不可能な症例に対しては，次善の戦略として，化学療法によって縮小した病巣に対して，化学療法途中から，あるいは逐次的な放射線照射を追加して，局所の治療強度を上げることになる。

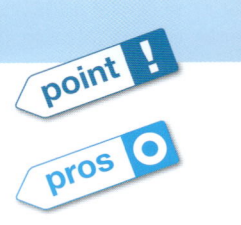

LD小細胞肺がんに対する放射線治療の方法としては，前述したように1回1.5Gy，1日2回照射のAHF法，総線量45Gyがわが国の標準となっている。しかし，逐次照射を用いる際には，1回1.8〜2.0Gy，1日1回，合計45〜50Gyの照射を，化学療法と同時もしくは化学療法終了後に実施することも実際的である。

化学療法としては，化学療法途中から放射線治療を併用することを考え，PE療法を選択することが推奨される。わが国ではED小細胞肺がんの標準治療としてIP療法（イリノテカン60 mg/m^2, days 1, 8, 15，シスプラチン60mg/m^2, day 1）の4週ごとの4コースも標準とされている[6]。IP療法と放射線治療の同時併用は強い毒性のため推奨されず，放射線治療を治療計画する際には，避けるべきレジメンである[7]。

化学療法と放射線療法の同時併用でまず化学療法を先行して，その途中から放射線治療を併用した場合の治療成績には差がなかったことが報告されている[8]。しかし，対象が診断時に照射野が根治照射不可能なLD小細胞肺がんであることより，照射野が広く根治照射不可能なLD小細胞肺がんに対してもこの結果が当てはまるかどうかは不明である。

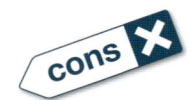

文献

1) Murray N, et al. J Clin Oncol 1993; 11: 336-44. PMID: 8381164
2) Tsujino K, et al. Int J Radiat Oncol Biol Phys 2003; 55: 110-5. PMID: 12504042
3) Kubota K, et al. J Clin Oncol 2013. [Epub ahead of print] PMID: 24309370
4) Kotani Y, et al. J Clin Oncol 2012; 30: suppl. abstract 7003
5) Fried DB, et al. J Clin Oncol 2004; 22: 4837-45. PMID: 15570087
6) Noda K, et al. N. Engl J Med 2002; 346: 85-91. PMID: 11784874
7) Yokoyama A, et al. Br J Cancer 1998; 78: 257-62. PMID: 9683303
8) Park K, et al. J Clin Oncol 2012; 30: suppl. abstract 7004

（武田晃司）

III evidenceの乏しい肺がん治療

⑥ 胸水・心嚢水のあるLD小細胞肺がんに対する放射線治療

! point　長期生存を目指すためには胸部放射線治療の追加が必要

- 胸水・心嚢水のあるLD小細胞肺がんの予後は，胸水・心嚢水のないLDとEDとの中間に位置している
- 化学療法と胸部放射線治療が実施された胸水・心嚢水のあるLD小細胞肺がん患者の5年生存割合は，同側胸水のあるLD患者：18％，心嚢水のあるLD患者：11％と長期生存の報告がある

◉ pros　胸部放射線治療を追加する価値がある条件

- 導入化学療法により胸水・心嚢水が消失し，かつ原発巣・リンパ節転移の照射野が根治照射可能な範囲の患者
- 導入化学療法後の全身状態・PSが良好，かつ放射線肺障害のリスクとなる基礎的な肺疾患の合併がない患者
- 胸部放射線治療追加に伴うリスク増大が，予後改善効果に見合うと判断できる患者

✕ cons　胸部放射線治療の追加にこだわりすぎない方がよい条件

- 導入化学療法後に胸水・心嚢水が残存している患者
- 導入化学療法により胸水・心嚢水が消失しても，照射野が広く根治照射が困難な患者
- 導入化学療法後の全身状態・PSが不良，または放射線肺障害リスク因子となる基礎的な肺疾患を有する患者

胸水・心嚢水のある小細胞肺がんの**病期と予後**

胸水・心嚢水のあるSCLCの病期は？

　小細胞肺がん（SCLC）の治療法の選択のためには病期分類が重要であり，TNM分類よりも限局型（LD）と進展型（ED）の2つに分ける病期分類が広く使用されている。LDは，腫瘍が根治照射可能な範囲内（同側肺門リンパ節，両側縦隔リンパ節，同側鎖骨上窩リンパ節）に限局している場合で，その範囲を超えている症例はEDとするのが一般的である[1]。同側胸水，心嚢水，対側鎖骨上窩リンパ節転移がある場合をLDとするか，EDとするかに関しては，必ずしも国際的なコンセンサスは得られていないが，わが国ではLDに分類されることが多いのが現状である。

同側胸水・心嚢水のあるLD-SCLCの予後は，ED-SCLCより良好である

International Association for the Study of Lung Cancer（IASLC）のSCLC患者のデータベースを用いた大規模な予後解析において，同側胸水のあるLD患者の生存期間中央値は，胸水のないLD患者とED患者の中間に位置していると報告されている（胸水のあるLD：12カ月，胸水のないLD：18カ月，ED：7カ月 [p＜0.0001]）（図1）[2,3]。一方，心嚢水のあるLD患者については，大規模な予後解析は行われていないが，国立がん研究センター東病院（以下，当院）のレトロスペクティブな調査では，心嚢水のあるLD患者の生存期間中央値は，心嚢水のないLD患者とED患者の中間に位置している結果であった（心嚢水のあるLD：14.2カ月，心嚢水のないLD：22.0カ月，ED症例：9.2カ月）。また心嚢水のあるLD患者と同側胸水のあるLD患者の予後は，同程度であった（14.2カ月 vs 12.7カ月）[4]（図2）。

図1 同側胸水のあるLD-SCLCの生存曲線（文献2より引用）

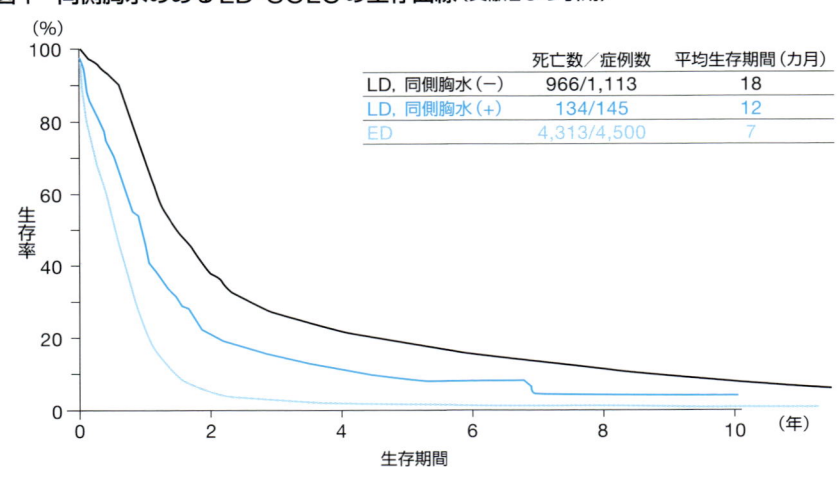

	死亡数／症例数	平均生存期間（カ月）
LD, 同側胸水（−）	966/1,113	18
LD, 同側胸水（＋）	134/145	12
ED	4,313/4,500	7

図2 心嚢水のあるLD-SCLCの生存期間（文献4より引用）

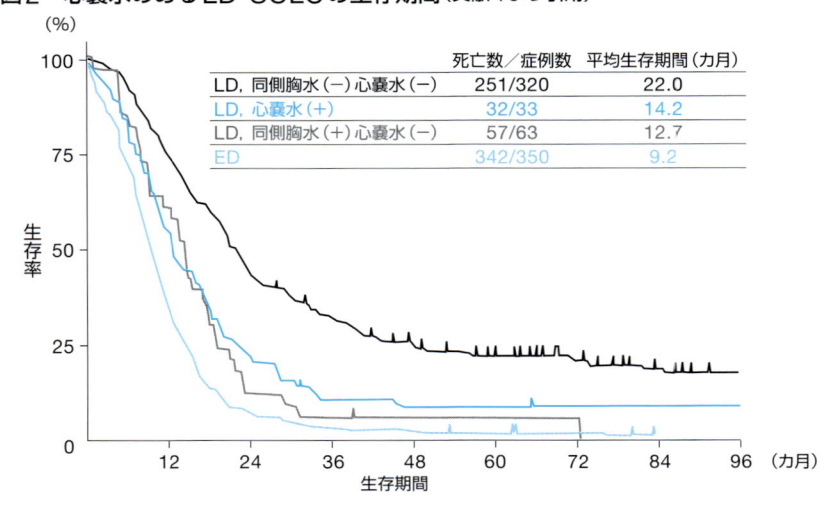

	死亡数／症例数	平均生存期間（カ月）
LD, 同側胸水（−）心嚢水（−）	251/320	22.0
LD, 心嚢水（＋）	32/33	14.2
LD, 同側胸水（＋）心嚢水（−）	57/63	12.7
ED	342/350	9.2

LD-SCLCに対する初回標準治療

化学療法に放射線治療を併用することで根治・長期生存が期待できる

　LD-SCLCでは，化学療法に胸部放射線治療を追加することで，有意に生存率が向上することがメタアナリシスで示されており，化学放射線療法が初回標準治療である[5]。化学放射線療法を実施されたLD-SCLC患者の15～25%で治癒が期待でき，SCLC患者で根治・長期生存を目指すためには，いかに化学療法に胸部放射線治療を組み込むかが重要である。そのため，治療開始時に腫瘍が根治照射可能な範囲より大きい場合や，腫瘍による顕著な症状でPS不良な場合には，まず化学療法を先行して行い，腫瘍が根治照射可能な範囲内に縮小した場合やPSが改善した場合に，胸部放射線治療を追加して，根治・長期生存を目指す治療法が実地臨床では行われる。

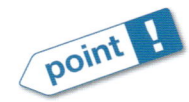

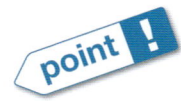

胸部放射線治療の追加により，良好な成績が期待できる

　胸水・心嚢水のあるLD患者は，一般的には根治的胸部放射線治療の適応とならないが，当院では胸水または心嚢水のあるLD患者のうち，化学療法にて胸水・心嚢水が消失した場合には，胸部放射線治療の追加を検討している。当院で治療した胸水・心嚢水のあるLD患者を対象としたレトロスペクティブな調査では，導入化学療法で胸水または心嚢水が消失した後，化学療法に胸部放射線治療を追加した患者と追加しなかった患者の生存期間中央値は，それぞれ胸水：21.4カ月 vs 9.3カ月，心嚢水：17.0カ月 vs 8.8カ月で，胸部放射線治療を追加した患者が良好な結果であった(表1，図3)[3,4]。また化学療法と胸部放射線治療が実施された胸水または心嚢水のあるLD患者の5年生存割合は，それぞれ18%，11%であり，胸水・心嚢水のあるLD患者でも，化学療法に胸部放射線治療を追加することで，長期生存を目指すことが可能といえる。

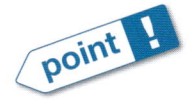

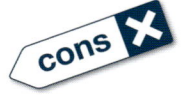

　一方，胸水・心嚢水のあるLD患者のなかで，胸水・心嚢水が消失しない，放射線肺

図3　同側胸水・心嚢水のあるLD-SCLCの治療別の生存曲線（文献4より引用）

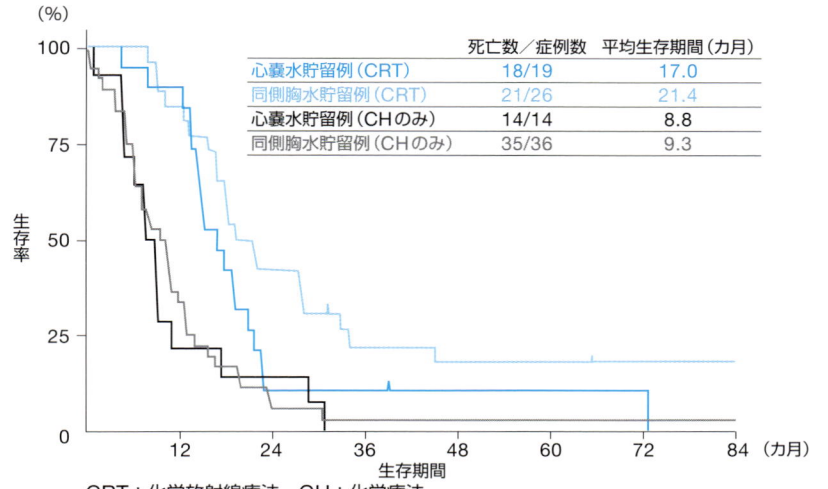

	死亡数／症例数	平均生存期間(カ月)
心嚢水貯留例（CRT）	18/19	17.0
同側胸水貯留例（CRT）	21/26	21.4
心嚢水貯留例（CHのみ）	14/14	8.8
同側胸水貯留例（CHのみ）	35/36	9.3

CRT：化学放射線療法，CH：化学療法

障害のリスク因子となる基礎的な肺疾患を有するなどの理由で，胸部放射線治療の追加が困難であったLD患者の生存期間中央値は，ED患者と同程度であった（胸水：9.3カ月，心嚢水：8.8カ月，ED症例：9.2カ月）（表1）[3-5]。

表1　胸水・心嚢水のあるLD-SCLCの治療別の生存期間中央値（文献4より引用）

	生存期間中央値（95%CI）
胸水のあるLD-SCLC（n=63）	12.7カ月（9.2-16.6）
化学放射線治療（n=26）	21.4カ月（16.7-28.2）
化学療法のみ（n=36）	9.3カ月（6.3-11.8）
心嚢水のあるLD-SCLC（n=33）	14.2カ月（9.1-17.5）
化学放射線治療（n=19）	17.0カ月（13.6-21.0）
化学療法のみ（n=14）	8.8カ月（10.2-16.7）

胸部放射線治療の併用時期と照射範囲は？

化学療法に胸部放射線治療を追加する時期としては，LD-SCLC患者の臨床試験やsystematic reviewで，治療早期に放射線治療を化学療法と併用したほうが，長期生存と有意に相関することが報告されている。そのため導入化学療法にて胸水・心嚢水が消失した場合は，できるだけ早期に胸部放射線治療の併用を検討することが望ましい[6,7]。

胸部放射線治療の照射範囲については，導入化学療法前の腫瘍範囲で照射野を決めるべきか，化学療法後の縮小した腫瘍範囲で照射野を規定すべきかが問題となるが，治療前の腫瘍範囲で照射した患者と化学療法後の縮小した腫瘍範囲で照射した患者では，局所再発率，生存期間には有意差を認めないと報告されている[8]。そのため，導入化学療法後に胸部放射線治療を併用する際の照射範囲としては，導入化学療法後の腫瘍範囲に限局した照射野を選択することが多い。

導入化学療法時の化学療法レジメン

導入化学療法に使用する化学療法レジメン

LD-SCLCに対して化学放射線療法を施行する際の化学療法レジメンは，シスプラチン，エトポシド（EP療法）が標準レジメンである。一方，ED-SCLCでは，EP療法と並んでシスプラチン，イリノテカン（IP療法）も有用な化学療法のレジメンの1つである[9]。

胸水・心嚢水のあるLD患者で，導入化学療法後に胸部放射線治療の追加を検討する場合には，IP療法が肺毒性のリスク上昇により胸部放射線治療との同時併用が困難であるため[10]，導入化学療法としてEP療法を選択することが多い。また胸水・心嚢水のあるLD患者では，しばしば全身状態・PS不良であることもあり，その場合は導入化学療法にカルボプラチン，エトポシド（CE療法）が選択されることもある[11]。

文献

1) Patel AM, et al. Mayo Clin Proc 1993; 68: 475-82. PMID: 8386791
2) Shepherd FA, et al. J Thorac Oncol 2007; 2: 1067-77. PMID: 18090577
3) Niho S, et al. J Thorac Oncol 2008; 3: 723-7. PMID: 18594317
4) Niho S, et al. J Thorac Oncol 2011; 6: 796-800. PMID: 21258253
5) Pignon JP, et al. N Engl J Med 1992; 327: 1618-24. PMID: 1331787
6) Fried DB, et al. J Clin Oncol 2004; 22: 4837-45. PMID: 15570087
7) Takada M, et al. J Clin Oncol 2002; 20: 3054-60. PMID: 12118018
8) Kies MS, et al. J Clin Oncol 1987; 5: 592-600. PMID: 3031226
9) Noda K, et al. N Engl J Med 2002; 346: 85-91. PMID: 11784874
10) Yokoyama A, et al. Br J Cancer 1998; 78: 257-62. PMID: 9683303
11) Okamoto H, et al. Br J Cancer 2007; 97: 162-9. PMID: 17579629

（吉田達哉，葉　清隆）

Ⅲ evidenceの乏しい肺がん治療

⑦ 骨転移の治療

! point　患者や骨転移病変の状態に応じた集学的アプローチ
- 症状を伴う脊髄圧迫，長管骨の病的骨折に対しては手術
- 骨転移治療の基本は局所放射線治療（外照射）
- 迅速な縮小が期待できる腫瘍に対しては化学療法が代替となりうる
- ゾレドロン酸やデノスマブなどの骨修飾薬を併用することが望ましい

○ pros　放射線治療を優先すべき場合
- 疼痛などの症状があるか，骨折リスクが高い部位の転移
- 全身化学療法による腫瘍縮小が放射線治療ほど期待できない場合

✕ cons　全身化学療法や骨修飾薬を優先すべき場合
- 全身化学療法により腫瘍の迅速な縮小が期待できる場合
- 無症候性で，骨折や脊髄圧迫をきたすリスクが低い骨転移

骨転移に対する治療選択のキーポイント

骨転移治療のゴールは何か？

　肺がんが骨転移をきたした場合の病期はStage Ⅳとなり，根治目的ではなく生存期間の延長と症状緩和を目的とした治療が行われる。骨転移に対する治療目標も同様であり，①骨転移による症状を緩和ないし予防する，②骨転移による病的骨折や麻痺などの合併症を予防する，③骨関連事象に伴うPS低下のために標準化学療法を行えなくなるリスクを低減する，ことが骨転移治療の主な目的と考えられる。

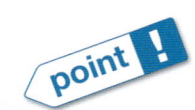

治療を選択する際の基本的な考え方

　脊椎転移により脊髄圧迫症状をきたしている場合や，長管骨の病的骨折や切迫骨折などの場合は，早期に手術療法の適否を判断する必要がある。脊髄圧迫に対する除圧術は，歩行可能なうちに行った方が機能予後がよいことが示されている（表1）ため，症状の変化には細心の注意を払う。

　緊急手術の適応がない場合にどのモダリティの治療を選択するかは，①各治療で期待できる効果（表2），②治療によって起こりうる有害事象，③骨転移以外の病勢コントロールなどのバランスにより決定される。一般的には放射線治療が比較的良好な効

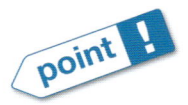

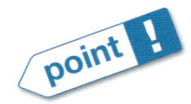

果が期待できるため選択されることが多いが，特定の遺伝子変異を持つ肺がんに対する分子標的治療などは早期に高い効果を得られることが期待できるため，症例によっては放射線治療の代替となりうる。

表1　転移性腫瘍による脊髄圧迫に対する除圧術＋放射線治療と放射線治療単独のランダム化比較試験
（文献1より引用）

	除圧術＋放射線	放射線治療単独	p
全症例	（n=50）	（n=51）	
治療後歩行可能	84%	57%	0.001
歩行可能期間中央値	122日	13日	0.003
登録時歩行可能例	（n=34）	（n=35）	
治療後歩行可能	94%	74%	0.024
歩行可能期間中央値	153日	54日	0.024
登録時歩行不能例	（n=16）	（n=16）	
治療後歩行可能	62%	19%	0.012
歩行可能期間中央値	59日	0日	0.04

表2　骨転移に対する各治療で期待される効果

	疼痛改善割合	効果発現までの期間
外照射	6～9割	約2週間
ストロンチウム89	7～8割	1～2週
経皮的椎体形成術	7～8割	数日以内
全身化学療法	腫瘍と化学療法の組み合わせにより異なる	

放射線治療（外照射）の適応と問題点

期待される効果と利点

　骨転移に対する放射線治療の適応は，①疼痛などの症状がある，②将来的に骨折や脊髄圧迫をきたす可能性がある，などである。有痛性骨転移に対する外照射は，6～9割の患者で疼痛の改善が得られ，その効果は照射開始4～6週後ごろに最大となることが多い。手術と比較して低侵襲であり，肺がんに対する多くの化学療法よりも有効性が高いことから，症状のある骨転移に対して第一に考慮すべき治療である。

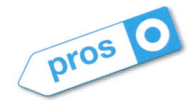

放射線治療のリスク

　外照射による主な有害事象は，皮膚障害，粘膜障害，骨髄抑制などである。胸椎転移などで照射野が肺にかかる場合には放射性肺臓炎も起こりうる。化学療法中の患者では，狭い領域に対する外照射でも骨髄抑制の増強が経験される。そのため，肺がんの病勢コントロールが悪く全身化学療法との同時併用が避けられない場合は，化学療法による毒性が増強しないか留意が必要である。

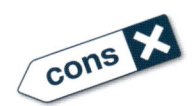

全身化学療法を優先すべき場合

良好な効果が期待できる化学療法

未治療小細胞肺がんに対する初回化学療法，EGFR遺伝子変異陽性非小細胞肺がんに対するEGFR-TKI療法などは，放射線治療に匹敵する効果を早期に得られることが期待できる。進行肺がん患者の生命予後を改善するという観点からは全身化学療法を確実に行うことが重要であり，ゾレドロン酸などの骨代謝修飾薬や鎮痛薬による支持療法を行いながら効果の高い化学療法を先行し，肺がんそのもののコントロールを得てから局所治療の追加を検討するのも理に適った戦略と考えられる。

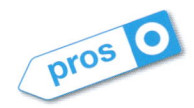

無症候性，あるいは症状が軽度の骨転移

症状がないか軽度で，将来的に骨折などの合併症をきたす可能性が低い骨転移に対しては，局所治療を加える必要性は低い。遠隔転移が単発骨転移のみである肺がんに対して積極的な局所治療を行い長期生存が得られた症例報告は散見されるが，すべての骨転移を正確に診断すること自体が困難なこともあり，適応は慎重に判断すべきである。

他の骨転移治療

ゾレドロン酸，デノスマブ

骨修飾薬（BMA）とよばれるこれらの薬剤は，骨転移のある患者に用いることで照射を必要とする痛みや病的骨折などの骨関連事象（SRE）*を減少させる（図1, 2）。SREの予防は前述のように骨転移治療の目的とも概ね一致するため，顎骨壊死*などの合併症のリスクが低い患者においては骨転移の診断早期から使用を考慮することが望ましい。前臨床的には抗腫瘍効果も期待されているが，肺がん患者の予後を改善するかに関しては十分なエビデンスがない。

＊用語解説

骨関連事象（skeletal related events；SRE）
骨転移に伴う病的骨折，脊髄圧迫，放射線治療や手術療法が必要な状態の総称で，これに悪性腫瘍に伴う高カルシウム血症が加わることもある。SREの発症はQOLの低下や抗がん化学療法の遅延をもたらすことから，骨修飾薬に関する臨床試験のエンドポイントとして用いられることが多い。

顎骨壊死（osteonecrosis of the jaw；ONJ）
ビスホスホネートやデノスマブなどの骨修飾薬の投与を受けている患者に発症する顎骨骨髄炎。骨への侵襲的歯科治療，口腔内衛生状態の不良，糖尿病，ステロイド使用，喫煙，飲酒などがリスク因子と考えられているため，適切な口腔管理などによりこれらを可及的に除いておくことが望ましい。侵襲的歯科治療が必要となった場合，悪性腫瘍患者では原則休薬不要とされているが，可能なら治療前3カ月，治療後2カ月程度の休薬期間をおくことで顎骨壊死のリスクを低減できる可能性がある[2]。

図1 骨転移のある固形がんを対象としたゾレドロン酸とプラセボのランダム化比較試験
（文献3より引用）

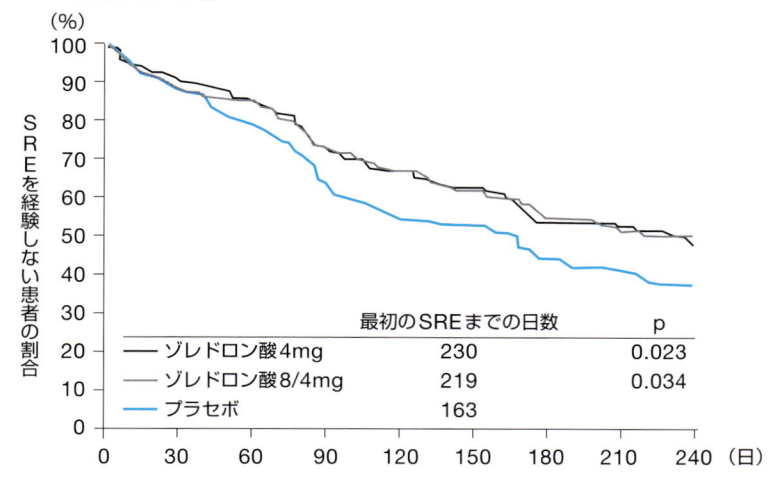

	最初のSREまでの日数	p
ゾレドロン酸4mg	230	0.023
ゾレドロン酸8/4mg	219	0.034
プラセボ	163	

図2 デノスマブとゾレドロン酸のランダム化比較試験（文献4より引用）

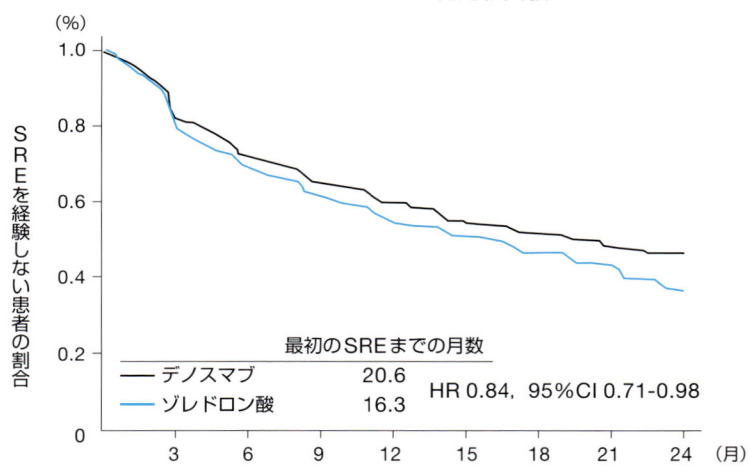

	最初のSREまでの月数	
デノスマブ	20.6	HR 0.84, 95%CI 0.71-0.98
ゾレドロン酸	16.3	

ストロンチウム89（^{89}Sr）

　ストロンチウム89はカルシウムと似た体内動態を示す純β線放出核種であり，正常骨と比較して骨転移巣に高率に集積し，疼痛緩和作用を発揮する．治療前に骨シンチグラフィを撮影し，集積部位が疼痛部位と一致する場合に効果が期待できる．多発骨転移による疼痛がある場合や，外照射により正常組織の耐用線量に達している場合などによい適応となるが，これまでに得られているエビデンスは乳がんや前立腺がんの造骨性転移に対するものがほとんどである点に注意が必要である[5]．骨髄抑制と，投与後に起こる一過性の疼痛増悪が主な有害事象である．

経皮的椎体形成術（骨セメント注入療法）

　体動時疼痛を伴う椎体骨転移に対しては，椎体への経皮的な骨セメント注入（図3）を行うことで疼痛緩和が得られる場合があり，効果の発現までの期間も中央値1日と迅速である[6]。ただし脊柱管へのセメント漏出を防ぐため，脊柱管との境界を形成する椎体後壁が保たれている症例に行うことが望ましいとされる。まれではあるが骨セメントの漏出による肺塞栓，セメント製剤に対する過敏反応なども有害事象として報告されている。

図3　経皮的椎体形成術

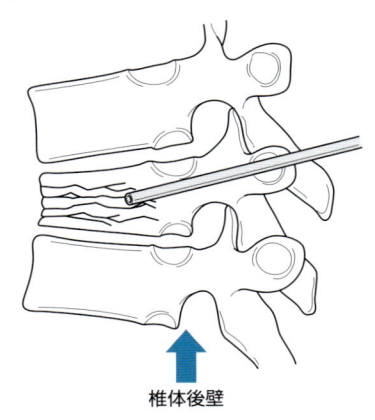

椎体後壁

文献
1) Patchell RA, et al. Lancet 2005; 366: 643-8. PMID: 16112300
2) Yoneda T, et al. J Bone Miner Metab 2010; 28: 365-83. PMID: 20333419
3) Rosen LS, et al. J Clin Oncol 2003; 21: 3150-7. PMID: 12915606
4) Henry DH, et al. J Clin Oncol 2011; 29: 1125-32. PMID: 21343556
5) Finlay IG, et al. Lancet Oncol 2005; 6: 392-400. PMID: 15925817
6) Kobayashi T, et al. Ann Oncol 2009; 20: 1943-7. PMID: 19570963

（髙木雄亮，細見幸生）

III evidenceの乏しい肺がん治療

⑧ EGFR-TKI，ALK阻害薬治療中に出現・増悪した脳転移・骨転移の治療

! point EGFR-TKI，ALK-TKIでPDとなった後も，投与を継続する（beyond PD）メリットのある症例とは？
- 症例選択に関しては，有効性と毒性のバランスを考慮
- 有効性に関しては，脳転移のみの増悪，骨転移のみの増悪，孤発性病変での増悪で，beyond PDのメリットがあるかもしれない
- EGFR-TKIのみのbeyond PDでは新たな毒性が出現することはないが，放射線と併用する際には，予期せぬ毒性が出現する可能性は否定できない

○ pros 後方視的な検討では，一部の症例でTKIのbeyond PDのメリットが示唆されている
- 脳転移のみの増悪，骨転移のみの増悪，孤発性病変での増悪では，理論上，また，今までの報告上，beyond PDのメリットが示唆されている

✕ cons TKIのbeyond PDの報告はほとんど後方視的である。また，放射線併用で予期せぬ毒性が出現する可能性は否定できない
- EGFR-TKI，ALK阻害薬のbeyond PDの報告の多くはretrospectiveであり，PFSやOSもまちまち
- 放射線との併用で，予期せぬ毒性が出現する可能性は否定できない
- 現在，進行中の前向き試験があり，結果が待たれる

EGFR-TKI，ALK阻害薬投与中の**初発増悪部位**

　ゲフィチニブ，あるいは，エルロチニブ投与中の初発増悪部位に関しては，いくつかの報告があり，奏効あるいは90日以上持続するSD（stable disease）を得た非小細胞肺がん（NSCLC）127症例では，肺病変が59％，中枢神経系のみが13％，中枢神経系＋αが13％，その他の臓器が15％とされている[1]。一方，クリゾチニブ投与中の増悪部位に関しては，中枢神経系46％，肝臓26％，肺病変20％，骨病変17％，胸水14％，リンパ節10％となっている[2]。

EGFR-TKI 耐性の定義と髄液移行率

EGFR-TKI は髄液移行率が不良で，腫瘍細胞が耐性を獲得していない可能性がある

　EGFR-TKI の獲得耐性の定義に関しては，表1のように，Jackman らが提言している[3]。この提言を行った論文中に，EGFR-TKI 投与中に中枢神経病変のみ増悪した症例に関しては特別に扱うべきとの記載がある。剖検例の中枢神経病変では，T790M といった二次耐性変異が認められず，これは EGFR-TKI の髄液中濃度が血中濃度に比べ低く，十分な濃度であれば効果を示す可能性があるとしている。すなわち，薬剤の曝露を増やすか，中枢神経病変への局所治療後 EGFR-TKI を継続する治療戦略が考えられる。実際に，髄液移行率（血中濃度と髄液中濃度の比）に関しては，ゲフィチニブで1.13〜1.3％，エルロチニブで2.77〜6.3％と報告されている[4-7]。また，クリゾチニブに関しては，髄液移行率は0.26％との報告がある[8]。

表1　EGFR-TKI に対する獲得耐性の定義

1. EGFR-TKI 単剤治療を受けていた。
2. 下記のいずれかを満たす。
   A. G719X, exon19 deletion, L858R, L861Q などの活性型 EGFR 遺伝子変異を有する。
   B. EGFR-TKI により、PR または6カ月間以上の SD の治療効果が得られた。
3. EGFR-TKI による治療を30日前まで受けており、RECIST または WHO の効果判定上、PD と判定された。
4. EGFR-TKI 後新たな治療を受けていない。

局所治療後，TKI 継続の治療成績

脳転移のみの増悪，骨転移のみの増悪，孤発性病変での増悪で，TKI の beyond PD* のメリットがあるかもしれない

　EGFR-TKI あるいは ALK 阻害薬投与中に中枢神経病変のみで増悪した症例に対して，放射線治療などの局所療法後，EGFR-TKI あるいは ALK 阻害薬を継続する治療法が実地臨床で行われ，後ろ向きの報告が発表されている。われわれは，EGFR-TKI 奏効後脳転移のみ増悪し，脳転移に対する放射線治療後も EGFR-TKI を継続した NSCLC17症例の後ろ向き検討を行い，PFS 中央値が80日，MST が403日と報告

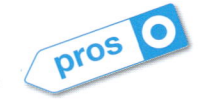

pros ○

---

*用語解説

Beyond PD（progressive disease）
RECIST（response evaluation criteria in solid tumors）は，固形腫瘍の臨床試験において使用され，標準的な腫瘍の測定方法と，サイズ変化の客観的評価の定義について記述したものである。そして，「個々の患者における治療継続の是非についての意思決定に用いられることを意図していない」と RECIST 中にも記載されているが，臨床試験や実地臨床において，治療を継続するか否かの指標として用いられている。しかしながら，この基準に基づいて，治療の継続を判断すること（PD と判断されたら，機械的に治療を中止・変更すること）が，患者の生存期間や QOL の維持・改善に必ずしも結びつくとは限らないと考えられる。PD となった後も，ある薬剤を継続して使用することを，「beyond progression」，または，「beyond PD」とよぶ。PD となった後，すでに使用歴のある薬剤を継続する，あるいは，再投与するという場面はいくつか考えられる（表1）。

した[9]。同様に，EGFR-TKI奏効後骨転移のみ増悪し，骨転移に対する放射線治療後もEGFR-TKIを継続したNSCLC10症例の後ろ向き検討を行い，PFS中央値が88日，MSTが330日であった[10]。その他にも，EGFR-TKIに対してPDとなった後，局所治療を加えてEGFR-TKIを継続した症例の検討が報告されている。Confortiらは，EGFR-TKI投与中に孤発性病変で増悪し，局所治療後もEGFR-TKIを継続した15例について報告している[11]。主な増悪臓器は，骨6例，肺5例，脳2例でPFS中央値10.9カ月と報告されている。一方，ALK融合遺伝子陽性NSCLCでクリゾチニブが投与され，脳転移のみでPD判定後もクリゾチニブを継続した7例の検討では，beyond PD後のPFSは全症例で4カ月以上と報告されている[12]。

患者選択を適切に行わなければ，（ALK-TKIの）beyond PDのメリットはないかもしれない

クリゾチニブの第Ⅰ相試験，第Ⅱ相試験に参加したALK融合遺伝子陽性NSCLCのうち，PD後も138例の患者でクリゾチニブの投与が継続された。このうち，PD後も6週間を超えてクリゾチニブの投与が可能であったのは，約30％のみであった[2]。

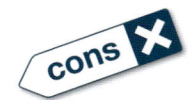

毒性と有効性のバランスを考慮する

毒性の面を考慮すると，EGFR-TKIやALK阻害薬から殺細胞性抗がん剤に変更することはまったく別の毒性が出現しQOLを低下させる可能性があるのに対し，EGFR-TKIやALK阻害薬をbeyond PDで用いることは忍容性が担保されているため，メリットが大きいかもしれない。有効性・効果の面を考慮すると，PFSの中央値は2カ月以上となっており，ドセタキセルやペメトレキセドの二次治療での治療成績をふまえると，妥当とも考えられる。

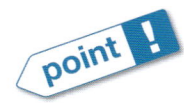

放射線治療中のTKI併用の安全性

放射線照射中にTKIを中止するか否かは，flareのリスクと併用による毒性をふまえて決定する

EGFR-TKIあるいはALK-TKI投与中に孤発性病変などで増悪した症例に対して，放射線治療などの局所療法後，EGFR-TKIあるいはALK阻害薬を継続する治療について，放射線治療中もEGFR-TKIあるいはALK阻害薬を継続投与するかどうかは，考慮すべきポイントである。

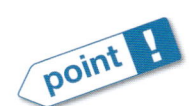

EGFR-TKI投与と脳放射線照射併用に関しては，有効性と安全性を検討した臨床試験がいくつか報告されている。ゲフィチニブ250mg/日と全脳照射40Gy/20Frを21名に同時併用した第Ⅱ相試験[13]やエルロチニブ150mg/日と全脳照射35Gy/14Frを同時併用した第Ⅱ相試験[14]では，安全性に関して問題なしと結論づけられている。一方で，全脳照射とエルロチニブを併用した8例の後方視的な検討では，grade 3の肝毒性，低ナトリウム血症，精神状態変化，grade 3および4の血小板減少，grade 4

の好中球減少を伴う敗血症などの毒性が出現したと報告されている[15]。TKI中止によるflare（フレア）*が懸念される場合などはTKIと局所治療の併用を検討したいが，安全性に関しては特に脳放射線治療に関しては確実に担保されていない可能性があることを考慮しなければならない。

文献

1) Lee YJ, et al. Cancer 2010; 116: 1336-43. PMID: 20066717
2) Otterson GA, et al. ASCO annual meeting 2012; abstr 7600.
3) Jackman D, et al. J Clin Oncol 2010; 28: 357-60. PMID: 19949011
4) Masuda T, et al. Cancer Chemother Pharmacol 2011; 67: 1465-9. PMID: 21274533
5) Togashi Y, et al. Cancer Chemother Pharmacol 2011; 68: 1089-92. PMID: 21681573
6) Togashi Y, et al. Cancer Chemother Pharmacol 2012; 70: 399-405. PMID: 22806307
7) Zhao J, et al. Clin Lung Cancer 2013; 14: 188-93. PMID: 22846582
8) Costa DB, et al. J Clin Oncol 2011; 29: e443-5. PMID: 21422405
9) Shukuya T, et al. Lung Cancer 2011; 74: 457-61. PMID: 21571388
10) Inomata M, et al. Anticancer Res 2011; 31: 4519-23. PMID: 22199325
11) Conforti F, et al. Lung Cancer 2013; 81: 440-4. PMID: 23810573
12) Takeda M, et al. J Thorac Oncol 2013; 8: 654-657. PMID: 23584297
13) Shenglin Ma, et al. Lung Cancer 2009; 65: 198-203. PMID: 19091441
14) Welsh JW, et al. J Clin Oncol 2013; 31: 895-902. PMID: 23341526
15) Olmez I, et al. Lung Cancer 2010; 70: 174-9. PMID: 20207442

（宿谷威仁）

*用語解説

flare（フレア）

抗がん剤不応となった後，その投与中止を契機として急激に病勢が増悪すること。EGFR遺伝子変異陽性NSCLCにEGFR-TKIを用いた場合，約1/4に出現するという報告もあるが，一方で，ゲフィチニブ使用52例中明らかなflareと考えられるものは2例（3.8%）であったというわが国からの報告もある。

III evidenceの乏しい肺がん治療

⑨ EGFR-TKI，ALK阻害薬による肝障害

! point
- EGFR-TKIやALK阻害薬の治療中に薬剤性肝障害は一定の頻度で発症する
- 薬剤によって発症頻度は異なる
- 肝障害（AST，ALT，T-bilの臨床検査値など）の重症度により治療継続や休薬・減量，治療中止などを判断する

◯ pros
- EGFR-TKIによる重篤な肝障害が出現し治療中止になった場合には，肝障害の改善後に同種同効薬を慎重に投与することで治療を継続できる場合がある

✕ cons
- EGFR-TKIによる重篤な肝機能障害が出現した場合には，安全のために同種同効薬を含むEGFR-TKIの再投与は二度と行わない

EGFR-TKIを使用中に生じた肝障害

肝障害の発症頻度

　日本人のEGFR遺伝子変異陽性非小細胞肺がん患者を対象に1st lineで第1世代EGFR-TKIを使用した際の肝障害（AST増加，ALT増加，T-bil増加）の頻度を図1に

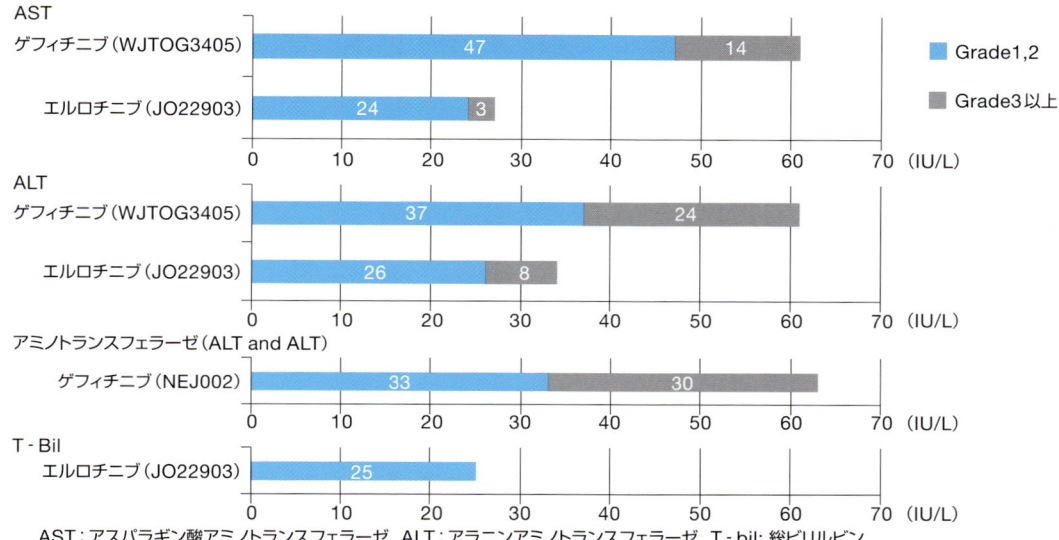

図1　第1世代EGFR-TKIを使用した際の肝障害の頻度（文献1～3より引用）

AST
- ゲフィチニブ（WJTOG3405）: Grade1,2 = 47, Grade3以上 = 14
- エルロチニブ（JO22903）: Grade1,2 = 24, Grade3以上 = 3

ALT
- ゲフィチニブ（WJTOG3405）: Grade1,2 = 37, Grade3以上 = 24
- エルロチニブ（JO22903）: Grade1,2 = 26, Grade3以上 = 8

アミノトランスフェラーゼ（ALT and ALT）
- ゲフィチニブ（NEJ002）: Grade1,2 = 33, Grade3以上 = 30

T-Bil
- エルロチニブ（JO22903）: Grade1,2 = 25

AST：アスパラギン酸アミノトランスフェラーゼ，ALT：アラニンアミノトランスフェラーゼ，T-bil：総ビリルビン

表1　肝障害に関する主な臨床検査値の判定基準（CTCAE ver4.0より一部抜粋）

有害事象	Grade1	Grade2	Grade3	Grade4	Grade5
AST増加*	>ULN-3.0×ULN	>3.0-5.0×ULN； >3×ULNで以下の症状の悪化を認める：疲労，嘔気，嘔吐，右上腹部痛または圧痛，発熱，発疹，好酸球増加	>5.0-20.0×ULN； >5×ULNが2週間を超えて持続	>20.0×ULN	-
ALT増加*	>ULN-3.0×ULN	>3.0-5.0×ULN； >3×ULNで以下の症状の悪化を認める：疲労，嘔気，嘔吐，右上腹部痛または圧痛，発熱，発疹，好酸球増加	>5.0-20.0×ULN； >5×ULNが2週間を超えて持続	>20.0×ULN	-
血中ビリルビン増加	>ULN-1.5×ULN	>1.5-3.0×ULN	>3.0-10.0×ULN	>10.0×ULN	-

ULN: 施設規準値上限
*CTCAE ver3.0ではAST増加とALT増加のGrade1は「>ULN-2.5×ULN」，Grade2は「>2.0-5.0×ULN」と，ver4.0と少し異なっている。

示す[1-3]。ゲフィチニブはエルロチニブよりAST上昇およびALT上昇の発現頻度が高く，しかもGrade3以上の重度のものが目立つことがわかる。参考に肝障害の重症度をCTCAE ver4.0から一部抜粋して表1に示す。同じ第1世代のEGFR-TKIであっても，ゲフィチニブを使用する際は特に肝障害の発現に注意が必要である。

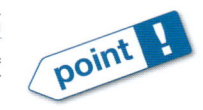

肝障害の発現時期

わが国のエルロチニブの適正使用ガイド（2013年6月改訂）によると，発症時期の中央値は13日であるが，その範囲は1～448日と非常に幅が広い。一旦ASTやALTの上昇がみられても以降Grade2以下でとどまるものや，上昇する場合も緩徐なものが多い印象であるが，肝障害の発現から短期間でGrade4相当まで一気に悪化するものもある。EGFR-TKIの使用中は常に肝障害の発現に注意する必要がある。

肝障害発現時の対応

他の原因（肝胆道系の閉塞，アルコール性肝障害，ウイルス性肝障害など）による肝障害を十分に除外したうえでEGFR-TKIによる薬剤性肝障害であると診断する。発現している肝障害の重症度（CTCAE ver4.0；表1）に応じて対策をとる。

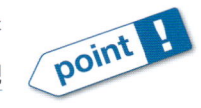

トランスアミナーゼ（AST, ALT）上昇が，Grade1の範囲の場合は慎重に臨床検査値をモニタリングしながらEGFR-TKI治療を継続する。

Grade2の上昇の場合は臨床症状や上昇傾向の有無により休薬を考慮する。すなわちGrade2の状態でも急な検査値の増加がなく落ち着いているのであれば肝庇護薬を併用しながら治療継続も検討される。一方，Grade2からさらに悪化傾向にあると考えられる場合には一旦休薬することが望ましい。

Grade3の場合は一旦休薬に加えてグリチルリシン製剤の点滴を考慮する。

Grade4の肝障害が発現した場合には治療中止が望ましい。

・休薬後の再開

一旦休薬したEGFR-TKIを再開する場合には，肝障害はGrade1以下に回復していることを確認して行う。Grade2の場合は同一用量で再開し，Grade3の場合は一段階減

量しての再開を基準とするが，Grade2で休薬を何度も要する場合には減量して再開する。

・減量の方法

　ゲフィチニブは250mgの1剤型しかないために減量は2日に1錠，3日に1錠と投与間隔を空けていくのが一般的である。エルロチニブは150mg，100mg，25mgの3剤型があり，150mg/日⇒100mg/日⇒50mg/日（⇒25mg/日）と減量していく。著者の経験では25mg/日への減量を要した症例は経験がなく，多くの場合は50mg/日までの減量で対応可能と考える。

　一方，両薬剤ともにあてはまるが，連日内服した場合に肝障害が発現・悪化するタイミングを把握できれば，定期内服と定期休薬を繰り返すことで長期継続可能な場合もある。例えば1週間以上連日内服すると肝障害が悪化することが明らかならば，7日間連続で内服しその後7日間休薬を行うことを繰り返す，などである。

　トランスアミナーゼの上昇を伴わないT-bilのみの上昇の場合は，Grade2以下であれば，体質性黄疸の合併など他の原因であることが多く，検査値の経過をみながら慎重に治療を継続する。Grade3以上のT-bil上昇については一旦休薬する。

肝庇護療法

　肝障害の重症度に応じて肝庇護薬の投与を考慮する。Grade1，2程度であれば内服薬（ウルソデオキシコール酸，グリチルリシン製剤，肝臓加水分解物など）を開始する。Grade3以上と重篤な場合はグリチルリシン製剤である強力ネオミノファーゲンC®を静注する。また，肝庇護薬の内服を継続したままEGFR-TKIを使用することで，EGFR-TKIを減量せずに治療継続が可能となるケースもある。

同種同効薬へのSwitch

　肝機能障害が休薬や減量などでも十分に対応できない場合には，一般的にはその薬剤を中止せざるをえないが，その薬剤が高い抗腫瘍効果を示していた場合には，同種同効薬に切り替えることで肝障害を発症させずに治療効果を維持することが可能となる場合がある。ゲフィチニブ内服中に生じた制御困難な肝機能障害に対してエルロチニブに切り替えることでEGFR-TKIの治療継続に成功した報告が複数報告され[4-6]，その逆の切り替えについても報告がある[7]。その理由として薬剤ごとの代謝酵素の違いや添加物の違いが考察されている。

　エルロチニブ投与中に生じた重篤な薬剤性肝障害に対してゲフィチニブに切り替えることでEGFR-TKIを継続できた自験例を紹介する[7]。EGFR遺伝子変異陽性のStage IV肺腺がんを有する64歳，女性に対して初回治療としてエルロチニブ150mg/日の投与を開始した。腫瘍の著明な縮小は得られたが，day35にGrade2の肝機能障害（AST上昇，ALT上昇）が出現しエルロチニブを一旦休薬し肝庇護療法を開始した。day39にはGrade3（AST 592U/L）まで上昇したが，その後，day46にGrade1に

図2 エルロチニブ投与中に生じた重篤な薬剤性肝障害に対してゲフィチニブに切り替え
EGFR-TKI継続できた自験例（文献7より改変引用）
64歳，女性．切り替え後は肝障害の発現なく，ゲフィチニブを9カ月継続した．

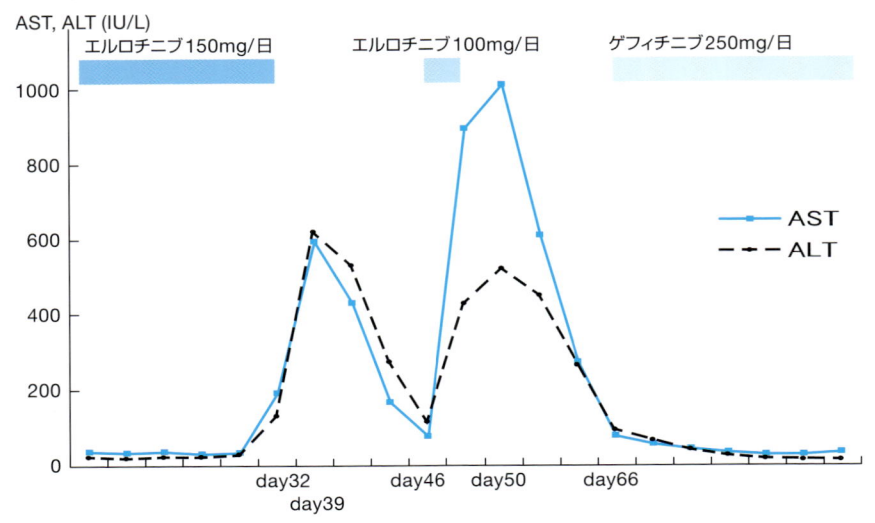

回復した．エルロチニブを100mg/日に減量して再開したが，数日後にはGrade4の肝障害（AST 1,008U/L）が発現しエルロチニブ中止を決定した．EGFR-TKIにより著しい抗腫瘍効果を得られているため，肝障害が改善した後に患者と相談し，慎重に肝機能をモニタリングしながらゲフィチニブ250mg/日への切り替えを行ったところ，肝障害の発現を認めず治療効果を9カ月間維持することができた（図2）．

第2世代EGFR-TKIによる肝障害

当局の承認待ちとなっている第2世代EGFR-TKIのafatinibによる肝障害は，未治療EGFR遺伝子変異陽性非小細胞肺がんを対象にafatinibとシスプラチン＋ペメトレキセドを比較したグローバル第Ⅲ相臨床試験（n=229）のデータによると，ALT上昇は10.9%（Grade3以上が1.7%）であった[8]．また日本人サブセットデータでは，ALT上昇がafatinibを投与された54例中6例（11.1%）でみられたがいずれもGrade1, 2の範囲であり，第1世代のEGFR-TKIよりも頻度は低い．日本人のデータがまだ不十分であるために将来の使用に際しては慎重な経過観察が必要である．薬剤性肝障害への対応は第1世代EGFR-TKIの対応に準じて行えばよいと思われる．

ALK阻害薬を使用中に生じた肝障害

現在，わが国で使用可能なALK阻害薬は，クリゾチニブのみである．

肝障害の発症頻度

クリゾチニブ単剤によるALK陽性肺がんに対する第Ⅱ相試験であるPROFILE1005試験（n=136）では，日本人はほとんど含まれていないが，AST増加が7.4%，ALT増加が10.3%，T-bil増加が0%であった[9]．最近発表されたALK陽性肺がんの二次治療におけるクリゾチニブとペメトレキセド（もしくはドセタキセル）を比較した第Ⅲ

相試験PROFILE1007試験（n＝173）[10]のサブセット解析によると，トランスアミナーゼ上昇の頻度は全体では36％（Grade3以上13％）であったのに対し日本人（n＝40）では58％（Grade3以上23％）と高く，日本人においては肝機能値の変動により注意を払う必要があると思われる[11]。

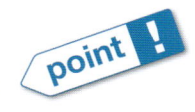

肝障害発現時の対応

EGFR-TKI使用時の薬剤性肝障害に対する対応と同様に，肝障害の重症度に応じて休薬，減量，治療中止などの対応をすればよい。EGFR-TKIによる肝障害の対応と少し異なっている点は，ファイザー株式会社のクリゾチニブの適正使用ガイド（2013年1月）における肝障害への対応のアルゴリズム（図3）に示されているように，T-bilの上昇に特に注目している点である。頻度は少ないと思われるがT-bilの上昇を伴うトランスアミナーゼ上昇が認められた場合には慎重に対応したい。きわめてまれではあるが死亡に至った症例もみられている。

クリゾチニブを減量した場合の有効性についてはデータが少ないが，著者の経験した症例では，消化器毒性により早期に200mg/日まで減量を必要としそのまま治療を継続したが，無増悪生存期間は約12カ月と有効性を示した。著者としては肝障害のために治療を早期に中止するよりは，減量してでも継続したほうがよいと考えている。

図3 肝機能障害（ALTまたはAST上昇）による休薬・減量・中止の基準（ザーコリ®適正使用ガイドより抜粋）

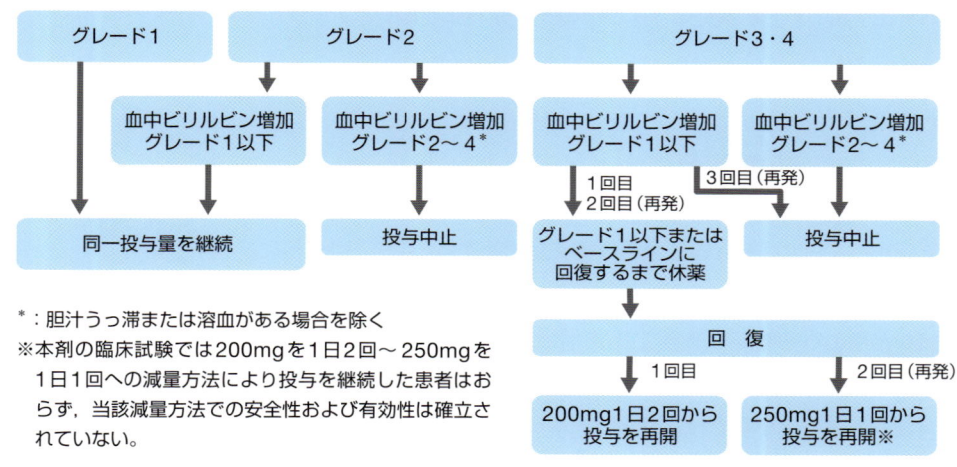

*：胆汁うっ滞または溶血がある場合を除く
※本剤の臨床試験では200mgを1日2回〜250mgを1日1回への減量方法により投与を継続した患者はおらず，当該減量方法での安全性および有効性は確立されていない。

文献

1) Maemondo M, et al. N Engl J Med 2010; 362: 2380-8. PMID: 20573926
2) Mitsudomi T, et al. Lancet Oncol 2010; 11: 121-8. PMID: 20022809
3) Goto K, et al. Lung Cancer 2013; 82: 109-14. PMID: 23910906
4) Takeda M, et al. J Clin Oncol 2010; 28: e273-4. PMID: 20385983
5) Kijima T, et al. J Clin Oncol 2011; 29: e588-90. PMID: 21502555
6) Geoffrey Y. Ku, et al. Lung Cancer 2010; 70: 223-5. PMID: 20817304
7) Kunimasa K, et al. Intern Med 2012; 51: 431-4. PMID: 22333382
8) Sequist LV, et al. J Clin Oncol 2013; 31: 3327-3334. PMID: 23816960
9) Kim DW, et al. J Clin Oncol 2012; 30（suppl; Abstr 7533）
10) Shaw AT, et al. N Engl J Med 2013;368: 2385-94. PMID: 23724913
11) Nakagawa K, et al.（JSMO2013, abstract PLS-4）Sendai, August 29-31, 2013.

（吉岡弘鎮）

Ⅲ evidenceの乏しい肺がん治療

⑩ EGFR-TKI, ALK阻害薬をいつまで使うか？

> **!point** EGFR遺伝子変異やALK融合遺伝子変異を有する非小細胞肺がんには分子標的薬が著効
> - EGFR-TKIやALK阻害薬は殺細胞性抗がん剤よりも約2倍の奏効率を発揮する
> - さまざまな耐性獲得メカニズムによってPDとなる

> **!point** Beyond PDによって長期間病勢制御が可能となることがある
> - PDとなった後も，単剤もしくは他の化学療法と併用して継続するbeyond PDが有効である可能性がある
> - PD時にPS良好である症例や，脳や肝臓の新病変のみの出現でのPDの場合には，局所療法を追加しつつbeyond PDを行うことが多い

EGFR, ALK遺伝子変異を有する非小細胞肺がん

*EGFR*や*ALK*は非小細胞肺がんにおけるdriver mutationであり，分子標的薬が著効する

　非小細胞肺がん，特に腺がんにおいて*EGFR*や*ALK*が，がん化やがん細胞の生存・増殖を促進することが報告され，driver mutationとして作用することが示された。これらの遺伝子変異を有する症例には特異的な分子標的薬が著効する。EGFR遺伝子変異を有する非小細胞肺がんに対して，EGFR-TKIであるゲフィチニブやエルロチニブが従来の殺細胞性抗がん剤よりも有効であることが，わが国で行われた2つの第Ⅲ相臨床試験などによって証明された[1-3]。ALK融合遺伝子変異を有する非小細胞肺がんにおいても，ALK阻害薬であるクリゾチニブが殺細胞性抗がん剤よりも著効することが報告されており[4]，driver mutationを有する非小細胞肺がんの治療において，これらの分子標的薬がkey drugsであるといえる(表1)。

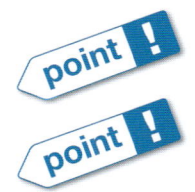

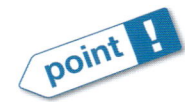

EGFR-TKIやALK阻害薬に対する耐性獲得

EGFR-TKIに対する耐性獲得メカニズム

　EGFR遺伝子変異を有する症例にはEGFR-TKIが著効するが，複数のメカニズムで耐性を獲得することが知られている[5]。最も頻度の高い耐性獲得メカニズムとしてEGFR遺伝子内のgatekeeper mutationであるT790M変異があり，*EGFR*とATP

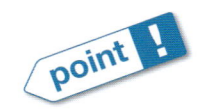

との親和性が増すことで耐性が惹起される。その他にも，小細胞がんへの形質転換，Met遺伝子の増幅，HGFの過剰発現や上皮間葉転換などが耐性獲得にかかわることが知られている（図1）。

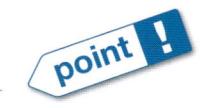

表1 EGFR遺伝子変異またはALK融合遺伝子変異を有する進行期非小細胞肺がんに対する，EGFR-TKIおよびALK阻害薬についての第Ⅲ相臨床試験（文献1〜4より引用）

試験名	発表年度	レジメン	患者数	無増悪生存期間			奏効率	
				中央値	ハザード比	p値		
WJTOG3405	2010	ゲフィチニブ シスプラチン＋ ドセタキセル	86 86	9.2カ月 6.3カ月	0.489	<0.0001	62.1% 32.2%	p<0.0001
NEJ002	2010	ゲフィチニブ カルボプラチン＋ パクリタキセル	114 114	10.4カ月 5.5カ月	0.36	<0.001	73.7% 30.7%	p<0.001
OPTIMAL	2011	エルロチニブ カルボプラチン＋ ゲムシタビン	82 72	13.1カ月 4.6カ月	0.16	<0.0001	83% 36%	p<0.0001
PROFILE1007	2013	クリゾチニブ ペメトレキセド or ドセタキセル	173 174	7.7カ月 3.0カ月	0.49	<0.001	65% 20%	p<0.001

図1 EGFR-TKIに対する耐性獲得メカニズム（文献5より引用）

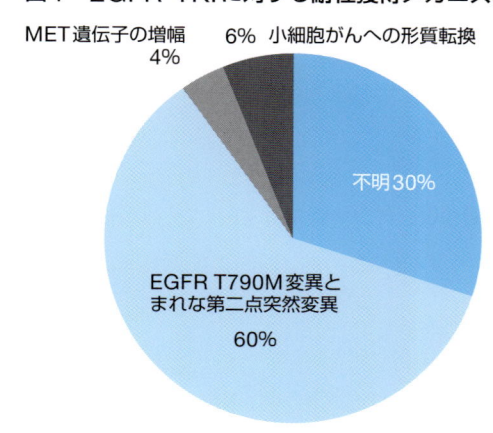

- MET遺伝子の増幅 4%
- 小細胞がんへの形質転換 6%
- 不明 30%
- EGFR T790M変異とまれな第二点突然変異 60%

ALK阻害薬に対する耐性獲得メカニズム

　ALK阻害薬についても耐性遺伝子変異が報告されており，gatekeeper mutationであるL1196Mが知られている[6]。L1196M以外にも，ALK遺伝子内の耐性変異が複数報告されている。また，ALK遺伝子変異だけでなく，EGFR, KRASやKITなどのpathwayの活性化が耐性獲得を惹起することも報告されており，これらのメカニズムによる耐性変異獲得によって病勢増悪となった後，治療方針をどのように立てるかが大きな課題である。

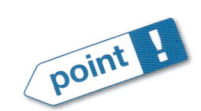

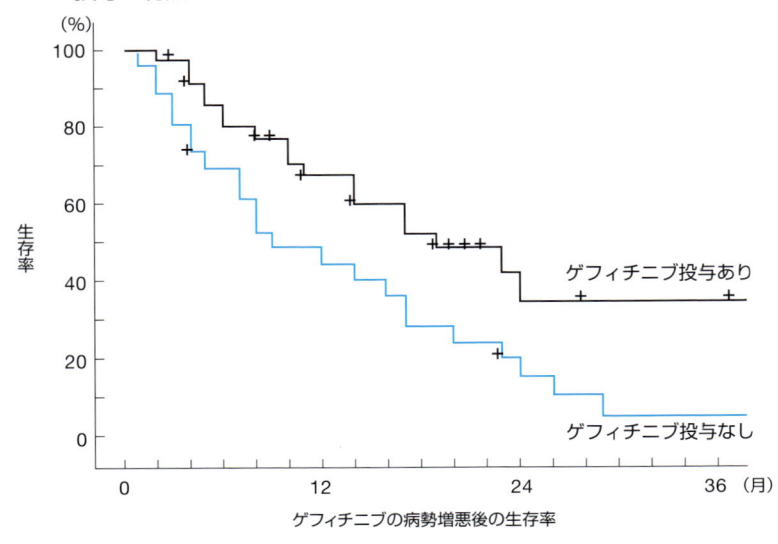

EGFR-TKI と ALK 阻害薬の beyond PD

EGFR-TKI における beyond PD

「beyond PD」とは，ある薬剤が奏効しなくなった後も同薬剤を継続投与する，または他の薬剤と併用投与することである。EGFR-TKI の beyond PD については後方視的研究が少数存在するのみであり，現時点ではエビデンスが確立した領域ではない。当施設の後方視的研究で，ゲフィチニブによって病勢コントロールがついた後に PD となった60症例の非小細胞肺がんについて，ゲフィチニブを継続する群（beyond PD；36例）と継続しない群（24例）について解析した[7]。その結果，beyond PD 群で有意に生存期間が延長することが示された（図2，ハザード比：0.61，95%信頼区間：0.41～0.92，p=0.0196）。本解析では EGFR 遺伝子変異の有無による層別化は行われていない。また，Nishie らは EGFR 遺伝子変異を有する非小細胞肺がんについて，beyond PD の解析を後方視的に行った[8]。EGFR-TKI 投与後に PD が確定した64症例のうち，39例に EGFR-TKI のみが継続投与され（beyond PD），25例に殺細胞性抗がん剤が投与された。その結果，一次治療開始時を起点とした全生存期間が beyond PD 群で有意に延長することが示された（図3，中央値：32.2カ月 vs. 23.0カ月，ハザード比：0.42，95%信頼区間：0.21-0.83，p=0.013）。いずれも後方視的研究ではあるが，beyond PD が有効である可能性が示唆された。しかし，どのような基準で beyond PD が行われたか，そして beyond PD において EGFR-TKI をどのタイミングで終了するかについては明示されていない点が問題である。現在，さまざまな臨床試験グループによって EGFR-TKI のみ，または EGFR-TKI とその他の薬剤を加えた beyond PD についての前向き試験が行われている。

図2 進行または再発非小細胞肺がんに対するゲフィチニブの病勢増悪後，ゲフィチニブ投与の有無による生存率の比較（文献7より引用）

図3 EGFR遺伝子変異陽性非小細胞肺がんに対するbeyond PDと化学療法の比較
（文献8より引用）

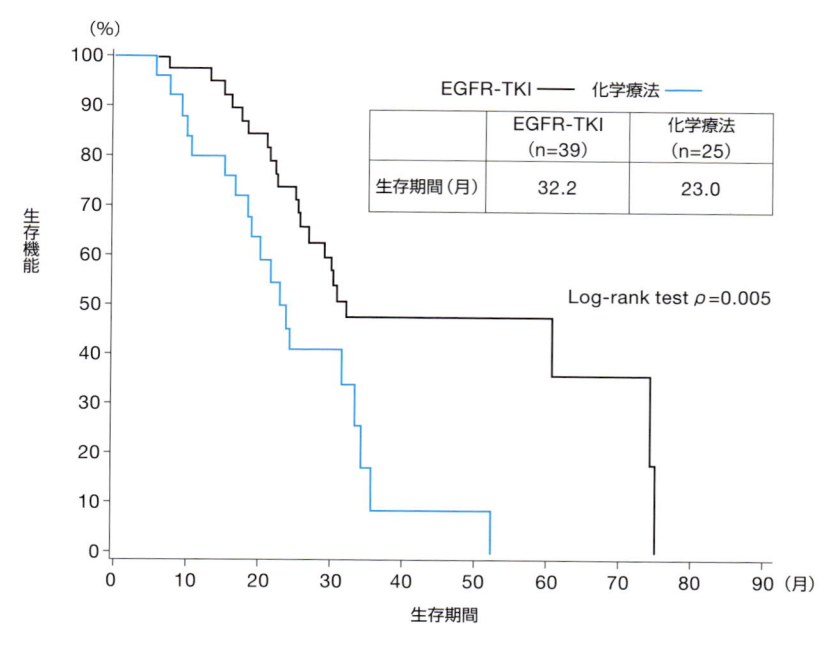

	EGFR-TKI (n=39)	化学療法 (n=25)
生存期間（月）	32.2	23.0

Log-rank test $p=0.005$

ALK阻害薬におけるbeyond PD

　ALK阻害薬についてもbeyond PDが報告されている。Ottersonらは PROFILE1001試験とPROFILE1005試験に登録された患者を後方視的に解析し，ASCO 2012で報告した[9]。RECIST PD後も2週間以上クリゾチニブを継続した患者をbeyond PDと定義して評価した。229人のPD症例中，138人（60％）にbeyond PDが行われており，PD時のPSは多数（94％）で1以下であった。PDの内訳は新病変出現のみ（26％），標的病変増悪のみ（17％），非標的病変増悪のみ（4％），これらの組み合わせ（53％）であった。新病変出現では脳転移（46％）と肝転移（26％）が多く，30％の症例で6カ月以上beyond PDが行われた。beyond PD症例のPD前の治療効果はCR/PR：70％，SD：26％，PD：4％であり，全症例ではCR/PR：60％，SD：29％，PD：10％であった。beyond PDの有効性については述べられていないが，PD前に病勢コントロールが得られ，PD時にPS良好で単一臓器の新病変出現である場合には，比較的長期間でのbeyond PDが可能である可能性が示唆された。しかし，あくまでもinvestigatorごとにbeyond PDの判断がなされており，さらにbeyond PD以降に終了する時期も明示されていない。国立病院機構九州がんセンター（以下，当院）ではPD時にPS良好で脳転移のみ出現したような症例では，SRTや全脳照射を併用しつつクリゾチニブを継続投与することが多い。

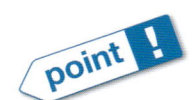

次世代EGFR-TKIやALK阻害薬によるbeyond PD

　前述のbeyond PDの定義とは若干異なるが，あるEGFR-TKIやALK阻害薬でPDとなった症例に，より親和性の高いEGFR-TKIやALK阻害薬を投与する戦略も有効

である可能性がある。MillerらはErbB-familyの不可逆的阻害薬であるafatinibが，ゲフィチニブやエルロチニブによってPDとなった症例においても有効であることを示した(LUX-Lung1)[10]。ゲフィチニブまたはエルロチニブによってPDとなった進行期非小細胞肺がん患者をafatinib群(n=390)またはプラセボ群(n=195)に割り付け，主要評価項目である全生存期間と副次的評価項目の無増悪期間などが解析された。全症例における全生存期間に有意差はなかったが，無増悪期間はafatinib群で有意に延長した(図4，中央値：3.3カ月 vs. 1.1カ月，ハザード比：0.38，95%信頼区間：0.31-0.48，p<0.0001)。ALK阻害薬についてもクリゾチニブよりもALKに対して親和性の高いCH5424802[11]やLDK378[12]が開発されており，クリゾチニブ耐性症例に対する奏効が期待される。しかし，当院ではCH5424802でPDとなった後にクリゾチニブが著効した症例を経験しており，親和性だけでなくクリゾチニブのMET阻害作用などが功を奏した可能性などが考えられる[13]。

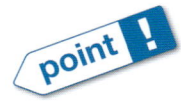

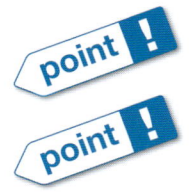

図4 ゲフィチニブまたはエルロチニブがPDとなった進行期非小細胞肺がんに対するafatinibとプラセボについて無増悪期間の比較(文献10より引用)

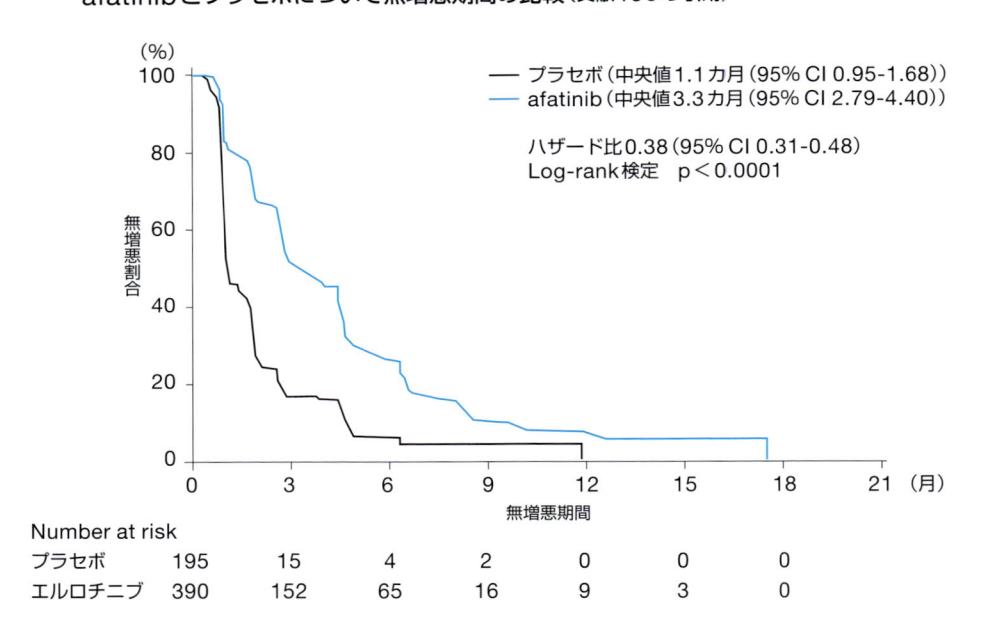

おわりに

現状のRECIST PDとclinical PDは必ずしも一致せず，実地医療ではRECIST PD後もclinical benefitがあればEGFR-TKIやALK阻害薬を継続することが多いと考えられる。特にPD時のPS良好症例で脳や骨だけの新病変出現でのPDの場合には，beyond PD(+局所療法)が奏効する可能性が考えられる。また次世代のEGFR-TKIやALK阻害薬も有効である可能性があり，beyond PDの一環として投与することも検討すべきである。EGFR-TKI，ALK阻害薬をRECIST PDではなくclinical PDまで

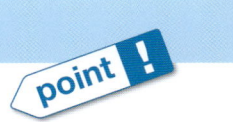

投与することはすでに一般的となっている．しかし，clinical PD後に他剤と併用して投与を継続することの可否は，現在進行中の臨床試験の結果を待って判断する必要がある．

文献

1) Mitsudomi T. et al. Lancet Oncol 2010; 11: 121-8. PMID: 20022809
2) Maemondo M. et al. N Engl J Med 2010; 362: 2380-8. PMID: 20573926
3) Zhou C. et al. Lancet Oncol 2011; 12: 735-42. PMID: 21783417
4) Shaw AT. et al. N Engl J Med 2013; 368: 2385-94. PMID: 23724913
5) Oxnard GR. et al. Clin Cancer Res 2011; 17: 5530-7. PMID: 21775534
6) Camidge DR. et al. Nat Rev Clin Oncol 2012; 9: 268-77. PMID: 22473102
7) Maruyama R. et al. Anticancer Res 2009; 29: 4217-21. PMID: 19846976
8) Nishie K. et al. J Thorac Oncol 2012; 7: 1722-27. PMID: 23059777
9) Otterson GA. et al. 2012 ASCO Annual Meeting (suppl; abstr 7600).
10) Miller VA. et al. Lancet Oncol 2012; 13: 528-38. PMID: 22452896
11) Seto T. et al. Lancet Oncol 2013; 14: 590-8. PMID: 23639470
12) Marsilje TH. et al. J Med Chem 2013 [Epub ahead of print]. PMID: 23742252
13) Toyokawa G. et al. J Thorac Oncol 2013; 8: e96-8. PMID: 24128725

（豊川剛二，瀬戸貴司）

III evidenceの乏しい肺がん治療

⑪ EGFR-TKI, ALK阻害薬の再投与

!point
- 初回にゲフィチニブが奏効し投与終了後6カ月以上経過していれば，ゲフィチニブの再投与で奏効することがある
- ゲフィチニブにて重篤な肝障害の既往例，脳脊髄病変の出現例にはエルロチニブへの変更を考慮してもよい
- クリゾチニブの再投与例で効果が得られた症例がある

　日本肺癌学会の治療ガイドラインでは一次治療のEGFR-TKIやALK阻害薬での再発・再燃した場合の二次治療はEGFR遺伝子変異陰性，ALK遺伝子転座陰性もしくは不明の一次治療に準じ，殺細胞性抗がん剤の投与が推奨されている．本稿では，EGFR-TKI，ALK阻害薬の再投与について述べてみたい．

初回投与で奏効したゲフィチニブの再投与

再効果獲得にはある程度の休薬期間が必要

　再発非小細胞肺がんのゲフィチニブの初回投与により奏効したほとんどすべての症例は，長期生存するがその後耐性を獲得する．ゲフィチニブ再投与例の有効性に関しての報告がいくつかあるが，ゲフィチニブ再投与が有効となる機序は現在のところ不明で，①ゲフィチニブに対する耐性機構が時間の経過とともに自然回復する，②ゲフィチニブに感受性のある細胞が初回治療でほとんど消滅し，残存していた耐性細胞に殺細胞性抗がん剤が効くが，その間に残存していたゲフィチニブ感受性細胞が増大する，③殺細胞性抗がん剤により*EGFR*や未知のゲフィチニブ耐性にかかわる遺伝子に変異が生じる，といくつかの可能性が考えられている．

　化学療法を含み11カ月の休薬期間後の再投与で再度有効または安定を維持可能であった症例や，休薬期間中に化学療法は未施行であるが，8〜12カ月後の再投与で，有効例がある．表1は，ゲフィチニブ再投与における治療成績である．

　ゲフィチニブ耐性株を用いた*in vitro*実験で，6カ月以上の休薬で耐性度が低下するといった報告がある[1]．こうした実験的検討が臨床効果にどのように反映されるかはまだ不明であるが，今までの報告例から再効果獲得にはある程度の休薬期間が必要であることが示唆される．

point!

表1　ゲフィチニブ再投与の治療成績

著者	症例数	ゲフィチニブに対する治療効果		ゲフィチニブ再投与に対する治療効果	
		CR/PR/SD	PD	CR/PR/SD	PD
Yokouchi H, et al	9	9	0	8	1
Yoshimoto A, et al	1	1	0	1	0
Yano S, et al	3	3	0	2	1
Hashimoto N, et al	1	1	0	0	1
Kurata T, et al	1	1	0	1	0
Tomizawa Y, et al	20	20	0	13	7

CR：complete response, PR：partial response, SD：stable disease, PD：progressive disease

ゲフィチニブの再投与で奏効が期待できる

　ゲフィチニブの再効果獲得には，長期休薬のみで再投与によって再度有効または長期間安定を維持可能であり，化学療法施行の影響は低いと報告されている。一方で，ゲフィチニブ耐性株では，非耐性株と比べて，ビノレルビン，パクリタキセル，5-フルオロウラシルなどの抗がん剤に対して感受性が亢進している結果が示され[1]，実際ゲフィチニブ耐性後に抗がん剤治療が有用であることも報告されている[2,3]。仮に，ゲフィチニブ再投与前の化学療法が有用であれば，ゲフィチニブ再投与までの休薬期間は当然延長することが予想される。このようにゲフィチニブ再投与の臨床的有用性は，ゲフィチニブの初回投与の奏効の有無とその休薬期間に影響されることが考えられ，ゲフィチニブの初回投与で奏効し，6カ月以上の休薬期間があれば，ゲフィチニブ再投与は治療の選択肢になりうると考えられる。

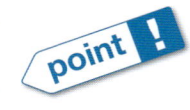

　初回投与でゲフィチニブの奏効が得られた患者を対象として，殺細胞性抗がん剤での治療が行われた後，ゲフィチニブの再投与における臨床試験が行われている[4-6]。表2はその結果である。奏効割合は0～21.7％で，病勢コントロール率は44～65.2％であった。

表2　ゲフィチニブ再投与の前向き試験

著者	症例数	奏効割合(％)	DCR(％)	mPFS(月)	MST(月)
Asahina H, et al	16	0	44	2.5	14.7
Oh IJ, et al	23	21.7	65.2	3.3	11.1
Koizumi T, et al	20	15	45	2	12

DCR：disease control rate, PFS：progression free survival, MST：median survival time

ゲフィチニブ投与後のエルロチニブ投与への変更

　ゲフィチニブ投与終了後にエルロチニブを投与し効果を認めた症例がある一方で，結果のばらつきが大きく，一方で効果をほとんど認めなかった症例も存在する．表3はその結果である．ゲフィチニブ使用歴のある症例へのエルロチニブの有効性を検討した文献のpooled analysisによれば[7]，ゲフィチニブ投与時に長期に病勢進行が認められなかったlong SD（stable disease）の症例においてエルロチニブでの病勢コントロール率が高い．

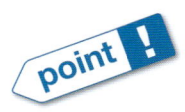

表3　ゲフィチニブ後のエルロチニブの治療成績

著者	症例数	ゲフィチニブに対する治療効果		エルロチニブに対する治療効果		
		CR/PR/SD	PD	CR/PR/SD	PD	DCR（%）
Lee DH, et al	23	17	6	2	21	9
Cho BC, et al	21	10	11	6	15	29
Viswanathan A, et al	5	4	1	0	5	0
Costa DB, et al	18	16	2	4	14	22
Sim SH, et al	16	11	5	4	12	25
Chang JW, et al	1	1	0	1	0	100
Vasile E, et al	8	8	0	5	3	63
Gridelli C, et al	3	3	0	3	0	100
Wong AS, et al	14	9	5	5	9	36
Zhou ZT, et al	21	15	6	10	11	48
Wong MK, et al	21	18	3	12	9	57

エルロチニブが期待できる理由

　EGFR-TKI感受性細胞の再増殖の可能性が臨床的に考えにくい状況でも，一定の病勢制御期間を得ることが可能である．この理由として，ゲフィチニブとエルロチニブの最大耐用量に対する投与量の違い，あるいは薬剤の違いそのものが挙げられる．エルロチニブ150mgはゲフィチニブ700mgに相当する高い力価を有するため[8]，ゲフィチニブに対し中間的な感受性をもつがん細胞にはエルロチニブが抗腫瘍効果を発揮する可能性がある．

脳脊髄病変を合併した症例

　EGFR-TKIの脳脊髄病変に対する効果は以前からよく知られているが，ゲフィチニブ投与中，脳脊髄病変によりPDとなり，エルロチニブに変更し著効した例は相次いで報告されている[9, 10]．これは，ゲフィチニブとエルロチニブでは脳脊髄移行に差があり，①ゲフィチニブと比べてエルロチニブは最大耐容量（MTD）に対する投与量が多い，②血液脳関門（BBB）で薬剤通過率が，ゲフィチニブ1%未満に対しエルロチニブ

5％と高値で，BBBを構成するP-glycoproteinとの薬剤親和性の違いが原因である可能性が示唆されていて，髄液中のエルロチニブが高濃度である理由と考えられている。そのため，ゲフィチニブ治療中の脳脊髄病変の出現は全身性の病態進行とは考えず，エルロチニブへの変更が考慮されてもよい。

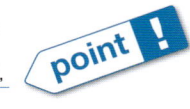

一次治療におけるゲフィチニブとエルロチニブの使い分け

わが国において一次治療として，エルロチニブが承認され，ゲフィチニブとエルロチニブをいかに使い分けるか不明な点も多く，今後解明すべき課題であると考えられる。

肝機能障害出現時のEGFR-TKIの継続

ゲフィチニブを継続してもよい症例

一般的には薬剤性肝障害では，原因薬物の中止により肝機能が改善する。ゲフィチニブは，一部の抗結核薬や抗痙攣薬と同様に肝機能障害を起こすが，多くは一過性である。これらの薬剤でのトランスアミナーゼの上昇は，その多くは肝細胞からの逸脱酵素による一過性の上昇であり，継続投与しても正常値に復することが多い。ゲフィチニブ継続投与が必要な有効症例では，肝機能障害が生じてもしばしば一過性であるので，薬剤の必要性に鑑み，肝機能を十分注意深く経過観察して使用する必要がある。

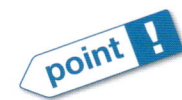

エルロチニブへ変更した方がよい症例

ゲフィチニブ治療時にgrade3以上の重篤な肝機能障害を呈した症例に対してエルロチニブを投与した場合には安全に施行できることがある[11]が，まれに肝機能障害の再増悪をきたす症例を認める。ゲフィチニブおよびエルロチニブはともに肝臓でのCYP3A4が主要な代謝酵素といわれており，それぞれの主要代謝物はO脱メチル体である。ゲフィチニブのO脱メチル化には主にCYP2D6が関与しているが，エルロチニブではその分子種の関与は報告されていない。代謝に関与する分子種の違いが肝機能障害の発現に影響している可能性はあるが，その詳細な機序は不明である。

肝機能障害発現時は自覚症状に乏しいこともあるため，患者への初期症状の事前説明だけでなく，より頻回な肝機能のモニタリングが重要と考えられる。

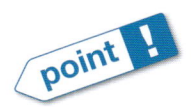

初回投与で奏効したクリゾチニブの再投与

クリゾチニブは，ALK/MET特異的阻害薬で，キナーゼのATP結合ポケットに結合することで酵素活性を阻害する薬剤として開発された。FISH法によりALK再構成陽性と診断された進行非小細胞肺がんに対するクリゾチニブの臨床試験の結果が公表され，奏効割合は57％，無増悪生存期間は10カ月で，早期から劇的な効果を示すことが報告されたが[12]，EGFR-TKIと同様にその耐性が問題視されている。

クリゾチニブを再投与できた症例

　クリゾチニブ耐性が確認された後に，クリゾチニブを再投与したALK融合遺伝子非小細胞肺がんの症例が報告されている[13]。殺細胞性抗がん剤での治療を経て，初回のクリゾチニブ投与終了から5カ月後にクリゾチニブの再投与が行われ，1カ月後には抗腫瘍効果が確認され，その効果は2.5カ月持続している。この報告から，ALK阻害薬耐性のALK融合遺伝子陽性非小細胞肺がん患者において一時的にALK阻害薬の投与を中止した場合，EGFR-TKIと同様にALK阻害薬に対する感受性が回復する可能性が示唆されていて，初回投与で奏効したクリゾチニブの再投与は治療の選択肢の1つになると考えられる。

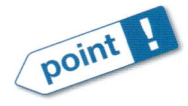

中枢神経系病変でPDとなった場合

　クリゾチニブ治療中に，中枢神経系病変でPDになった際，放射線療法を施行した後に，クリゾチニブを継続し4.4～11.0カ月の治療効果が得られることが報告されている[14]。

文献

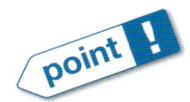

1) Inoue F, et al. Medical Science Digest 2003; 29: 64-7.
2) Fujiwara K, et al. Anticancer Res 2005; 25: 547-9. PMID: 15816627
3) Dziadziuszko R, et al. J Thorac Oncol 2007; 2: 91-2. PMID: 17410018
4) Asahina H, et al. Oncology 2010; 79: 423-9. PMID: 21474967
5) Oh IJ, et al. Lumg Cancer 2012; 77: 121-7. PMID: 22333554
6) Koizumi T, et al. Clinical Lung Cancer 2012; 13: 458-63. PMID: 22402083
7) Kaira K, et al. Lung Cancer 2009; 68: 99-104. PMID: 19540616
8) Yamamoto N et al. Cancer Chemother Pharmacol 2008; 61: 489-96. PMID: 17483950
9) Yi HG, et al. Lung Cancer 2009; 65: 80-4. PMID: 19059670
10) Katayama T, et al. J Thorac Oncol 2009; 4: 1415-9. PMID: 19692934
11) Kijima T, et al. J Clin Oncol 2011; 29: e588-90. PMID: 21502555
12) Kwak EL, et al. N Engl J Med 2010; 363: 1693-703. PMID: 20979469
13) Matsuoka H, et al. J Clin Oncol 2013; 31: e322-3. PMID: 23715571
14) Takeda M, et al. J Thorac Oncol 2013; 8: 654-7. PMID: 23584297

〔北島寛元，野上尚之〕

Ⅲ evidenceの乏しい肺がん治療

⑫ 単発脳転移・副腎転移（オリゴメタスターシス）を有する症例に対する治療戦略

> **！point　単発脳転移の治療戦略**
> - 単発脳転移に対する定位手術的照射あるいは手術を行うよう勧められる
> - 全脳照射の併用については，定位手術的照射単独または手術単独と比較して，脳内再発率を低下させるが，生存への寄与は明確ではない
> - 単発脳転移，遠隔転移を認めず，全身状態良好（KPS＞70），若年ほど予後が期待される

> **！point　副腎転移の治療戦略**
> - 単発副腎転移の手術は治療選択の1つと考えられる
> - 放射線治療，特に体幹部定位放射線治療（SBRT）については手術に匹敵する成績の報告もあり，今後の治療成績が期待される

単発脳転移

手術・放射線治療の妥当性

　非小細胞がんの単発脳転移症例に対して全脳照射のみと全脳照射＋脳転移手術を比較した比較試験が3つあり(表1)[1-3]，そのうち2つで，脳転移手術による生存期間の延長が報告されている。単発脳転移症例に原発巣との同時期手術，異時期手術を施行した20例以上の報告の集計においても5年生存率が13％と良好であり，単発脳転移症例に対しては脳転移手術による長期生存が期待される[4]。また1～3個（大きさ4cm以下）の脳転移病変を有する固形がん患者を対象として，全脳照射＋定位手術的照射（SRS）と全脳照射とのランダム化比較第Ⅲ相試験が施行され，単発脳転移の症例に限れば全脳照射＋SRSのほうが，全脳照射単独に比して全生存期間が有意に良好であった(表1)（4.9 vs 6.5カ月）[5]。

　SRSと脳転移手術単独との比較したクオリティの高い比較試験はなく，SRS＋全脳照射と脳転移手術＋全脳照射を比較したランダム化比較試験は症例数が少なく，評価に値しない。同様の治療方法の2つの後解析データでは生存期間に差は認められず，単発脳転移に関しては，SRSに対する手術の優位性は明らかではなく，単発脳転移に対しては，SRSあるいは手術を行うことが長期生存を期待する方法である(表2)。 **point！**

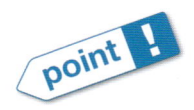

全脳照射併用の必要性？

単発脳転移の手術あるいはSRS後に全脳照射を併用の有無を調べたランダム化比較第Ⅲ相試験が3つあり，いずれの試験も全脳照射を併用することで脳転移部位の局所再発と中枢神経への再発が有意に低下することが報告されているが，生存期間には有意差が認められず，全脳照射併用による生存への寄与は明確ではない[6-8]。

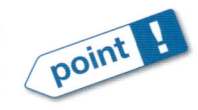

表1 全脳照射に対する手術orSRSの追加効果比較（文献1～3, 5より引用）

試験	年	脳転移数	治療	症例数	生存期間中央値	p値
Patchell	1990	1	全脳照射のみ	23	3.5カ月	<0.01
			全脳照射＋手術	25	9.2カ月	
Noordijk (Netherlands)	1994	1	全脳照射のみ	31	6カ月	0.04
			全脳照射＋手術	32	10カ月	
Mintz (NCI-C)	1996	1	全脳照射のみ	43	6.3カ月	0.24
			全脳照射＋手術	41	5.6カ月	
Andrews (RTOG 9508)	2004	1～3	全脳照射のみ	164	4.9カ月*	0.04
			全脳照射＋SRS	167	6.5カ月*	

＊：単発脳転移症例のデータ

表2 手術orSRSに対する全脳照射の追加効果の比較（文献6～8より引用）

試験	年	脳転移数	治療	症例数	局所制御率	中枢神経制御率	生存期間中央値
Patchell	1998	1	手術のみ	46	54%	30%	9.9カ月
			手術＋全脳照射	49	90%	82%	11.0カ月
Aoyama (JROSG 99-1)	2006	1～4	SRSのみ	67	73%	24%	8.0カ月
			SRS＋全脳照射	65	89%	51%	7.5カ月
Kocher (EORTC)	2011	1～3	手術orSRSのみ	79:手術 100:SRS	41% 69%	22%	10.9カ月
			手術orSRS＋全脳照射	81:手術 99:SRS	73% 81%	52%	10.7カ月

全脳照射の問題点

手術やSRSに全脳照射を追加することで有害事象として白質脳症による認知機能障害が問題となる。特に学習と記憶の障害が発症する可能性を示唆する報告があり[9]，またQOLも低下することが報告されている[10]。全脳照射では時間経過とともに認知機能障害が顕在化してくるとされ，長期予後が期待できる症例については，ADL低下やQOL低下の懸念があり，長期予後を期待しがたい症例についてもQOLの維持が重要な課題であり，どちらにしても全脳照射は選択しがたい(表3)。

表3 手術，SRS，全脳照射それぞれのメリット，デメリット

	手術	SRS	全脳照射
メリット	組織診断が可能 急速な症状緩和 ステロイド早期中止可能 腫瘍径＞35mmでも可能 腫瘍によるけいれん発作のコントロール	脳幹など手術困難な部位でも可能 浸襲性が低い QOLに優れ，合併症が少ない	脳内再発率を低下 再発に伴うQOL低下を防ぐ 神経死の低下
デメリット	全身麻酔が必要 手術による死亡率2％ 神経学的罹患率6％ 脳幹など手術困難な部位が存在する	腫瘍径＜35mm ピン固定に伴う疼痛，創感染 脳浮腫 脳内出血 放射線壊死	放射線宿酔（嘔気，嘔吐） 脱毛，外耳炎 白質脳症（認知症，性格変化，麻痺など） 内分泌障害 聴力障害 放射線壊死 二次腫瘍 脳梗塞

全脳照射に代わる方法

全脳照射に代わる方法として脳転移に対するMRIによる定期的なフォローアップ，脳転移再発時のSRS，もしくは手術による対応が必要である。

単発脳転移のどのような症例を選択すべきか？

非小細胞肺がん脳転移症例のさまざまなモダリティーによる治療について，1,833例で多変量解析を行い，年齢，全身状態（KPS），脳転移以外の遠隔転移の有無，脳転移の数でスコアリングを行い，その合計スコアによって予後が反映されることが報告されている(表4)。単発脳転移症例であれば，全身状態が良好であり，年齢が若いほど長期生存が期待でき，例えば，無症状もしくは軽い症状で60歳未満であれば，15カ月近くの予後が期待できる[11]。

遠隔転移を認めず，縦隔リンパ節転移を認めない長期予後が期待できる単発脳転移症例であれば，原発巣と同時期の手術もしくはSRSとの併用が勧められる。

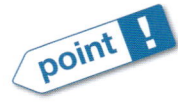

表4 非小細胞肺がん脳転移症例の予後因子と予後
（文献11より引用）

予後因子	採点基準		
	0	0.5	1.0
年齢（歳）	＞60	50〜60	＜50
全身状態（KPS）	＜70	70〜80	90〜100
脳転移以外の遠隔転移の有無	あり	−	なし
脳転移の数	＞3	2〜3	1

生存期間中央値（カ月）　合計点数 0〜1.0：3.0　1.5〜2.0：5.5　2.5〜3.0：9.4　3.5〜4.0：14.8

副腎転移

肺がんの単発副腎転移はよくみかけられるが，原発巣が切除可能な多くの副腎腫瘤は良性であることが多い。術前のCT検査で良性腺腫と転移とを鑑別することは困難であり，通常のMRIでも鑑別は困難である。PET検査は感度，特異度が高く，鑑別の補助となりうるが，可能な限り生検診断を行う必要がある。生検にて副腎転移の診断が得られた場合に副腎摘出手術を行うことは選択肢の1つである。体幹部定位放射線治療（SBRT）については有害事象も少なく，遠隔転移症例であることを考えると最も選択しやすい治療方法であると考えられるが，手術を含めた根治性などを鑑みて個々の希望に合わせた治療を選択する必要がある。

手術・放射線治療の妥当性

単発副腎転移に対して副腎摘出手術あるいは放射線治療を介入したランダム化比較試験が存在せず，これを勧めるだけの根拠は乏しい。副腎摘出手術についてはランダム化比較試験ではないが，多くの報告が存在し，20例以上の報告をまとめた5年生存率が27％と良好なデータがあり[4]，治療選択肢の1つと考えられる。

今までの報告のpooled analysisとして原発巣との同時期手術，異時期手術の生存解析の報告では生存期間中央値が同時期12カ月，異時期31カ月と同時期では不良との報告がある[12]。ランダム化比較試験がないことより，生存への寄与は判断できないが，5年生存率では，どちらも25％ほどとなり，単発副腎転移に対しては副腎摘出手術による長期生存が期待できることより，副腎摘出手術は治療選択の1つと考えられる。

放射線治療については表5に記すように，放射線治療，特にSBRTにて良好な局所コントロールと良好な生存期間の報告がある[13,14]。放射線治療はSBRTを用いることで緩和的な照射から根治的な照射となり，近年照射方法，照射線量についても検討が加えられており，今後ますますSBRTに対する治療成績に期待がもたれる。

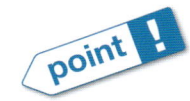

表5 放射線治療のコントロールと生存期間

試験	症例数	照射方法（中央値）	局所制御率	生存期間中央値	有害事象
Scorsetti	34	32Gy/4回	66％（1年） 32％（2年）	22カ月	Grade2 悪心：2名 （6％）
Holy	13	20Gy/5回 or40Gy/8回	77％	23カ月	Mild

手術 vs. 放射線治療（SBRT）？

Matched Case Control studyとして計62症例による副腎摘出手術とSBRTとの比較解析が行われ，生存期間に有意差なく，また多変量解析においても手術とSBRTにて有意差を認めていない，と報告されている[15]。単発副腎転移に対する手術

とSBRTとのランダム化比較試験は存在せず，手術と同等であるというまでのエビデンスには乏しいが，SBRTの今後のさらなる症例の集積や手術とのランダム化比較試験などを期待したい。

手術・放射線治療の有害事象

副腎摘出手術による合併症については，頻度は多くないとされているが，出血，感染，イレウス，ヘルニアなどがあり，約4％がmajor complication，10％ほどがminor complicationとされ，手術による死亡もほとんどの報告で認められていない。

SBRTについてはどの報告も軽度と報告され，手術に比べて明らかに有害事象は少ない。

副腎転移の診断

肺がん患者の約10％近くにCTなどで認識できる副腎腫大がみられると報告されているが，その2/3は良性または無症候性であることが多い。副腎転移に関してCTおよびMRに比べてPETは高い感度および特異度を有すると報告されているが，最終的には可能な限り生検診断を行う必要がある。しかしこれまでにも術前生検で確定診断が得られず，偽陰性の症例が報告されていることより，生検診断で陰性となっても，疑わしい症例は可能であれば副腎摘出手術，もしくは画像による経過観察が必要である。

副腎転移の術前診断

副腎転移に関してPET検査でのmean attenuation＞10HUでSUVmax＞3.1を基準とすると，悪性の診断において，感度：97.3％，特異度：86.2％，正診率：90.5％

図1 副腎転移の術前診断アルゴリズム（文献16より引用）

```
                    Mean Attenuation
                   ┌─────────┴─────────┐
              HU ≦ 10              HU > 10
           [35/35 良性]                │
                                    SUVmax
                              ┌────────┴────────┐
                        SUVmax ≦ 10        SUVmax > 3.1
                        [15/16 良性]            │
                                            SUVratio
                                     ┌──────────┴──────────┐
                               SUVratio ≦ 2.5        SUVratio > 2.5
                               [14/22 悪性]          [22/22 悪性]
```

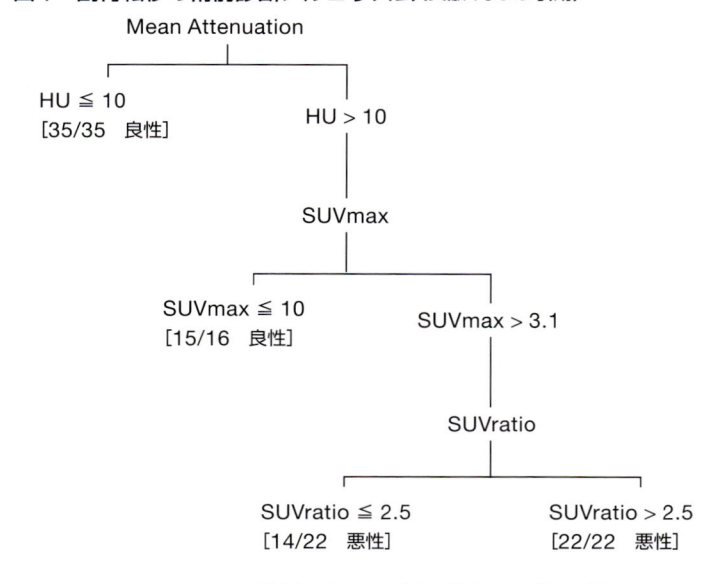

SUV ratio：nodule SUVmax/liver SUVavg

となり，さらに，SUV ratio＞2.5を用いると，22/37のmetastatic lesionsを指摘することができ，FDGの集積があったすべての良性結節を除外することができた，との報告がある[16]。このアルゴリズム(図1)を用いることで診断に近づける可能性があり，疑われる場合には生検による確定診断がなくても，副腎摘出手術も検討する必要があると思われる。

文献

1) Patchell RA, et al. N Engl J Med 1990; 322: 494-500. PMID: 2405271
2) Noordijk EM, et al. Int J Radiat Oncol Biol Phys 1994; 29: 711-7. PMID: 8040016
3) Mintz AH, et al. Cancer 1996; 78: 1470-6. PMID: 8839553
4) Kozower BD, et al. Chest 2013; 143: e369S-99S. PMID: 23649447
5) Andrews DW, et al. Lancet 2004; 363: 1665-72. PMID: 15158627
6) Patchell RA, et al. JAMA 1998; 280: 1485-9. PMID: 9809728
7) Aoyama H, et al. JAMA 2006; 295: 2483-91. PMID: 16757720
8) Kocher M, et al. J Clin Oncol 2011; 29: 134-41. PMID: 21041710
9) Chang EL, et al. Lancet Oncol 2009; 10: 1037-44. PMID: 19801201
10) Soffietti R, et al. J Clin Oncol 2013; 31: 65-72. PMID: 23213105
11) Sperduto PW, et al. J Clin Oncol 2012; 30: 419-25. PMID: 22203767
12) Tanvetyanon T, et al. J Clin Oncol 2008; 26: 1142-7. PMID: 18309950
13) Scorsetti M, et al. Acta Oncol 2012 ; 51: 618-23. PMID: 22263925
14) Holy R, et al. Strahlenther Onkol 2011; 187: 245-51. PMID: 21424513
15) Arnaud A et al. Int J Radiat Oncol Biol Phys 2011; 81, S89
16) Brady MJ, et al. Radiology 2009; 250: 523-30 PMID: 19188319

（海老規之）

III evidenceの乏しい肺がん治療

13 がん性髄膜炎に対する治療戦略

! point
- いまだ根治的治療法はなく，放射線治療，髄腔内抗がん剤注入療法などが試みられるが，その効果は一過性にとどまる
- 髄腔内抗がん剤投与には Ommaya reservoir を用いた方法が用いられる
- EGFR 遺伝子変異陽性肺腺がん症例に対するチロシンキナーゼ阻害薬の有効性も示唆されている。耐性機序の解明と，それに準じた集学的治療法の開発が待たれる

○ pros
- 髄腔内抗がん剤投与は，一過性ながら患者 QOL の改善が期待できる。
- EGFR 遺伝子変異陽性肺がんのがん性髄膜炎に対する EGFR-TKI の効果が認められている。

✕ cons
- 従来の放射線治療は，効果が限定的である。
- 髄腔内抗がん剤投与には Ommaya reservoir の留置を要し，脳外科医の協力が不可欠で，患者侵襲も伴う。さらにその効果も一過性である。
- EGFR 遺伝子変異陽性肺がんのがん性髄膜炎に対する EGFR-TKI の効果も，その効果には限界があり，さらなる工夫が求められる。

がん性髄膜炎の**頻度**

肺がん患者で10～26％？

　肺がんの頻度は年々増加の一途をたどっている。再発形態はさまざまであるが，なかでも中枢神経系（CNS）の再発は他がん腫に比べて頻度が高く，治療に難渋する[1]。CNSの再発のなかでもがん性髄膜炎は予後も悪く，治療に難渋し予後も悪い。がん性髄膜炎の頻度は肺がん患者で10～26％と報告されているが[2]，その頻度は過小評価されていることが示唆されている。

がん性髄膜炎の**診断**

Cycleave real-time PCR assay法が高感度

　がん性髄膜炎および髄膜播種の診断は髄液検査もしくはMRIによることが多い。しかし，髄液細胞診の感度は低く，50％程度と報告される[3]。近年CSFのフローサイト

メトリーや新規バイオマーカーも開発されてきているが、その診断感度はいまだ限界があり、新たな診断技術の開発が急務となっている[4]。われわれは、EGFR遺伝子変異陽性の症例で、ゲフィチニブ治療後がん性髄膜炎症状を呈した患者において、髄液を直接Cycleave real-time PCR assay法を用いて検索し、その感度が100%と細胞診のそれ（約40%）に比べて非常に高いことを報告した[5]。

がん性髄膜炎の治療

がん性髄膜炎の治療は、放射線治療、抗がん剤治療（全身投与と髄腔内投与）に分けられる。

放射線治療は今後有望な治療法の1つ

放射線治療は、全脳照射、ときに全脳脊髄照射が用いられているが、その効果は一過性で副作用も多い。しかし、MRIにて髄膜播種が確認できる症例に対しては、緩和目的の全脳照射が選択肢の1つである。近年、強度変調放射線治療（IMRT）*を用いた全脳脊髄照射も試みられている。IMRTとは、腫瘍の形状に合わせた線量分布を形成でき、正常組織の被曝線量をより低減できる放射線治療のテクニックのひとつで、各方向からの放射線を小さいビームに分け、各々の強度を変えることにより、腫瘍の形に沿った放射線の形状を作り出すtechnologyである。従来のリニアック治療と比較して正常組織への被曝が少なく、今後非常に有望な治療法の1つである。

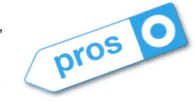

化学療法全身投与は有効性に限界あり

従来の化学療法（全身投与）は、その髄液移行の低さの問題もあり、有効性には限界がある。がん性髄膜炎治療においては、髄腔内投与が一般的に用いられている。投与法としては、専らOmmaya reservoirを用いた脳室内投与法が用いられる（図2）。これは片方の側脳室にカテーテルでつながったリザーバーを頭皮下に植え込むもので、脳脊髄液採取と脳室内薬剤投与を同時に簡便に行えるシステムである。脳外科医の協力が必要であるが、比較的患者侵襲も少なく有用なシステムである。髄腔内に投与可能な抗がん剤は、メトトレキサート、チオテパ、シタラビン、liposomal cytarabine、トポテカン、エトポシドなどがあるが[6]（表1）、メトトレキサートが最も一般的に用いられている。投与スケジュールとしては、最初の4週間は2回/週、その後4週間は1回/週、その後maintenance治療として1回/月を病勢進行まで続けるのが一般的である。

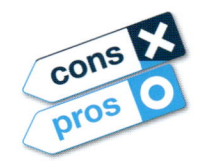

＊用語解説

強度変調放射線治療（IMRT）
三次元原体照射の進化形であり、逆方向治療計画（インバースプラン）に基づき、空間的、時間的に不均一な放射線強度を持つ照射ビームを多方向から照射することにより、病巣部に最適な線量分布を得る放射線治療法である。前立腺がん、頭頸部がん、脳腫瘍などに応用が進んでいるが、近年全脳脊髄照射の分野にも期待が寄せられている。

図2　Ommaya-reservoir

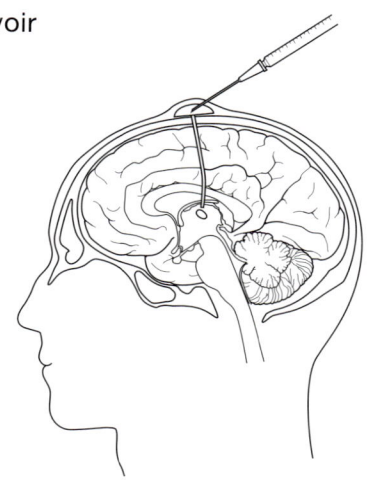

表1　髄腔内投与可能な抗がん剤一覧（文献6より改変引用）

	常用可能	導入時	強化治療	maintenance治療
メトトレキサート	○	10～15mg週2回を4週間	10～15mg週1回を4週間	10～15mg月1回
チオテパ	○	10mg週2回を4週間	10mg週1回を4週間	10mg月1回
シタラビン	○	25～100mg週2回を4週間	25～100mg週1回を4週間	25～100mg月1回
liposomal cytarabine	○	50mg2週ごとを8週間	50mg4週ごとを24週間	---
トポテカン	○	0.4mg週2回を6週間	0.4mg週1回を6週間	0.4mg月2回を4カ月，その後毎月
mafosfamide	×	20mg週1～2回をCSFが寛解するまで	20mg毎週	20mg2～6週ごと
エトポシド	○	0.5mg/日隔週5日間を8週間	0.5mg/日隔週5日間を4週間	0.5mg/日を月に1回5日間
floxuridine	×	1mg/日をできるだけ継続	---	---
diaziquone	×	1～2mg週2回を数週間	---	---
メルカプトプリン	×	10mg週2回を4週間	---	---
ブスルファン	×	5～17mg週2回を2週間		

driver遺伝子変異の発見とチロシンキナーゼ阻害薬の有効性

ゲフィチニブ治療中にがん性髄膜炎発症が多い

　肺がん，特にNSCLCの分野ではdriver遺伝子の発見が相次ぎ，特にEGFR遺伝子変異陽性肺がんの頻度は，わが国で多く，全肺腺がんの約半数に及ぶ。こうしたdriver遺伝子変異を有するがん腫には，そのdriver遺伝子をターゲットにしたチロシンキナーゼ阻害薬（TKI）が非常に有効で，EGFR遺伝子変異陽性肺がんに対するゲフィチニブ，エルロチニブ，EML4-ALK遺伝子陽性肺がんに対するクリゾチニブなどがすでに実臨床で用いられている。その効果は劇的で非常によく効くが，約1年の奏効期間後，耐性を生じ再発を余儀なくされる。再発形態はさまざまであるが，中枢神経系の再発は頻度が高く，最近の報告では，EGFR遺伝子変異陽性肺腺がんは，ゲフィチニブ治療中に約60％の症例で中枢神経系の再発を生じると報告されている[7]。そのなかのかなりの症例が，経過中にがん性髄膜炎を生じると考えられている[8]（図4）。

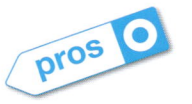

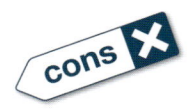

臓器間の耐性機序の違い

　TKIの耐性機序は，近年次々と解明されてきており[9]，最も高頻度なのはgatekeeper遺伝子＊部に生じる点突然変異による耐性である。EGFR遺伝子変異肺がんにおいては，exon20のT790M変異が約50％の頻度で確認されている。しかしながら，CNS再発に目を向けると，そのほとんどにT790M変異は確認されない。われわれのがん性髄膜炎に関する検討でもその頻度は0％であった[5]。CNSの耐性機序は，その他臓器の耐性機序と異なる可能性が高いといえる。日常臨床においても，TKIの有効性に臓器間の差異が確認され，最近トピックスとなっているTKI中止後のflareの問題も，こうした臓器間の耐性機序の違いによるものと推察される。

図4　EGFR遺伝子変異陽性肺がんにおけるEGFR-TKI治療後の中枢神経系再発とがん性髄膜炎の頻度（文献8より改変引用）

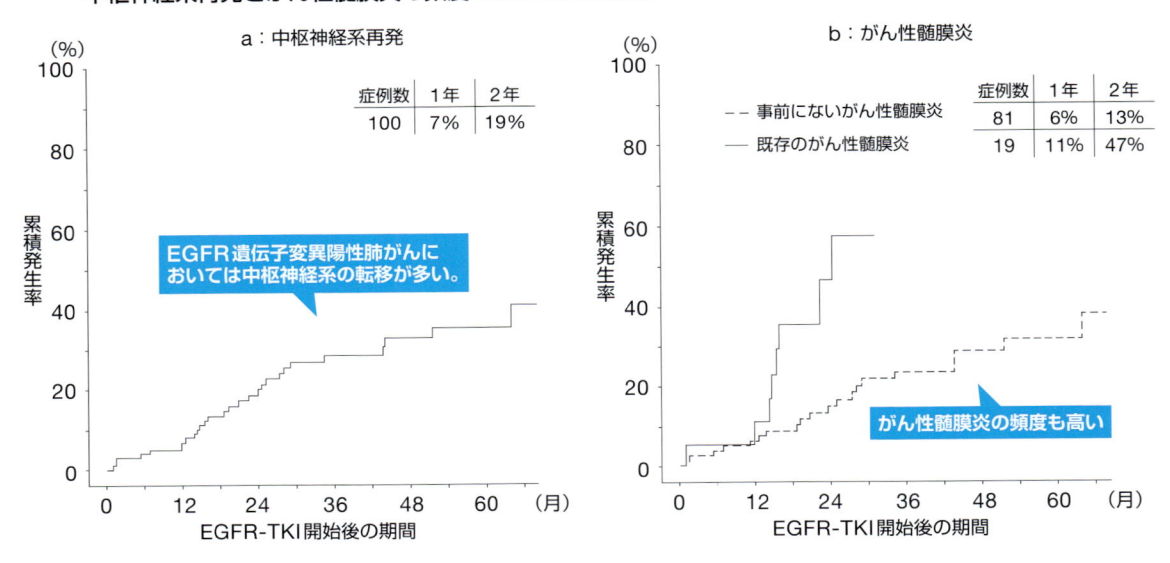

a：中枢神経系再発

症例数	1年	2年
100	7%	19%

EGFR遺伝子変異陽性肺がんにおいては中枢神経系の転移が多い。

b：がん性髄膜炎

	症例数	1年	2年
-- 事前にないがん性髄膜炎	81	6%	13%
― 既存のがん性髄膜炎	19	11%	47%

がん性髄膜炎の頻度も高い

エルロチニブの効果は一過性

　耐性機序の臓器間の違いはどうして生じるのであろうか。Masudaらは，ゲフィチニブはエルロチニブに比べて髄液移行が少ない点を指摘している[10]。現にゲフィチニブ治療中に生じたCNS再発に対し，高容量ゲフィチニブ[11]やエルロチニブ[10,12]の有効性が報告されている。図5は自験例のゲフィチニブ治療後生じたがん性髄膜炎に対するエルロチニブ治療の有効性をまとめたものである[5]。T790M耐性遺伝子が存在しないことを確認できた7症例に対し，エルロチニブを投与したところ，全例に症状の改善が得られ，7例中5例ではPSの改善も認められた。しかしながら，その効果は一過性で，time to treatment failure（TTF）は29〜278日（中央値：65日）であった。

＊用語解説

gatekeeper遺伝子
欠損が直接増殖異常を引き起こす遺伝子のことで，ATP結合ポケットの中心に位置しており，いわゆるgatekeeper（門番）の場所にあたる。T790Mのようにgatekeeper部位に変異が起きると標的分子と薬剤，またはATPとの結合能が大きく変わり，薬剤耐性の主要な原因であることがさまざまながんを対象とした分子標的薬においていわれている。

図5 ゲフィチニブ治療後生じたがん性髄膜炎症例に対するエルロチニブの効果

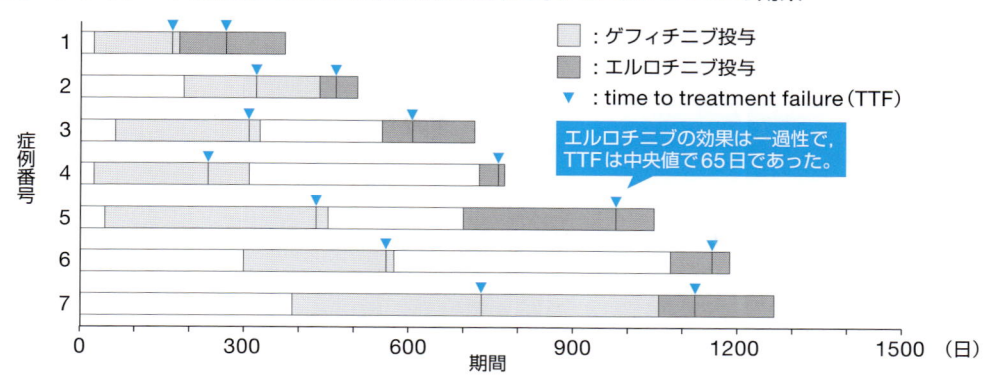

□：ゲフィチニブ投与
■：エルロチニブ投与
▼：time to treatment failure（TTF）

エルロチニブの効果は一過性で，TTFは中央値で65日であった．

文献

1) Preusser M, et al. Acta Neuropathol 2012; 123: 205-22. PMID: 22212630
2) Taillibert S, et al. J Neurooncol 2005; 75: 85-99. PMID: 16215819
3) Soffietti R, et al. Semin Oncol 2009; 36: S55-68. PMID: 19660684
4) Chamberlain MC, et al. Semin Oncol 2009; 36: S35-45. PMID: 19660682
5) Sasaki S, et al. American Society Clinical Oncology（ASCO）Annual Meeting. Chicago, USA, 2011, pp 10608.
6) Beauchesne P. Lancet Oncol 2010; 11: 871-9. PMID: 20598636
7) Omuro AM, et al. Cancer 2005; 103: 2344-8. PMID: 15844174
8) Heon S, et al. Clin Cancer Res 2012; 18: 4406-14. PMID: 22733536
9) Yano S, et al. Cancer Sci 2012; 103: 1189-94. PMID: 22435662
10) Masuda T, et al. Cancer Chemother Pharmacol 2011; 67: 1465-9. PMID: 21274533
11) Jackman DM, et al. J Clin Oncol 2006; 24: 4517-20. PMID: 16983123
12) Katayama T, et al. J Thorac Oncol 2009; 4: 1415-9. PMID: 19692934

（佐々木信一）

Ⅲ　evidenceの乏しい肺がん治療

⑭ LCNECの治療方針

! point　治療決定のためには，正確な組織診断が必要
- 生検標本・細胞診で確定診断を得ることが困難である
- 術前に確定診断を得ることが難しく，結果的に術後症例が多い

○ pros　小細胞肺がんに準じた治療を選択する
- 小細胞肺がんに準じた術後化学療法により生存期間の延長が期待できる
- 切除不能LCNECでは，小細胞肺がんに準じた化学療法を行う

✕ cons　非小細胞肺がんに準じた治療を選択する
- ⅠA期からⅢ期の一部（T3N1M0）までは手術療法を行う
- 胸部放射線療法の適応となる場合は，非小細胞肺がんに準じた照射方法を採用する

LCNECの疾患概念

比較的新しい疾患概念であるLCNEC

　LCNEC*は，1991年にTravisらによって提唱され[1]，1999年のWHO（World Health Organization）肺腫瘍組織分類の改訂により，大細胞がんの一亜型として新たに追加された。その後，肺原発神経内分泌腫瘍は予後不良な高悪性度と，予後良好な低悪性度に再編され，前者にLCNECとSCLC（小細胞肺がん）が，後者に定型カルチノイドと非定型カルチノイドが含まれることになった[2]。これらの腫瘍の予後について，図1に示す[3]。

小さな生検標本での診断が困難である　point!

　LCNECは，小さな生検標本や細胞診などで他の組織型と鑑別することが困難な場合が少なくない。Ⅳ期未治療LCNECを対象とした第Ⅱ相試験では，病理学的再検討によ

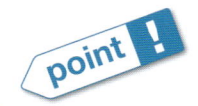

＊用語解説
LCNEC（large cell neuroendocrine carcinoma：大細胞神経内分泌がん）
肺がんのうち，およそ3％を占める[6]。症例数が少なく，比較的新しい疾患概念であるため，標準治療は確立されていない。小細胞肺がんと比べて傍腫瘍症候群の合併が少ないとされている[3]。腫瘍の組織像が均一でないことがあり，非小細胞がんを含む場合には，混合型神経内分泌大細胞がん（combined LCNEC）として取り扱われる。また，小細胞がんを含む場合には，混合型小細胞がんとして取り扱われる。

図1 外科的切除後の肺神経内分泌腫瘍の予後の比較（文献3より引用）

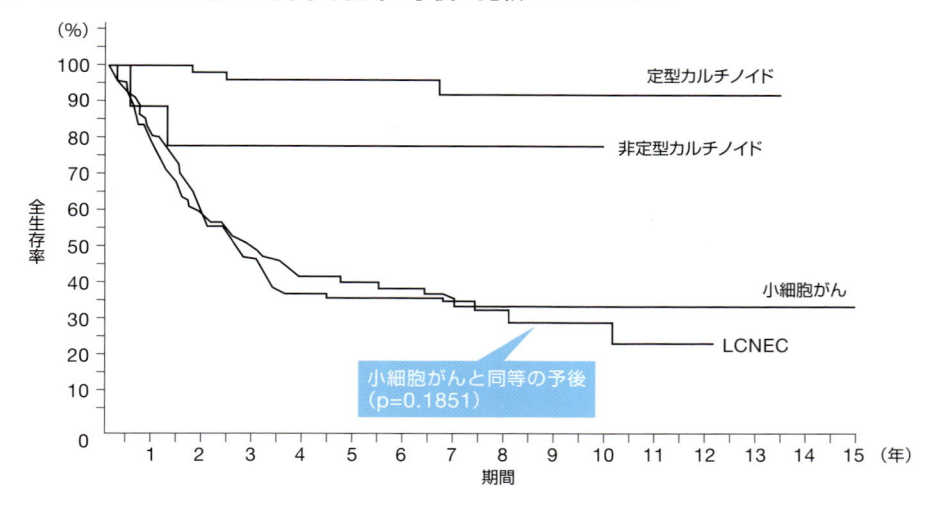

グラフ内ラベル: 定型カルチノイド、非定型カルチノイド、小細胞がん、LCNEC
吹き出し: 小細胞がんと同等の予後（p=0.1851）
縦軸: 全生存率（%）、横軸: 期間（年）

り，LCNECと診断されていた40例中11例（27.5%）が，SCLCを主とした他の組織型に分類されたと報告されている（SCLC：9例，非小細胞肺がん：1例，非定型カルチノイド：1例）[4]。また，Rossiらは，外科的切除を受けたLCNEC症例の47%が，術前には，主として低分化NSCLCの診断を受けていたと報告しており[5]，結果的に，術後に診断が確定したLCNEC症例が多数となる。

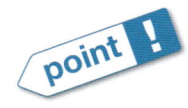

point !

SCLCに準じた治療方針

LCNECは比較的新しい疾患概念であり，LCNECとしての臨床的検討が少なく，標準治療は確立されていない。Takeiらは，WHO分類にLCNECが追加される1999年までの外科切除標本での病理学的再検討を行い，SCLCと診断されていた症例のうち44%がLCNECに分類されたと報告している[6]。疾患概念が確立されるまでは，SCLCとして治療されていた可能性が高いことや，神経内分泌への分化などの生物学的特性が類似していることが考慮され，SCLCに準じた治療が行われている。

I／II期LCNECの治療方針

術後診断症例が多い

LCNECと術前生検標本で正確に診断することは難しく，手術標本の病理学的検査でLCNECと診断される症例が少なくない[5]。結果的に，IA期から，III期の一部（T3N1M0）の非小細胞肺がんとして外科的切除が行われた症例が多い。

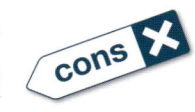

cons ✗

外科的切除の術式

症例数は少ないものの，縮小手術が行われた5例中4例（腫瘍径1.4〜4.4cm）に術後再発がみられたとの報告があり，可能な限り標準術式での切除を行うべきである[7]。

術後化学療法を行う

pros ○

　LCNECは，Ⅰ期症例の場合でも5年生存率が27〜67%と予後不良な疾患であり，高率に術後再発をきたすことから，外科的切除単独による治療は勧められない[7]。外科的切除を受けたLCNEC症例での後ろ向き研究では，SCLCに対する標準治療レジメンであるシスプラチン＋エトポシドを用いた術後化学療法が，NSCLC標準術後化学療法もしくは術後化学療法を行わなかった場合に比べて，有意に生存率を改善することが示されている[5]。少数例での検討（15例）ではあるが，シスプラチン＋エトポシド2コースを術後化学療法として追加する前向き研究が報告されており，historical control（23例）に比べて生存率が改善したことが示された（図2）[8]。術後化学療法の期間についての明確な根拠はないが，有害事象や全身状態を考慮しながら，可能であればシスプラチン＋エトポシド4コースを施行している。

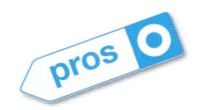

図2　術後化学療法による全生存率の改善（文献7より引用）

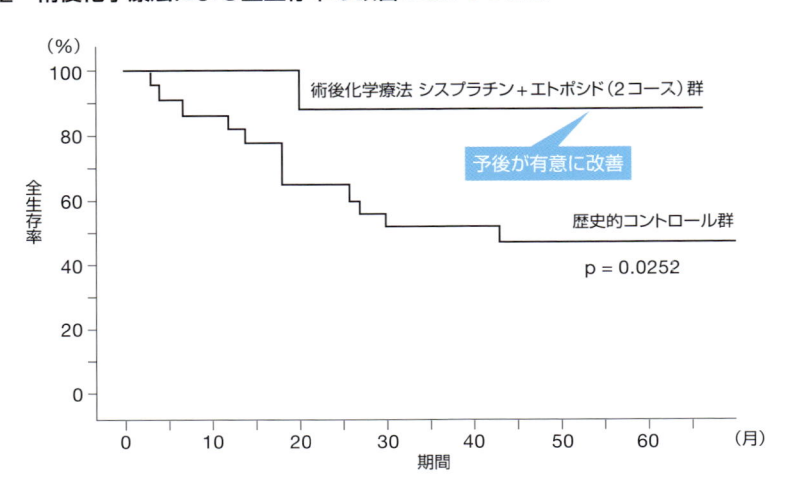

（グラフ：術後化学療法 シスプラチン＋エトポシド（2コース）群 vs 歴史的コントロール群，予後が有意に改善，p = 0.0252）

根治的胸部放射線照射可能な切除不能Ⅲ期LCNECの治療方針

化学放射線併用療法の適応となる症例は少ない

cons ✕

　LCNECは外科的切除後に確定診断されることが多く，根治的胸部放射線照射の適応となる症例は少ない。生検などでLCNECと診断され，切除不能かつ根治的胸部放射線照射である場合には，SCLCに対する標準化学療法であるシスプラチン＋エトポシドを用いた化学放射線併用療法を行う。放射線の併用法は確立していないが，千葉大学医学部附属病院ではNSCLCに準じて60Gy/30分割での照射法を施行している。

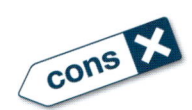

根治的胸部放射線照射不能なⅢ期またはⅣ期 LCNEC の治療方針

SCLC に準じた治療を行う

後ろ向き研究ではあるが，遠隔転移を伴う LCNEC において，SCLC に対する標準治療レジメンであるシスプラチン＋エトポシドを用いた化学療法が，NSCLC 標準レジメンと比較して有意に生存期間を延長していたことが示されており[5]，SCLC に準じた治療を行うことの1つの根拠となっている。Ⅳ期未治療 LCNEC 対象として，シスプラチン＋エトポシドの効果を検討した海外第Ⅱ相試験では，全奏効率38％，生存期間中央値7.7カ月であった[4]。

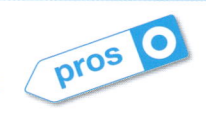

より効果的な化学療法レジメンは？

進展型 SCLC では，70歳以下の症例を対象とした国内比較第Ⅲ相試験でシスプラチン＋イリノテカンがシスプラチン＋エトポシドと比較して有意に生存期間を延長することが示されており[9]，シスプラチン＋イリノテカンも LCNEC に対して有望な治療レジメンであると考えられている。切除不能もしくは術後再発 LCNEC に対するシスプラチン＋イリノテカンの効果を検討した国内第Ⅱ相試験では，全奏効率46.7％，生存期間中央値12.6カ月という成績が示されたが，病理学的再検討により SCLC と診断された群と比較して，生存期間中央値が有意に短縮していた(図3)[10]。この結果からは，シスプラチン＋イリノテカンが SCLC ほどは有効でない可能性が示唆されるものの，70歳以下の症例においては，シスプラチン＋イリノテカンも治療選択肢となるものと考えている。

図3 切除不能もしくは術後再発 LCNEC と SCLC に対するシスプラチン＋イリノテカンの効果（文献10より引用）

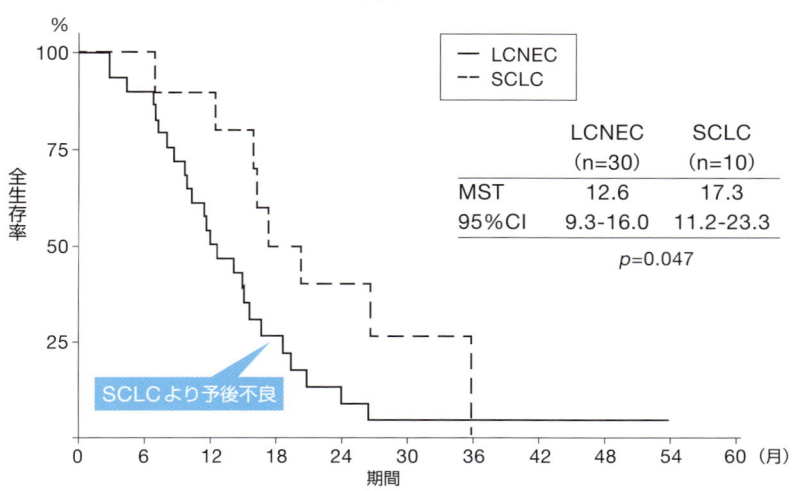

	LCNEC (n=30)	SCLC (n=10)
MST	12.6	17.3
95%CI	9.3-16.0	11.2-23.3

$p=0.047$

SCLC より予後不良

LCNECの二次化学療法

一次化学療法が無効もしくは再発した場合

　LCNECにおける二次化学療法の有効性は確立されておらず，LCNECに対する二次化学療法の奏効率がわずか17％であったとする報告もある[11]。千葉大学医学部附属病院では，SCLCに準じてアムルビシン（40 mg/m2, days 1 to 3, 3週ごと）による治療を考慮しているが，特に，全身状態が不良である場合には，二次化学療法の適応外と考えている。

文献

1) Travis WD, et al. Am J Surg Pathol 1991; 15: 529-53. PMID: 1709558
2) Cooper WA, et al. Chest 2001; 119: 14-8. PMID: 11157578
3) Asamura H, et al. J Clin Oncol 2006; 24: 70-6. PMID: 16382115
4) Le Treut J, et al. Ann Oncol 2013; 24: 1548-52. PMID: 23406729
5) Rossi G, et al. J Clin Oncol 2005; 23: 8774-85. PMID: 16314638
6) Takei H, et al. J Thorac Cardiovasc Surg 2002; 124: 285-92. PMID: 12167788
7) Iyoda A, et al. J Thorac Cardiovasc Surg 2009; 138: 446-53. PMID: 19619794
8) Iyoda A, et al. Ann Thorac Surg 2006; 82: 1802-7. PMID: 17062251
9) Noda K, et al. N Engl J Med 2002; 346: 85-91. PMID: 11784874
10) Niho S, et al. J Thorac Oncol 2013; 8: 980-4. PMID: 23774385
11) Shimada Y, et al. Lung Cancer 2012; 75: 368-73. PMID: 21920624

（岩澤俊一郎，関根郁夫）

III evidenceの乏しい肺がん治療

15 再発後に腫瘍の性質が変わったと疑われる場合はどう考えるか？

point
再発もしくは治療中の腫瘍増悪時には，初発時もしくは治療前の腫瘍の性質が変化している可能性がある．このような場合，再生検（re-biopsy）を施行する
- 重複がんの可能性を考慮する
- 腫瘍は治療の介入や休止によりその性質は変化しうる
- 腫瘍内の一部の細胞が組織形や遺伝子プロファイルが腫瘍全体と異なる，つまり，腫瘍内が不均一（heterogeneity）である可能性がある
- 小サンプルでの病理組織学的検索には限界があることを知る

pros re-biopsyを積極的に行うべきとする立場
- より正確な組織診断が可能となる（重複がんの否定）
- EGFR-TKI獲得耐性後の場合，耐性機序が小細胞肺がんへの転化などであればより効果的な治療介入が可能となる
- 初発時の遺伝子プロファイルや組織形がre-biopsyにより覆り，治療選択の可能性が広がる場合がある

cons re-biopsyの施行に対して消極的な立場
- 現時点では耐性メカニズムが判明しても，治療手段が限られている
- 侵襲の割に得られる情報が乏しい

re-biopsyを考慮する場合

根治手術後に新たな病変が出現した場合

画像形態学的に再発なのか重複がんが新たに出現したのか区別できる場合もある．しかし，画像形態学的な診断は絶対的であるとはいえないため，臨床的に新たな重複がんの出現を疑う場合には積極的に生検を行うべきである．標的が小さい場合，体の深部にある場合，生検自体の侵襲が大きい場合などの理由で画像診断のみで再発と診断することも少なからずある．その際は，増大や転移などで生検が可能になってから生検を行うことで正確な診断につながる場合もある．

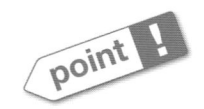

point!

分子標的治療が耐性化した場合

EGFR-TKIやALK阻害薬といった分子標的治療薬は，その遺伝子変異や転座をもつ患者に投与した場合，当初は著効し，奏効率が80％ほど，無増悪生存期間の中央値は約1年とされている。逆にいえば，ほとんどの症例でその後腫瘍は耐性を獲得して薬剤は無効となる。EGFR-TKIの耐性機序としては，exon20の*T790M*二次性変異が約半数を占め，そのほかに*D761Y*，*L747S*，*T854A*などのまれな二次性変異，MET遺伝子増幅，HER2遺伝子増幅，小細胞がんへの転化，PIK3CA遺伝子変異，BRAF遺伝子変異，EMT*，HGFに関連する機序などが知られている(図1)。ALK阻害薬の耐性機序としてはALK遺伝子増幅，*L1196M*や*G1269A*などのALK遺伝子変異，*K-ras*や*EGFR*の変異などが報告されている。

EGFR-TKI耐性に関して，現時点で治療介入につながる情報としては，小細胞がんへの転化が挙げられる(図2)。興味深いことに，re-biopsyで小細胞がんへの転化を確認後，小細胞がんに対する殺細胞性抗がん剤(エトポシドやイリノテカン)を投与することで奏効を得た症例報告が散見されている[1]。また，急激な腫瘍の増大やPro-GRPやNSEといった腫瘍マーカーの上昇が小細胞がんへの転化を示唆することもあり，このような場合は積極的にre-biopsyを行うべきかもしれない。

*T790M*耐性変異はEGFR-TKIの曝露により惹起され，休止することで耐性細胞の割合は減ることが報告されており[2]，*T790M*が一旦検出された症例においては，*T790M*の消失がEGFR-TKIの再投与の効果を予測できるかもしれない[3]。よって，*T790M*が消失するまで，一定の期間でre-biospyを繰り返し(repeated re-biopsy)，*T790M*消失を確認後にTKIを再投与することで，より有効にTKIを再投与できる可能

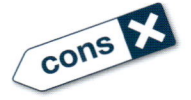

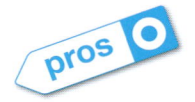

図1　EGFR-TKI耐性のメカニズム

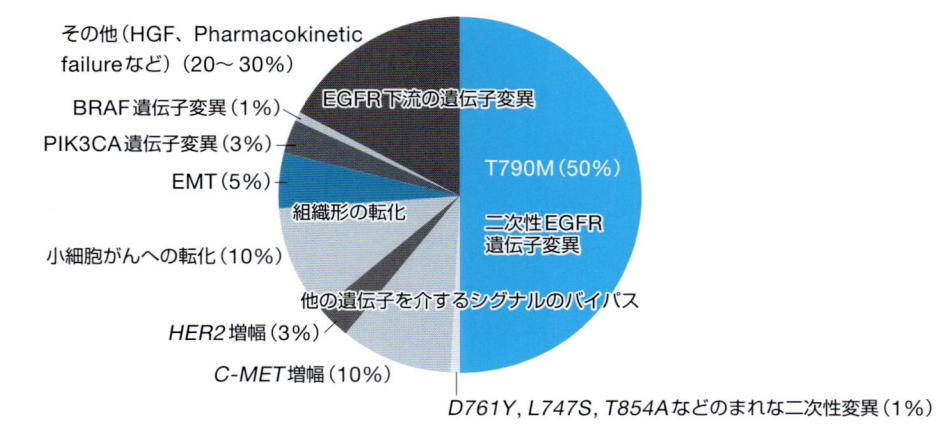

- その他(HGF、Pharmacokinetic failureなど)(20〜30％)
- BRAF遺伝子変異(1％)
- PIK3CA遺伝子変異(3％)
- EMT(5％)
- 小細胞がんへの転化(10％)
- HER2増幅(3％)
- C-MET増幅(10％)
- *D761Y, L747S, T854A*などのまれな二次性変異(1％)
- T790M(50％)
- 二次性EGFR遺伝子変異
- EGFR下流の遺伝子変異
- 組織形の転化
- 他の遺伝子を介するシグナルのバイパス

＊用語解説

EMT(epithelial mesenchymal transition，上皮間葉転換)
上皮細胞が間葉系様細胞に形態変化する現象。EMTを起こした細胞はアポトーシス抵抗性となる。種々の抗がん剤の耐性に関与しており，EGFR-TKIの耐性機序の1つとしても知られている。

性がある。

　今後，種々の耐性機序を克服可能な薬剤が開発され，さらには次世代シークエンサーのような網羅的に複数の遺伝子を解析できる機器が普及すれば，re-biopsyにより得られた耐性機序の情報を元に治療戦略をたてる時代が到来することが予想される(図3)。

図2　EGFR-TKI耐性獲得後の現在の治療戦略

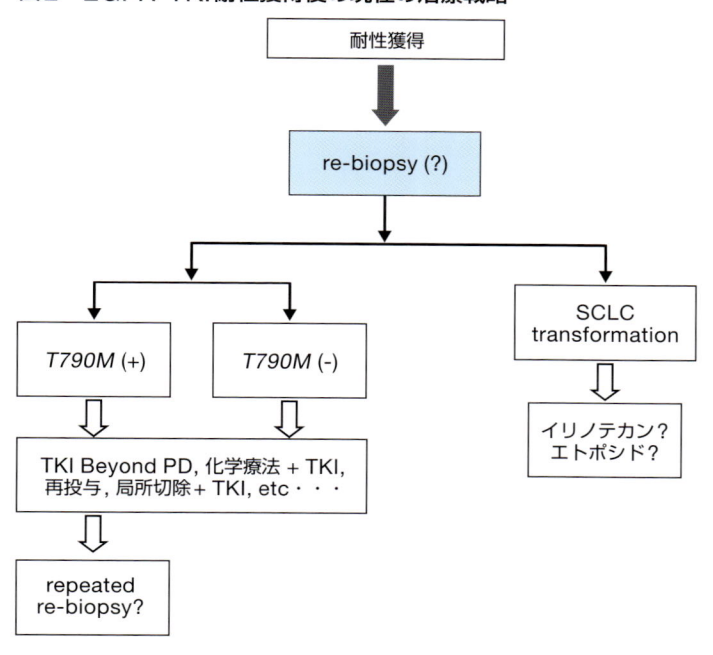

```
耐性獲得
   ↓
re-biopsy (?)
   ├─────────────┬─────────────┐
T790M (+)    T790M (-)    SCLC transformation
   ↓             ↓             ↓
TKI Beyond PD, 化学療法 + TKI,   イリノテカン？
再投与, 局所切除 + TKI, etc…    エトポシド？
   ↓
repeated re-biopsy?
```

図3　EGFR-TKI耐性獲得後の将来の治療戦略

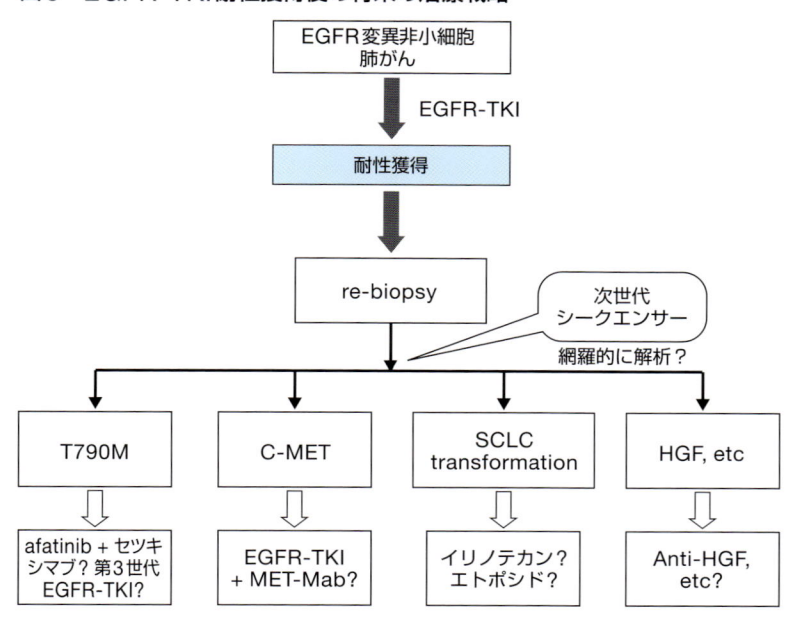

```
EGFR変異非小細胞肺がん
   ↓ EGFR-TKI
耐性獲得
   ↓
re-biopsy ← 次世代シークエンサー 網羅的に解析？
   ├────────┬──────────┬─────────────────┬──────────┐
 T790M    C-MET      SCLC transformation  HGF, etc
   ↓        ↓             ↓                 ↓
afatinib + EGFR-TKI   イリノテカン？      Anti-HGF,
セツキシマブ？ + MET-Mab?  エトポシド？       etc?
第3世代
EGFR-TKI?
```

腫瘍の進行が病変によって異なる場合

病変の部位によって病勢の進行が異なる場合は重複がんや他病の合併の可能性を念頭に置くべきである。肺実質病変は肺がんで，リンパ節腫大はサルコイドーシスやリンパ腫，肺結核などであることは少なからず経験され，re-biospyが有用な場合がある。

再発，治療後の腫瘍の臨床的な振る舞いが初発時，治療前の腫瘍として非典型的な場合

再発もしくは治療後の腫瘍が，初発時もしくは治療前の腫瘍の臨床像としては非典型的な場合はre-biopsyを考慮すべきかもしれない。自験例では，術後に出現した副腎病変を再発として抗がん剤治療を行ったが，急激に全身に転移が進行した後に出現した非典型的な皮膚転移をre-biospyしたところリンパ腫であった症例を経験している。

臨床背景から初発時の組織形や遺伝子プロファイルが懐疑的な場合

切除不能の進行がんではほとんどの症例で，気管支鏡などの小さな生検検体によって組織形の診断，遺伝子プロファイルの検索がなされる。細胞診検体や小さな組織検体は腫瘍全体の性質を反映していない場合があり，注意が必要である。腫瘍の組織，遺伝子のプロファイルが不均一な場合があるとすると，初発時の小サンプルでの生検結果が必ずしも腫瘍全体を反映しているとは限らない（図4）[4]。さらに，感度，特異度が100％の検査はなく，サンプリングや遺伝子解析手技のエラーが起こることもありうる。このため，臨床背景と，組織形や遺伝子プロファイルの結果が乖離している場合にはre-biopsyにより再度検体を採取し，組織形検索や遺伝子解析を再度行うことで有用な情報が得られる場合がある。初回検索時にEGFR遺伝子野生型であった非喫煙症例にエルロチニブを投与したところ，一部の症例で奏効したが，その奏効症例の組織を再度検索したところ，大半が実はEGFR遺伝子変異陽性であったとの報告がある[5]。

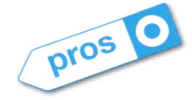

扁平上皮がんにEGFR遺伝子検索をすべきかという議論があるが，腫瘍の不均一性と小サンプルによる診断の限界の観点から考えると，低分化で病理診断が困難な場合や，

図4　小サンプルでの診断の限界
　　　例：非喫煙者の女性，CEA陽性，EGFR遺伝子変異陽性扁平上皮がんの腫瘍

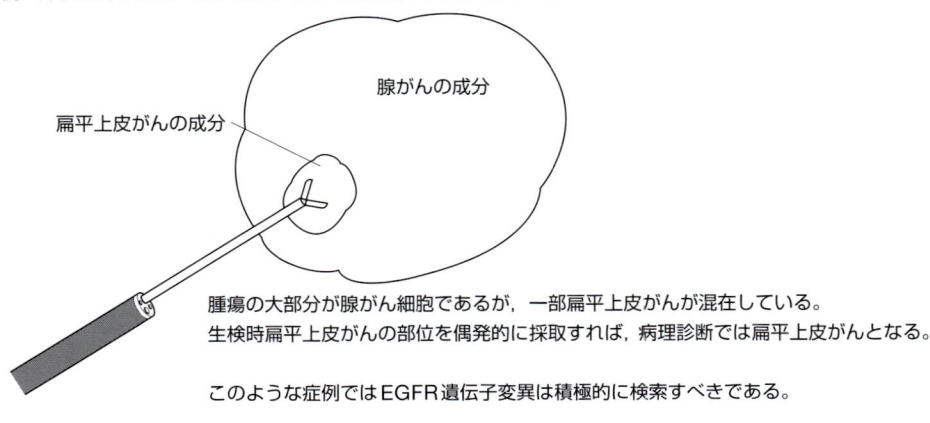

腺がんの成分
扁平上皮がんの成分

腫瘍の大部分が腺がん細胞であるが，一部扁平上皮がんが混在している。生検時扁平上皮がんの部位を偶発的に採取すれば，病理診断では扁平上皮がんとなる。

このような症例ではEGFR遺伝子変異は積極的に検索すべきである。

非喫煙者，CEA高値，*TTF-1*陽性などの因子があり腺がんの混在が疑われる場合は積極的に検索すべきである[6-8]。EGFR遺伝子変異陽性の扁平上皮がん症例においても，EGFR-TKIの恩恵が明らかな症例は存在する。このような症例でre-biopsyにより腺がんの成分が確認できた場合には，ペメトレキセドやベバシズマブの治療選択肢も広がり，患者の利益につながる場合もある。

文献
1) Sequist LV, et al. Sci Transl Med 2011; 3: 75ra26. PMID: 21430269
2) Chmielecki J, et al. Sci Transl Med 2011; 3: 90ra59. PMID: 21734175
3) Hata A, et al. J Thorac Oncol 2013; 8: e27-9. PMID: 23407566
4) Travis WD, et al. J Thorac Oncol 2010; 5: 411-4. PMID: 20357614
5) Maemondo M, et al. ESMO 2012. Abstract 1587.
6) Hata A, et al. J Thorac Oncol 2013; 8: 89-95. PMID: 23242440
7) Rekhtman N, et al. Clin Cancer Res 2012; 18: 1167-76. PMID: 22228640
8) Paik PK, et al. Mol Can Ther 2012; 11: 2535-40. PMID: 22896669

（秦　明登）

Ⅲ evidenceの乏しい肺がん治療

⑯ "EGFR野生型"肺がんに対するEGFR-TKI治療

point
- 一度のEGFR遺伝子検査で*EGFR*野生型と診断された患者には，EGFR-TKIの投与は検討する価値がないと画一的に考えてしまってはいないだろうか

pros
- EGFR遺伝子検査に検査の限界や腫瘍内不均一性の問題があり，*EGFR*野生型のなかにEGFR遺伝子変異腫瘍が混在する可能性がある
- *EGFR*野生型が確定した症例のなかにも一部にEGFR-TKIが有効な症例がいる

cons
- *EGFR*野生型で化学療法とEGFR-TKIを比較した場合，全体としては化学療法が優れる
- *EGFR*野生型確定例に一部EGFR-TKIが有効な症例がいるとしても，有効例を抽出するマーカーが確立されていない

　EGFR遺伝子変異が発見されて以来，EGFR-TKI治療開発は効果が高いEGFR遺伝子変異陽性患者を中心に進められてきた。一方，*EGFR*野生型については少なくともゲフィチニブは適応外となり，その流れを受けてか*EGFR*野生型に対するエルロチニブの使用も控えられているのが現状である。この状況に対する問題点として，*EGFR*野生型と一旦診断された場合，すべての患者がEGFR-TKI投与の機会を逸することになってしまうことが危惧される。野生型*EGFR*確定例に対して本当にEGFR-TKI投与が効果をまったく示さないのだろうか。

EGFR遺伝子診断の問題

腫瘍内不均一性の問題

　腫瘍内の不均一性は，腫瘍内遺伝子ステータスのみならず，組織型を含め以前から論議されている問題である。腫瘍は単一クローンから発生するという基本的立場に立てば腫瘍内の悪性細胞はすべて同じ性質をもつはずであるが，そう画一的にはいかない。EGFR遺伝子変異の腫瘍内不均一に関してはすでに複数の論文報告がある。2008年にTaniguchiらは，EGFR遺伝子変異が確認されている手術検体の詳細な分析を行い，21例中5例に野生型遺伝子部位が存在することを報告している[1]。また，Yatabeらは862の腫瘍検体の分析においてEGFR遺伝子変異の不均一性はなく，不均一にみえるのは，

腫瘍内で変異遺伝子の増幅に不均一があるためと報告している[2]。最近,中国のBaiらから,DHPLC*の手法を使い分析を行った結果は従来の報告より高い不均一性を示しており,さらには治療前後で遺伝子ステータスが変化することも報告されている[3]。遺伝子検査法の感度向上に伴い,腫瘍内には耐性遺伝子 T790M クローンを含め EGFR の不均一性がある割合で存在するという理論が優勢である。進行非小細胞肺がんでは気管支鏡生検や針生検で微小な病理検体を採取しなければならず,不均一性があるとした場合,悪性と診断された検体であってもEGFR遺伝子変異偽陰性の可能性が残ることになる。これに対しての対策としては,大きな組織を採取する手技上の工夫と複数回の生検という,容易ではない課題と取り組まなければならない。少なくとも非喫煙女性腺がんなどの患者背景では偽陰性の問題を留意すべきである。

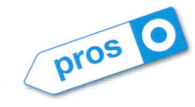

検体採取処理の問題

　気管支鏡検査,針生検など腫瘍細胞採取の方法は限られている。正確な組織診断,遺伝子診断のためにはいかに腫瘍を多く含んだ大きな組織をとるかという課題とその組織をどのように扱うかも重要である。EGFR遺伝子の分析には良質ながん細胞からのDNAが必要なことはいうまでもない。がん細胞からのDNAが十分あるとしてもホルマリンに長期に浸された検体ではDNAの質が低下する。気管支鏡検体では24時間を超えないでホルマリン固定することが勧められている。

臨床試験での偽陰性

　NEJグループでは非/軽喫煙者に対し二次,三次治療で診断時もしくは試験登録時にPNA-LNAクランプ法で EGFR 野生型と診断された患者にエルロチニブを投与する試験を行った[4]。47例が登録され,うち再検しうる検体が残っている32例の検体をcycleave法,フラグメント法でEGFR遺伝子変異検査を行ったところ,8例(25%)にEGFR遺伝子変異が認められた(表1)。検査法の感度としては,これまでの報告より両者の検査法の感度は同等との報告が多い。しかし,一長一短はあるがバリエーションが多いexon19欠失があるかないかの存在診断だけであれば,欠失によるPCR産物の長さの差のみで判定するフラグメント法が有利なのかもしれない。また,前述の腫瘍内遺伝子分布の不均一性が影響している可能性もある。この試験で得られた知見から,非/軽喫煙者というEGFR遺伝子変異を有する可能性の高い群においては偽陰性も考慮し,複数回の組織採取を試みるか,患者背景に応じどこかの治療ラインでのエルロチニブ投与を検討するべきである。

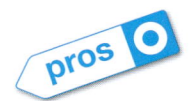

---

*用語解説

DHPLC(denatured high-performance liquid chromatography)
遺伝子変異検索の手法の一種。

表1　NEJ006試験におけるEGFR遺伝子変異再解析結果

EGFR ステータス	症例数（%）
合計	32
野生型	24（75）
exon19欠失	5（16）
L858R	1（3）
G719S	2（6）

EGFR遺伝子野生型患者に対するエルロチニブの効果

これまでのエビデンス

　わが国ではEGFR遺伝子検査が実臨床でルーチン化されている経緯があり，*EGFR*野生型に対するEGFR-TKIの投与が主な話題として取り上げられることは少なかった。それとは対照的に，海外においてはEGFR遺伝子検査が臨床への普及が遅れたため，比較的*EGFR*の検討なしにEGFR-TKIが投与されてきた。これまでの欧米の試験ではEGFR遺伝子変異の有無はサブグループ解析として後から解析されることが多い。そのなかでゲフィチニブは*EGFR*野生型に効果を示しえなかったのに比べ，エルロチニブは野生型に対しても有意な効果を示す報告があった[5-7]。*EGFR*野生型に対してエルロチニブとドセタキセルを既治療進行NSCLCで比較した第Ⅲ相試験が欧州から2012年に，わが国から2013年にASCOで発表された[8,9]。それぞれの結果は，*EGFR*野生型でエルロチニブがドセタキセルにPFS（無増悪生存期間）で劣る結果であった。欧州からのTAILOR試験の主要評価項目であるOS（全生存期間）が最近報告され，エルロチニブ5.4カ月に対しドセタキセル8.2カ月と3カ月近くの差がついた。PFSでは0.5カ月（エルロチニブ2.4カ月，ドセタキセル2.9カ月）しか差がなく，薬剤の効果の差がOSに影響したとは考えづらい。DELTA試験における*EGFR*野生型の解析はサブグループ解析であり，OSはTAILOR試験より長く差はない。いくつかの問題はあるにせよ*EGFR*野生型全体としてみた場合，殺細胞性抗がん剤に比較しエルロチニブの効果は劣るといわざるをえない。

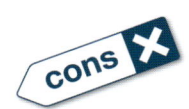

実際の臨床

　エルロチニブは*EGFR*野生型全体には効果が乏しいとしても，一部の患者には予想以上の効果を示す患者が存在するのも事実である．先に示したNEJ006の結果は偽陰性があるということを示すにとどまるものではない．2回の異なる方法で*EGFR*野生型に確定した症例において奏効率は24例中1例のみであったが，5例（23%）に6カ月以上の長期腫瘍制御ができた（図1）．野生型*EGFR*腫瘍に対するエルロチニブ治療は，全体としてみると効果は乏しいといわざるをえないが，一部に明らかにTKIで利益を受ける患者が存在する．今回NEJ006では非・軽喫煙者に絞ったために，エルロチニブで利益を受ける患者の割合を高めた可能性はある．野生型*EGFR*腫瘍に対するバイオマーカーが明らかとなっていない現況では，*EGFR*遺伝子変異患者が多く含まれ偽陰性の可能性が懸念される非喫煙，女性，腺がんといった背景をもつ患者，また，画像上，粟粒状肺転移，限局したすりガラス陰影をきたす患者では，いずれかのラインでエルロチニブ投与が望まれる．また，用量については*EGFR*野生型腫瘍に対しては最大耐用量のエルロチニブ150mgでようやく効果があるかどうかである．*EGFR*遺伝子変異例とは異なり野生型への投与の場合，安易に減量せずに内服させることが肝要である．

今後の展望

　*EGFR*野生型に対し効果のある患者を見きわめるバイオマーカーの発見が望まれる．NEJ006論文ではHGF，Metを検討しているが，確定的なことがいえる検体数ではない．また，近く不可逆性EGFR-TKIが上市される予定となっており，適応としてはEGFR遺伝子変異陽性例への適応になる可能性が高いが，不可逆性EGFR-TKIの野生型への効果についても今後期待されるところである．

図1　NEJ006試験における*EGFR*野生型確定例の患者ごとのPFS

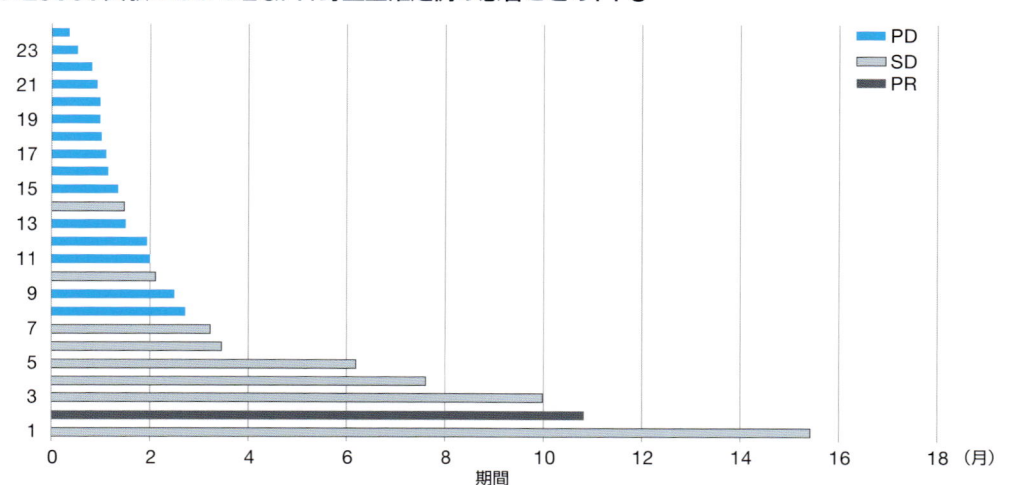

文献

1) Taniguchi K, et al. Cancer Sci 2008; 99: 929-35. PMID: 18325048
2) Yatabe Y, et al. J Clin Oncol 2011; 29: 2972-7. PMID: 21730270
3) Bai H, et al. J Clin Oncol 2012; 30: 3077-83. PMID: 22826274
4) Maemondo M. NEJ006/TCOG0903 ESMO 2012 (abstr1280).
5) Thatcher N, et al. Lancet 2005; 366: 1527-37. PMID: 16257339
6) Shepherd FA, et al; National Cancer Institute of Canada Clinical Trials Group. N Engl J Med 2005 ; 353:123-32. PMID: 16014882
7) Cappuzzo F, et al; SATURN investigators. Lancet Oncol 11 : 521-9. PMID: 20493771
8) Garassino MC, et al. Lancet Oncol. 2013 Jul 19.
9) Okano Y, et al. J Clin Oncol 2013 ; 31(suppl; abstr 8006).

（前門戸　任）

III evidenceの乏しい肺がん治療

17 IHC法でALK陽性, FISH法で陰性の場合のALK阻害薬による治療

! point　ALK陽性肺がん症例にとって，ALK阻害薬はキードラッグである

- ALK阻害薬であるクリゾチニブが著明に奏効する
- クリゾチニブと化学療法を比較した臨床試験で，クリゾチニブは化学療法より有意に無増悪生存期間を延長することが報告されている
- ALK融合遺伝子の診断法としては，これまでに行われたクリゾチニブの臨床試験で用いられた診断法であるFISH法が標準的な検査法である

◉ pros　ALK阻害薬による治療にこだわる価値がある条件

- FISH法陰性でもRT-PCR法で陽性と判明した患者
- 患者背景などからALK陽性の可能性が高く，他の化学療法の施行が困難で，ALK阻害薬の投与が臨床的に有用と考えられる患者

✕ cons　ALK阻害薬による治療にこだわりすぎない方がよい条件

- RT-PCR法でも陰性と判明した患者
- 患者背景などからALK陽性の可能性が低く，他の化学療法の施行が可能な患者

ALK阻害薬による治療がALK陽性肺がんに対する治療のキーポイント

ALK融合遺伝子

　anaplastic lymphoma kinase（ALK）は，受容体チロシンキナーゼの1つで，2007年，sodaらは肺がん細胞株中にechmoderm microtubule-associated protein-like 4（EML4）とALK遺伝子が融合型遺伝子を形成していることを発見した[1]。EML4-ALK融合遺伝子は，coiled-coilドメインを介して二量体化することで恒常的に活性化し，がん化に寄与することが示され，ALK融合遺伝子は肺がんにおける新たな治療標的として注目された。また，ALK融合遺伝子陽性（ALK陽性）肺がん症例は肺腺がんの約5％を占め，比較的若年者に多く，EGFR遺伝子変異，KRAS遺伝子変異と相互排他的な関係であることも示された[2]。

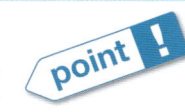

クリゾチニブ

　クリゾチニブの第I相試験のenriched populationコホートとして，ALK陽性肺がんを対象とした試験（PROFILE1001試験）が実施され，奏効率57％，8週時点での

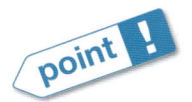

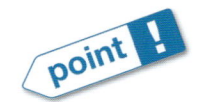

病制制御率87％と良好な成績が示された[3]。また，最近になり，プラチナ併用療法施行後のクリゾチニブと化学療法（ペメトレキセドないしドセタキセル）を比較したPROFILE1007試験の結果が発表され，主要評価項目である無増悪生存期間においてクリゾチニブ投与群で有意な生存の延長を認め（ハザード比0.49，無増悪生存期間中央値7.7カ月 vs. 3.3カ月，p<0.001：図1），奏効率もクリゾチニブ投与群が有意に優っていた（奏効率：65% vs. 20%，p<0.001）[4]。

図1　クリゾチニブ第Ⅲ相試験での無増悪生存期間（文献4より引用）

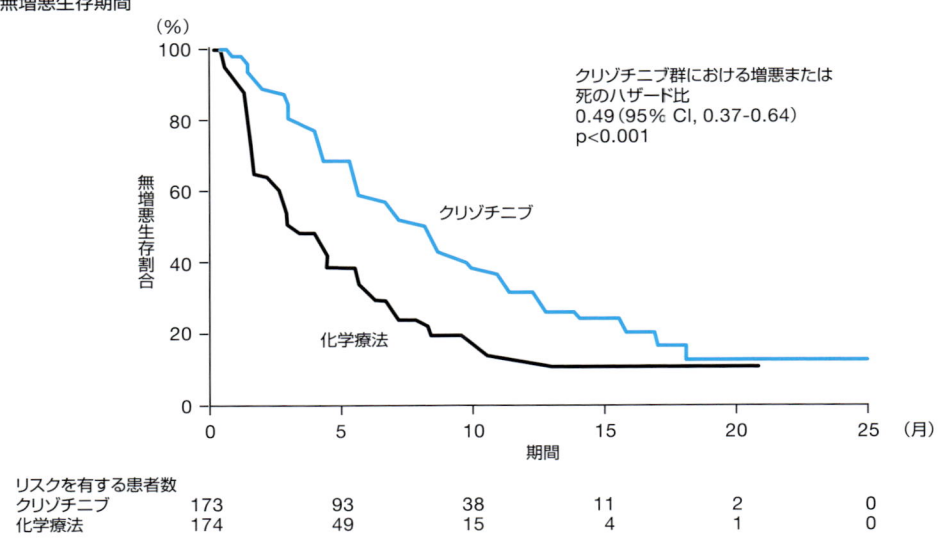

a：無増悪生存期間

クリゾチニブ群における増悪または死のハザード比
0.49（95% CI, 0.37-0.64）
p<0.001

リスクを有する患者数
	0	5	10	15	20	25
クリゾチニブ	173	93	38	11	2	0
化学療法	174	49	15	4	1	0

b：クリゾチニブ vs. ペメトレキセドまたはドセタキセルの無増悪生存期間

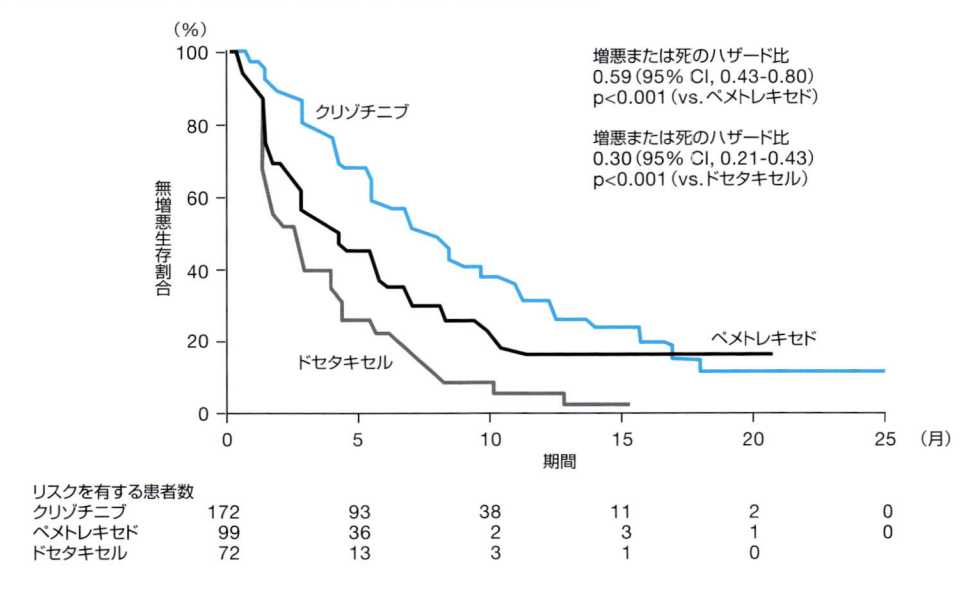

増悪または死のハザード比
0.59（95% CI, 0.43-0.80）
p<0.001（vs. ペメトレキセド）

増悪または死のハザード比
0.30（95% CI, 0.21-0.43）
p<0.001（vs. ドセタキセル）

リスクを有する患者数
	0	5	10	15	20	25
クリゾチニブ	172	93	38	11	2	0
ペメトレキセド	99	36	2	3	1	0
ドセタキセル	72	13	3	1	0	

ALKの診断

ALK遺伝子検査法としては，免疫染色法（高感度IHC法），FISH法，RT-PCR法があるが，これまでに行われたクリゾチニブの臨床試験で用いられた診断法であるFISH法が標準的な検査法と考えられている。アメリカ食品医薬品局（FDA）やわが国で承認されている検査法もFISH法である。しかし，FISH法は，感度がやや低く，判定にも技術的熟練が必要でコストもかかることから，日本肺癌学会のガイドラインでは，通常のホルマリン固定パラフィン包埋（FFPE）標本に対しては，高感度IHC法でスクリーニングを行い，FISH法にて確認することを推奨している。また，胸水や洗浄液などの細胞診検体では，RNAが抽出可能なため，RT-PCR法でALKの検索を行い，陽性となった場合はFISH法で確認することが望ましいとしている[5]。

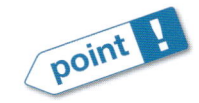

ALK遺伝子検査におけるFISH法と高感度IHC法の不一致

ALK遺伝子検査におけるFISH法と高感度IHC法の不一致例の頻度

これまでの報告からもFISH法と高感度IHC法で不一致例が存在することは報告されていたが，2012年10月，日本肺癌学会は，クリゾチニブの製造販売承認から薬価基準収載までの期間（2012年4月4日〜2012年5月28日）に，ファイザー社が行った「保険償還前の薬剤提供に伴うALK融合遺伝子診断結果提供」の集計結果を解析し，ホームページ上に公開した[6]。その報告によると，FISH法と高感度IHC法が両方とも行われた2,337症例中，両者の不一致が48例（2.1%）存在することが明らかとなった（表2）。さらに，2013年5月の第2報にて，前述の不一致例48例のうち，検体の再収集が可能であった38例に行った再解析の結果を報告している[7]。IHC法陰性，FISH法陽性症例29例中21例は再解析の結果も同様の結果であったが，4例はIHC法が陽性となった。IHC法陽性，FISH法陰性例は8例全例が異なる結果を示し，1例はFISH法陽性，3例はFISH法陰性，4例はFISH法解析不能であった。

表1 高感度IHC法とFISH法との相関（文献6より引用）

		高感度IHC法 [症例数(%)]	
		陽性	陰性
FISH法 [症例数(%)]	陽性	213 (9.1%)	36 (1.5%)
	陰性	12 (0.5%)	2,076 (88.8%)

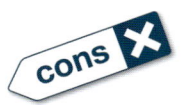

FISH法と高感度IHC法の不一致例のクリゾチニブの効果

また，前述の第2報において，不一致例48例のうち，15例においてクリゾチニブの効果判定がなされており（表3），全体での奏効率は20%で，これまでにFISH陽性症例を対象とした臨床試験での奏効率より低かった。そのうち，IHC法陽性，FISH法陰性症例は3例中，1例PR，2例PDであった。

表2 FISH法と高感度IHC法の不一致例のクリゾチニブの効果（文献7より引用）

	クリゾチニブの効果 [症例数]			
	PR	SD	PD	奏効率
IHC陰性，FISH陽性	2	3	7	16.7%
IHC陽性，FISH陰性	1	0	2	33.3%
計	3	3	9	20%

IHC法でALK陽性，FISH法で陰性の症例への対応

良好な効果が期待できる化学療法

　これまでの報告例も少なく，現状では，定まったコンセンサスはない。しかし，日本肺癌学会の公表した結果をみる限り，不一致例のクリゾチニブの奏効率はFISH法陽性症例の奏効率より低い。また，IHC法陽性，FISH法陰性となった症例の再解析結果が全例異なったことからも，現状では，IHC法陽性，FISH法陰性と判明した時点で直ちにALK阻害薬の適応を判断するのはリスクがある。可能であれば，RT-PCR法で再解析を行うなどの対応が必要であろう。

　しかし，実際は，RT-PCR法が困難な症例も多く，たとえ実施可能であったとしても複数の検査法でALK陽性を確認するには相当な時間が必要となり，現実的には，それらの実施が困難な症例も考えられる。IHC法陽性，FISH法陰性の症例での奏効例もあり，最終的には，IHC法陽性，FISH法陰性の症例へのALK阻害薬の投与の可否は，臨床的な功罪のバランスを十分熟考したうえで判断されるべきであろう。

文献

1) Soda M, et al. Nature 2007; 448: 561-6. PMID: 17625570
2) Imamura K, et al. Mod Pathol 2009; 22: 508-15. PMID: 19234440
3) Kwak EL, et al. N Engl J Med 2010; 363: 1693-703. PMID: 20979469
4) Shaw AT, et al. N Engl J Med 2013; 368: 2385-94. PMID: 23724913
5) 日本肺癌学会. 肺癌患者におけるALK遺伝子検査の手引き. 2011.
6) 日本肺癌学会バイオマーカー委員会. ALK遺伝子検査におけるFISH法と高感度IHC法による検査結果の不一致についてのお知らせと対応. 2012.
7) 日本肺癌学会バイオマーカー委員会. ALK遺伝子検査におけるFISH法と高感度IHC法の不一致についてのお知らせと対応（第2報）. 2013.

（堀池　篤）

索引

索引

アントラサイクリン系薬剤 65
一次がん 81
遺伝子プロファイル 194
イリノテカン 113, 148
インスリン治療 68
ウルソデオキシコール酸 161
エトポシド 148
エビデンスレベル 2
エルロチニブ 155
エンテカビル 43

外照射 151
階段昇りテスト 26
化学放射線療法 147
化学療法 189
拡散能力低下 10
画像診断 81
画像誘導放射線治療 29
喀血 92, 117
顎骨壊死 152
合併症 32
カルボプラチン 148
肝機能障害 173
肝機能低下 37
肝硬変 37
間質性肺炎(IP) 8, 12, 17, 21, 139
肝障害 37, 159
 ――患者 38
がん性髄膜炎 181
がん性疼痛 94
完全奏効(CR) 81
肝臓加水分解物 161
肝転移 37
肝庇護療法 161
ガンマナイフ 128
気腫合併肺線維症(CPFE) 20
喫煙者 33
気道狭窄 89
急性増悪(AE) 8, 12, 17
休薬期間 170

胸腔鏡下手術 28
胸腔穿刺 110
胸腔ドレナージ 110
胸水 110
強度変調放射線治療(IMRT) 182
胸部放射線治療 148
胸膜癒着術 110, 112
禁煙 9
 ――指導 27
クリゾチニブ 66, 201
グリチルリシン 160
クレアチニンクリアランス 54
計画標的体積 137, 141
血液疾患 75
血液浄化療法 11
血液製剤 77
血液毒性 75
血痰 117
ゲフィチニブ 155
限局型(LD) 145
降圧薬 72
高カルシウム血症 96, 107
高感度IHC法 203
膠原病 19
抗酸菌感染症 34
高精度放射線治療 29
拘束性障害 10
抗免疫療法 19
抗利尿ホルモン不適合分泌症候群(SIADH) 105
高齢者 102
呼吸器インターベンション 89
呼吸器感染症 34
呼吸リハビリテーション 27
骨関連事象(SRE) 96, 150, 152
骨吸収 108
骨修飾薬 56
骨髄抑制 75
骨代謝修飾薬 152
骨転移 150
根治的胸部放射線治療 135

再投与	170
左室駆出率	59
三次元放射線計画	141
酸素濃度	10
自覚症状	91
糸球体濾過量	54
シスプラチン	65, 148
シベルスタット	10
社会的支援	102
シャトルウォークテスト	26
周術期管理	10, 27
重症高血圧	72
重複がん	79, 191
術後化学療法	188
術後急性増悪（AE）	8
腫瘍縮小効果	18
腫瘍随伴症候群	105
腫瘍内不均一性	196
除圧術	150
小細胞肺がん	64, 145
照射容積	137
上大静脈症候群	84
腎機能障害	53
心機能低下	58
神経内分泌腫瘍	186
心室性期外収縮	64
心室頻拍	65
診断	187
心タンポナーデ	95
進展型（ED）	145
心毒性	59
心嚢水	145
──貯留	114
心嚢ドレナージ	115
心房細動	64
心房性期外収縮	64
推奨グレード	2
水分出納	61
スクリーニング検査	19
ステロイド	10, 68
──パルス	11
ステント	45, 86
ストロンチウム	153
生検	79, 191
脊髄圧迫	150
切除不能Ⅲ期非小細胞肺がん	135
切迫骨折	150
全脳照射	123, 127, 175
塞栓術	118
組織診断	79
ゾレドロン酸	152
体幹部定位放射線治療（SBRT）	12, 29, 178
大規模コホート研究	10
大細胞神経内分泌がん（LCNEC）	186
耐糖能障害	68
大量喀血	117
多発脳転移	123, 125
多発肺がん	81
タルク	112
蛋白結合率	50
単発脳転移	175
単発副腎転移	178
逐次併用化学放射線療法	136
超音波気管支鏡ガイド下針生検（EBUS-TBNA）	86
超高齢者	102
通常型間質性肺炎（UIP）	13
定位手術的照射（SRS）	95, 175
定位照射	122
定位放射線照射	128
定位放射線治療	122
低カリウム血症	66
低カルシウム血症	66
低ナトリウム血症	105
低マグネシウム血症	66
低用量シスプラチン	112
デノスマブ	66, 153
電解質異常	105
同時併用化学放射線療法	135
同種同効薬	161
洞徐脈	64

透析併用化学療法	48	傍胸椎神経ブロック	28
透析療法	48	房室ブロック	65
同側胸水	145	放射線治療	12, 130, 151
導入化学療法	147	放射線肺臓炎	15, 30, 136
糖尿病	68	補液	108
──性腎症	70	ポリミキシン	11
特発性間質性肺炎(IIPs)	12		
特発性肺線維症(IPF)	14	マクロライド	10
ドライバー変異	98	末期腎不全	48
トランスアミナーゼ	160	末梢神経障害	70
		慢性肝疾患	37
肉眼的腫瘍体積	137, 141	慢性腎臓病(CKD)	54
二次化学療法	190	慢性閉塞性肺疾患(COPD)	25, 29, 32
二次がん	81	ミノサイクリン	112
尿中排泄率	50	免疫不全状態	37
認知機能傷害	176	免疫抑制薬	11
脳転移	94, 127, 130		
──手術	175	薬剤性肝障害	159
		薬剤性肺炎	22
バイオマーカー検索	98	薬剤性肺障害	32
肺気腫合併肺がん	25	薬物代謝	38
肺結核	34	薬物動態	50
肺臓炎	12	遊離プラチナ	50
パクリタキセル	65	輸液	61
播種性血管内凝固(DIC)	75	──製剤	69
発熱性好中球減少症	75	──量	62
非結核性抗酸菌症(NTM)	34	予後	186
ピシバニール	112		
非小細胞肺がん	21, 64	リスク因子	10
ビスホスホネート系薬剤関連顎骨壊死(BRONJ)	96	リファンピシン	35
病的骨折	150	臨床試験	3
病理組織学的評価	81	臨床標的体積	137, 141
ビリルビン	160		
──値	37		

A, B, C, D, E, F

不整脈	64
ブレオマイシン	112
分子標的治療薬	21
平均肺線量(MLD)	138
閉塞性黄疸	45
ベバシズマブ	72, 111
ペメトレキセド	113

AE	8, 12, 17
ALK	201
──阻害薬	156
──転座陽性	111
──融合遺伝子変異	23, 164
ALT	159
anaplastic lymphoma kinase(ALK)	201

索 引

AST	159
beyond PD	166
BRONJ	96
B型肝炎ウイルス（HBV）	41
B型肝炎対策ガイドライン	42
Calvert式	49
CE療法	148
CKD	54
COPD	25, 29, 32
CPFE	20
CR	81
CRP	10
CYP3A4	35
C型肝炎ウイルス（HCV）	44
DIC	75
dose volume histogram (DVH)	137, 141
driver mutation	111, 164
driver遺伝子	183
DVH	137, 141
Eastern Cooperative Oncology Group Performance Status (ECOGPS)	93
EBM	2
EBUS-TBNA	86
ECOGPS	93
ED	145
EGFR-TKI	156, 164, 170, 192
EGFR遺伝子検査	196
EGFR遺伝子変異	22, 111, 164
——陽性肺がん	183
EGFR遺伝子野生型	194, 196
EP療法	148
evidence-based medicine	2
FISH法	203

G, H, I, K, L, M, N

gatekeeper遺伝子	184
GPA	95
graded prognostic assessment (GPA)	95
HBV	41
——再活性化	41
IFRT	30
IHC法	204
IIPs	12
IMRT	182
IPF予備軍	14
IP	8, 12, 17, 21, 139
IP療法	148
KL-6	10
LCNEC	186
LD	145
LDH	10
MLD	138
non-UIPパターン	19
NTM	34

O, P, Q, R, S, T, U

Ommaya resevoir	182
oncologic emergency	68
PMX療法	11
PS低下	150
PS不良	93, 97
PTCDチューブ	45
PYHrP	108
QTc値	65
QT延長	64
re-biopsy	192
SBRT	12, 29, 178
short hydration法	62
SIADH	105
SRE	96, 150, 152
SRS	95, 175
SVC症候群	84
T-bil	159
T790M変異	184
torsade de pointes	64
UIP	13
——パターン	19
6分間歩行テスト	26

「ガイドラインには載っていない」かつ「本書にも載っていない」ケースを募集いたします

エビデンスが乏しいケースはさまざまな場面が想定され，本書に掲載していない事柄もあろうかと存じます。そこで，本書では読者のみなさまからのご意見を伺い，今後改訂を行う際に追加項目などの参考にさせていただければと存じます。以下の要領でご応募ください。同じような問題で悩まれている方のために，ご協力くださいますようお願い申し上げます。

メジカルビュー社編集部

応募方法

弊社ホームページの『ガイドラインには載っていない肺がんPractical Treatment』紹介ページ中の【応募フォーム】からご応募ください。

弊社ホームページ内の検索ウインドウに ガイドラインに 肺がん と入力して検索すると本書紹介ページにアクセスできます。

ガイドラインには載っていない肺がんPractical Treatment

2014年 2月10日　第1版第1刷発行
　　　 3月20日　　　　 第2刷発行

■編　集　大江裕一郎　おおえゆういちろう
　　　　　加藤晃史　　かとうてるふみ
　　　　　堀之内秀仁　ほりのうちひでひと

■発行者　鳥羽清治

■発行所　株式会社メジカルビュー社
　　　　　〒162-0845 東京都新宿区市谷本村町2-30
　　　　　電話　03 (5228) 2050 (代表)
　　　　　ホームページ http://www.medicalview.co.jp/

　　　　　営業部　FAX 03 (5228) 2059
　　　　　　　　　E-mail eigyo@medicalview.co.jp

　　　　　編集部　FAX 03 (5228) 2062
　　　　　　　　　E-mail ed@medicalview.co.jp

■印刷所　図書印刷株式会社

ISBN978-4-7583-0372-9 C3347

©MEDICAL VIEW, 2014.　Printed in Japan

- 本書に掲載された著作物の複写・複製・転載・翻訳・データベースへの取り込みおよび送信（送信可能化権を含む）・上映・譲渡に関する許諾権は，（株）メジカルビュー社が保有しています．

- JCOPY〈（社）出版者著作権管理機構 委託出版物〉
  本書の無断複写は著作権法上での例外を除き禁じられています．複写される場合は，そのつど事前に，（社）出版者著作権管理機構（電話 03-3513-6969，FAX 03-3513-6979，e-mail：info@jcopy.or.jp）の許諾を得てください．

- 本書をコピー，スキャン，デジタルデータ化するなどの複製を無許諾で行う行為は，著作権法上での限られた例外（「私的使用のための複製」など）を除き禁じられています．大学，病院，企業などにおいて，研究活動，診察を含み業務上使用する目的で上記の行為を行うことは私的使用には該当せず違法です．また私的使用のためであっても，代行業者等の第三者に依頼して上記の行為を行うことは違法となります．